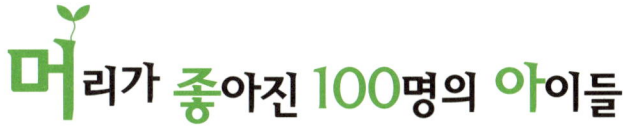 머리가 좋아진 100명의 아이들

언어지연, ADHD, 학습장애, 정신지체, 자폐

해마한의원
박재형, 박재현, 백은경, 정슬기, 임자성 저

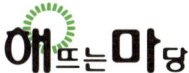

본 제작물의 저작권은 '해마한의원'이 소유합니다.
저작권자의 허락 없이 이 책의 일부 또는 전체를 무단 복제, 전재, 발췌하면
저작권법에 의해 처벌을 받습니다.

머리가 좋아진 100명의 아이들

초판발행 | 2008년 1월 31일
개정 2쇄 | 2010년 4월 21일

지 은 이 | 해마한의원 (박재형, 박재현, 백은경, 정슬기, 임자성)
　　　　　서울 서초구 서초3동 1572-4번지 삼송빌딩 2층
　　　　　Tel 02) 3474-3737　　Fax 02) 3487-2469
　　　　　Home-Page www.e-haema.com

발 행 처 | 해뜨는마당
　　　　　서울시 서초구 서초동 1572번지 4호 삼송빌딩
발 행 인 | 박재형
등록번호 | 제321-2008-00011호(2008. 1. 25)

인 쇄 처 | 고려문화사
　　　　　서울 중구 충무로2가 52-1
　　　　　Tel 02) 2277-1424　　Fax 02) 2277-1947
　　　　　E-mail koprint@hanmail.net

디 자 인 | 정운옥

I S B N | 978-89-960734-0-6-13510

값 17,000원

머리가 좋아진 100명의 아이들

언어지연, ADHD, 학습장애, 정신지체, 자폐

해마한의원

박재형, 박재현, 백은경, 정슬기, 임자성 저

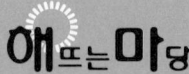

CONTENTS

지능이 높아질 수 있나요? | 8

Part 1 영유아기(0-3세) | 13

1. 오연증(五軟證)으로 발달이 지연된 보람이 | 16
2. 오지증(五遲證)으로 언어가 늦고 활동량이 적었던 빈이 | 18
3. 겁이 많고 언어발달이 느렸던 명환이 | 19
4. 장(腸)이 상하좌우로 바뀐 발달지연아동 찬혁이 | 21
5. 어지증(발달지연) 아동 아현이 | 24
6. 9번 염색체이상으로 발달이 지연된 윤미 | 25
7. 태반조기박리로 뇌손상을 입은 희지 | 26
8. 적게 먹고, 덜 자랐던 윌리암스 증후군 아동 세미 | 29
9. 디죠지 증후군 아동 은비 | 32
10. 영아연축 후 자폐증상을 보였던 발달지연아동 서영이 | 33
11. 말을 거의 못하고 물고 때렸던 도훈이 | 34
12. 미국에 사는 자폐아동 준영이 | 36

Part 2 유아기 (3-6세) | 39

13. 발달이 전반적으로 느렸던 건호 | 42
14. 산만한 경계선지능의 정호 | 45
15. 신체성장과 지능향상이 이루어진 준호 | 47
16. 쥬버츠 증후군으로 동작성 지능이 낮았던 희재 | 50
17. 말이 늦고 강박적인 행동이 있었던 우영이 | 53
18. 뇌 결절성 경화증으로 경기와 발달지연이 심했던 영서 | 55
19. 경기를 하면서 산만했던 발달지연 유진이 | 57
20. 정신지체에서 평균하 지능으로 향상된 제윤이 | 59
21. 말수가 적고 반응이 별로 없던 발달지연아동 승은이 | 62
22. 아기 티를 벗고 학교에 잘 적응하게 된 정신지체아동 신형이 | 63
23. 경계선지능에서 평균지능으로 향상된 성현이 | 65

CONTENTS

24. 사회의 관습에 대해 배울 시기를 놓친 동환이 | 67
25. 갑상선 호르몬 부족으로 발달이 늦었던 수빈이 | 69
26. 자폐성향이 있는 정신지체에서 평균지능으로 향상된 민철이 | 71
27. 자폐아처럼 보였던 효찬이 | 73
28. 자폐진단에서 경계선지능으로 바뀐 지민이 | 75
29. 다른 사람의 감정에 둔감한 찬의 | 77
30. 언어발달이 매우 더뎠던 자폐성향의 준기 | 78
31. 표정에 불안이 가득했던 세연이 | 82
32. 언어와 모방이 안되었던 자폐성향의 발달지연아동 혜진이 | 84
33. 말을 거의 하지 않았던 자폐아동 성준이 | 86
34. 언어가 느렸던 발달장애아동 민우 | 89
35. 산만함으로 상호작용과 언어가 지연된 아스퍼거 증후군 아동 찬혁이 | 91
36. 자폐성향이 있다고 진단받고 내원한 발달지연아동 진유 | 92
37. 낯선 환경에 적응이 어려웠던 까치발의 자폐아동 진용이 | 94
38. 언어, 인지, 운동발달이 전반적으로 향상된 발달장애아동 주원이 | 95
39. 온 몸을 긁고, 도무지 가만 있지 못했던 발달장애아동 창우 | 99
40. 언어발달이 매우 늦고 자폐성향이 높았던 승모 | 101
41. 자꾸 넘어지고 얼굴의 반이 움직이지 않는 동호 | 104
42. 운동실조형 뇌성마비아동 우석이 | 106
43. 부지런히 또래와의 차이를 줄여가는 소혜 | 107
44. 아빠 닮아 말이 늦은 게 아니었던 한빈이 | 109
45. 큰 수술들을 이겨낸 댄디워커 증후군 아동 도형이 | 110
46. 말이 늦었고 목소리도 거의 나오지 않았던 규원이 | 111
47. 경미한 뇌성마비아동 준호의 지능과 언어발달 | 112
48. 말이 늘면서 반말을 했던 정신지체아동 강석이 | 115
49. 경계선에서 평균 범위로 지능이 상승한 재욱이 | 117
50. 5년간 한약을 복용하고 있는 동규 | 119
51. 경계선지능에서 평균상지능으로 향상된 민이 | 121
52. 말이 매우 늦고 울보였던 언어성 학습장애아동 태우 | 123
53. 정신지체에서 또래와 비슷한 수준으로 향상된 동욱이 | 125
54. 사립체질환아동 준형이 | 128
55. 윌리암스 증후군 아동 혜리 | 129
56. 어려운 일이 있으면 땀을 뻘뻘 흘리던 정신지체아동 상수 | 131

CONTENTS

Part 3 | 저학년기 | 135

57. 경계선지능과 ADHD 진단을 받았던 찬주 | 138
58. 담력이 약하여 언어표현이 늦은 아동 준성이 | 141
59. 정서가 불안한 경계선지능아동 세정이 | 142
60. 형과 비교되는 학습부진아동 태환이 | 145
61. 운동능력이 떨어지고 동작성지능이 낮았던 아동 한비 | 146
62. 떼쓰기의 달인이었던 경계선지능의 한수 | 149
63. 친구들에게 다가서지 못했던 경계선지능아동 예진이 | 151
64. 말과 행동이 느렸던 경미한 정신지체아동 윤수 | 153
65. 행동이 느렸던 정신지체아동 채윤이 | 154
66. 인지불균형아동 장욱이 | 155
67. 틱 장애를 동반한 정신지체아동 진혁이 | 157
68. 중등도 정신지체에서 경계선지능으로 향상된 종민이 | 159
69. 동작성지능과 언어성지능이 30이나 차이 났던 학습장애 여원이 | 160
70. 지혜로운 부모의 행복한 아이 지나 | 162
71. 운동능력이 떨어진 정신지체아동 희영이의 지능향상 | 163
72. 과잉행동이 있던 1급 시각장애아동 도형이 | 165
73. 소뇌위축증(Juobert syndrome)으로 걷기 힘들었던 태경이 | 168
74. 자폐에서 ADHD로 진단명이 바뀐 상현이 | 169
75. 이유 없이 울거나 웃었던 자폐아동 형섭이 | 171
76. 8세까지도 말을 거의 못했던 자폐아동 동건이 | 173
77. 겁이 많았던 자폐증 지성이 | 174
78. 하루 종일 울었던 소두증 준석이 | 175
79. 틱 장애와 ADHD를 동시에 가진 호진이 | 177
80. 외설증을 가진 뚜렛 증후군 아동 재희 | 179
81. 전형적인 ADHD 아동 선균이 | 180
82. 자면서 깜짝 깜짝 놀랬던 틱 아동 승현이 | 181
83. 부모의 다툼을 보고 놀래서 틱이 재발된 현지 | 183
84. 눈 깜빡, 어깨 으쓱, 킁킁거리는 복합 틱 아동 재욱이 | 184
85. 행동이 느리며, 산만한 ADHD 아동 범희 | 185

CONTENTS

Part 4 | 고학년기 | 187

- 86. 수학 성적이 올라간 초등학생 소영이 | 189
- 87. 분노를 참지 못했던 ADHD 아동 태웅이 | 191
- 88. 말이 서툴고 아이들과 잘 못 어울렸던 아이 민섭이 | 192
- 89. 불안감이 줄고 주의력이 좋아진 ADHD 아동 윤관이 | 193
- 90. 전두엽 실행기능이 좋아진 무준이 | 197
- 91. 비언어성 학습장애아동의 사회성 향상, 현준이 | 198
- 92. 웃음이 많고 집중시간이 짧았던 자폐아동 은성이 | 199
- 93. 동작성지능과 언어성지능의 차이가 60 이상인 자폐아동 남준이 | 201
- 94. 자주 토했던 염색체이상 종훈이 | 203
- 95. 동생과의 경쟁 때문에 틱이 생겼던 지호 | 206

Part 5 | 중고등기 | 209

- 96. 근심과 걱정이 많았던 자폐아동 정수 | 211
- 97. 조기발견과 조기치료가 필요했던 정신지체아동 태림이 | 212
- 98. 틱 장애와 ADHD 증상을 가진 중학생 주성이 | 214
- 99. 몸이 튼튼해지고, 운동신경이 좋아진 중학생 창민이 | 215
- 100. 아침에 못 일어나고 학교 가기 싫어했던 고등학생 연재 | 218
- 101. 기억력이 좋아진 ADHD 중학생 수환이 | 219
- 102. 짜증이 많고 수면문제가 있었던 정신지체2급 고등학생 서준이 | 220
- 103. 틱 증상이 개선되고 성적이 올라간 중학생 지훈이 | 221
- 104. 정서불안과 틱 증상을 가진 중학생 현승이 | 222
- 105. 지능이 올라간 중학생 시현이 | 223

Part 6 | 부록 | 224

- 마무리 | 225
- 색인 | 239
- 한약으로 뇌발달이 가능하다는 배경 | 228
- 칼럼 | 240

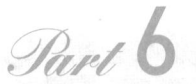

※ 일러두기 : 아동의 연령은 만 나이를 기준으로 했으며, 가명을 사용했습니다.

지능이 높아질 수 있나요?

"지능 향상이 정말 가능합니까?" 지푸라기라도 잡고 싶은 심정으로 한의원에 내원한 부모님들이 자주 하는 질문이다. 그러면서도 혹시나 하는 마음으로 치료를 시작했다가 역시나 하면서 더 실망하지 않을까라는 걱정 때문에 오히려 그 가능성을 부정하는 분도 있다. 그래서 어떤 이는 "정말 지능이 높아진다면 노벨의학상감이다." 라는 역설적인 표현을 한다. 간혹 장애아를 키우는 부모마음을 이용하는 것 아니냐는 속내를 보이는 경우마저 있다.

언어장애든 정신지체이든 자폐장애이든 간에 장애진단을 병원에서 받는 경우가 대부분이다. 그리고 지능을 높이거나, 발달을 촉진하거나, 언어능력을 좋게 하는 양약이나 또는 치료할 특별한 방법이 없다는 말과 함께 특수교육을 추천받는다. 교육적 중재들은 지능을 높여 장애의 정도를 개선시키기 위한 치료는 분명 아니다. 장애가 있는 아동의 특성에 맞춰 일반아동과 달리 교육하는 것이고 언어치료, 인지치료 역시 마찬가지다.

아이의 상태를 알고 난 후 어떤 부모님들은 이를 받아들이지 못해 부정하기도 하고, 노력하면 좋아질 것 같아서 애를 쓰다가 얼마 지나지 않아 자포자기하며, 처음부터 무력감에 빠져 포기해 버리는 경우도 있다. 그러나 대다수의 부모님들은 정상 자녀를 키우는 데 들이는 노력의 몇 배나 많은 공을 들이고 있는데, 마음만 급할 뿐 아이들의 발달은 여전히 더디기만 하다.

이 책은 다음과 같은 내용을 담고 있다. 한의학적 치료로 장애가 개선된 정도를 객관적인 자료를 통해서 제시했다. 막연하게 좋아졌다는 것보다는 지능이 얼마나 높아졌고, 언어가 몇 개월 향상되었는지를 보여주는 사례, 또는 여러 가지 행동문제가 해결된 사례를 모았다. 더불어 치료과정에서 나타난 증상과 생활의 변화를 기록하였다.

이런 구체적인 사례를 통해 한의학적인 치료를 할 경우, 향상되는 정도와 치료 한계를 부모님 스스로가 가늠해 볼 수 있기를 바란다. 치료기간은 얼마나 걸리는지? 치료의 경과는 어떻게 나타나는지? 어떤 행동문제가 개선되었는지? 내 아이의 연령에서는 무슨 치료를 하는 것이 좋을지? 또한 지능이 올라가면 아이들의 생활은 어떻게 변하는지 알 수 있도록 하였다. 더불어 윌리암스 증후군과 같은 특수한 유전적 결함을 가진 아동의 발달이 촉진된 사례를 실었다. 이를 통해 부모님들이 뇌발달을 위한 한의학적 치료를 이해하는 계기가 되길 바란다.

치료의 원리에 대한 학문적인 설명은 가급적 배제하였다. 한의학 이론은 오랜 기간 동안 전승되어 왔지만 용어 자체가 어렵고 생소하므로 설명하기 번거로운 점이 있다. 그래서 책에서 전달하고자 하는 바에 충실하기 위하여 설명이 꼭 필요한 경우에만 간략하게 기록했다. 구체적인 원리와 진단 및 치료법은 동료 한의사를 위한 별도의 책으로 구성되는 것이 바람직하다고 생각한다. 다만 해마한의원에서 연구해 온 자료 중 논문으로 발표된 내용은 간략히 설명하였다.

마지막으로 치료를 받았음에도 불구하고, 큰 차도가 없었거나, 개선되었다 하더라도 충분하지 못했던 아이들을 생각할 때 늘 마음이 무거워짐을 느낀다. 앞으로 더 많은 노력을 해야 하는 채찍으로 여기고 있다. 그리고 특별한 장애가 없는 아동이라도 뇌발달을 위해 부모님이 어떤 도움을 줄 수 있는지, 어떤 생활습관을 가지도록 양육하는 것이 좋은지에 관해서는 다음 출판기회를 통해 소개하고자 한다.

머리가 좋다는 것은 어떤 의미인가?

"이해를 잘 한다.", "말을 잘 한다.", "공부를 잘 한다.", "기발한 생각을 잘 한다."는 말들은 머리가 좋다는 또 다른 표현일 것이다. 머리가 좋다는 것은 우리에게 무슨 의미가 있으며, 어떻게 평가할 수 있을까?

지구상에 현존하는 생명체 중 그 어느 것도 인간처럼 분업화, 조직화, 고도화된 문명을 이루지 못했다. 하지만 인간은 물고기처럼 물속에 적응하여 살 수 없고, 북극곰처럼 추위를 이기지도 못하고, 말처럼 잘 달리지도 못하고, 새처럼 날 수 있는 것도 아니다. 다만 인간은 자신의 지적능력으로 에어컨을 개발하여 더위에 적응하였고, 잠수정이나 배를 개발하여 물고기처럼 바다에서 자유스러워졌고, 옷을 만들어 추위를 이겼으며, 비행기를 개발하여 새처럼 날 수 있다. 심지어는 공기가 없는 우주까지 갔다올 수 있다. 인간은 자신의 신체능력을 뛰어넘는 적응 능력을 보여주고 있다.

많은 학자들이 지능에 대해서 정의를 내렸다. 가장 보편적으로 사용되고 있는 지능검사 도구를 만든 웩슬러는 "전체적인 적응능력"이라고 지능을 정의했다. 앞에서 말한 몇 가지 사실 만으로도 탁월한 견해임을 알 수 있다.

우리의 삶은 해결해야 할 문제들의 연속이다. 한 가지를 해결하면 새로운 문제가 기다리고 있다. 태어나서 말을 시작하고 나면 더 많은 단어를 배워야 하고, 성장하면서 글을 배워야 하고, 학령기에는 지식을 습득하면서 또래와 사귀어야 하고, 어른이 되어서는 직업이 필요하다.

당면한 과제들을 해결해야만 유치원에 적응할 수 있고, 학교에 적응하여 공부를 할 수 있고, 직장에 다닐 수 있다. 이런 적응의 과정 중 가장 중요한 것은 새로운 지식을 배우는 능력일 것이다. 역사를 보아도 인류문명이 고도화 될수록 공부기간은 더 길어지고 있다. 결국 평생교육을 강조하는 시대에 도달했다. 남들과 더불어 살아가기 위한 "적응"을 위해서는 지적인 능력이 갈수록 중요해지고 있다.

만약에 이런 적응력이 떨어질 경우 무슨 일이 일어날 것인가? 눈치가 없어서 다른 사람의 의도를 파악하지 못하거나, 공부시간에 집중하지 못하고 돌아다니거나, 엉뚱한 답변을 하거나, 등교를 거부 하거나, 우울증에 빠질 수도 있다. 이러한 부적응으로 인한 문제들은 그 자신을 더욱 어려운 상황으로 몰고 간다.

결국 머리가 좋다는 것은 미래에 닥칠 새로운 문제를 해결하여 잘 적응하고 부적응 상태를 최소화 시키는 능력이다. 이런 의미에서 볼 때 지능검사는 과거를 평가하기 보다는 앞으로 다가올 미래에 얼마나 잘 적응할 것인가를 평가한다. 머리가 좋더라도 본인의 노력이 뒷받침 되지 않으면 시험에서 좋은 점수를 받기 어렵고, 보통수준의 지능이라도 꾸준한 노력을 기울이면 성적이 오르기 마련이다.

반면 지능은 환경과 본인의 노력보다는 타고난 생물학적 뇌기능의 영향을 많이 받는다. 일란성 쌍생아의 지능에 대한 연구 결과, 성장기 환경이 달랐더라도 지능이 유사하게 나타났다. 이 결과는 타고난 생물학적인 뇌기능의 중요성을 보여준다.

나이에 따른 뇌의 생물학적인 발달 때문에 일반 아이들은 특수한 교육 없이도 때가 되면 말을 하고, 글을 배우고, 숫자를 익히며, 친구들을 사귄다. 하지만 지능이 낮다고 평가된 경우, 어린 시절 이야기를 들어보면 대부분 언어발달 혹은 걸음마가 느렸거나, 운동능력이 떨어지거나, 숫자배우기가 늦었다.

그러므로 영유아기(0-6세)의 발달수준은 적응능력을 좌우한다. 이 시기에는 언어나 운동 등의 발달 수준이 높을수록 적응능력이 향상되고, 반대로 발달이 느릴수록 부적응 행동이 많다. 초등학교에 들어갈 무렵이면 교육이 시작되므로 지적인 능력이 더욱 중요해지며, 지식을 배우는 속도에서 차이가 난다. 그러므로 머리가 좋아진 것을 평가하는 도구로서 유년기에는 언어발달, 운동능력 및 사회성 등을 종합적으로 평가하는 발달검사가 적절하다. 공부를 시작하는 나이인 학령기에 접어들면서는 지능검사와 적응능력 평가가 중요하다.

머리가 좋아졌다는 것은 관점에 따라 달라질 수 있지만 이 책에서는 객관성을 유지하기 위해 크게 세 가지로 정의하였다. 첫째, 나이에 따른 언어, 운동, 사회성 등의 발달속도가 과거에 비하여 향상된 것을 말한다. 둘째, 지능검사 상 지능지수가 높아진 것을 말한다. 셋째, 문제행동이 감소하고 적응행동이 늘어난 경우를 포함한다.

| 뇌발달이란? |

발달이란 기능적으로 고도화, 분화, 조직화되는 것을 의미한다. 발달과 달리 성장이란 개념은 눈에 보이는 키, 체중 등 신체적인 부피와 무게가 늘어나는 것이다. 인간의 뇌는 출생당시 500g정도 되지만 나이가 들면서 16세 무렵이면 1,600g정도의 무게로 증가한다. 이런 성장과정에서 뇌의 기능적인 발달도 일어난다. 뇌발달이란 성장과 더불어 뇌의 기능들이 분화, 고도화, 조직화 되어 운동, 언어, 인지 능력이 증진되는 것을 말한다.

머리가 좋아진
100명의 아이들

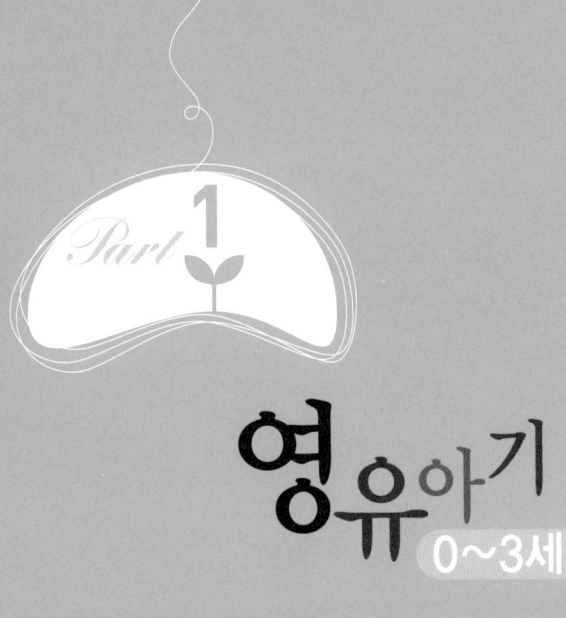

Part 1
영유아기
0~3세

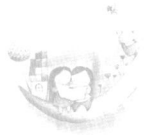

1. 오연증(五軟證)으로 발달이 지연된 보람이 | 2. 오지증(五遲證)으로 언어가 늦고 활동양이 적었던 빈이
3. 겁이 많고 언어발달이 느렸던 명환이 | 4. 장(腸)이 상하좌우로 바뀐 발달지연아동 찬혁이
5. 어지증(발달지연) 아동 아현이 | 6. 9번 염색체이상으로 발달이 지연된 윤미
7. 태반조기박리로 뇌손상을 입은 희지 | 8. 적게 먹고, 덜 자랐던 윌리암스 증후군 아동 세미
9. 디죠지 증후군 아동 은비 | 10. 영아연축 후 자폐증상을 보였던 발달지연아동 서영이
11. 말을 거의 못하고 물고 때렸던 도훈이 | 12. 미국에 사는 자폐아동 준영이

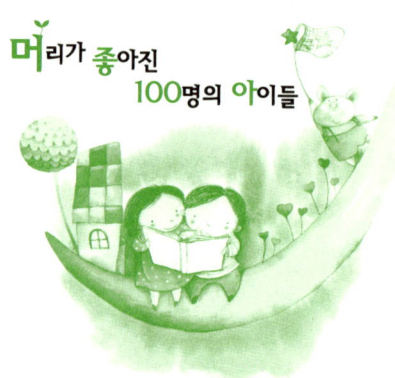

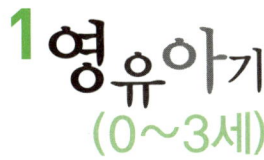
1 영유아기
(0~3세)

영유아기의 발달

영유아기는 출생이후부터 3세까지를 말하는데 일생 중 변화가 가장 두드러진 시기다. 뇌 무게의 변화를 살펴보면 출생시 성인의 25%에 해당하는 300~400g 정도지만, 생후 6개월이면 성인의 50%로 커지고, 두 살이 되면 성인의 70%에 해당될 정도로 급격하게 늘어난다.

걷기의 시작

태어난 지 몇 시간 내로 걷는 다른 포유동물과는 달리 인간은 생후 3개월 무렵에야 목을 가누기 시작해서 100일 전후로 몸을 뒤집을 수가 있다. 7개월 정도 자라야 혼자 앉기가 가능하고 9개월 정도 되면 가구를 붙잡고 일어설 수 있게 된다. 이러한 복잡한 과정을 거쳐서 12개월 무렵이 되어야 스스로 걸음마를 시작할 수 있다. 걷기 시작하면서부터 행동반경이 넓어지고 양손을 자유롭게 사용하게 되므로 아이들의 인지도 부쩍 성장한다.

언어의 시작

언어를 습득해 나가는 과정도 이 시기에 시작된다. 생후 2개월이 되면 일반적인 울음과는 다른 최초의 소리를 만들어 내는 데 이를 옹알거림(cooing)이라 한다. "오오오~" 혹은 "아아아아~"와 같은 모음이 반복되는 옹알거림은 아기가 깨어나거나, 배고프거나, 우유를 먹은 후 기분이 좋을 때 확인할 수 있다. 6개월 정도에는 옹알이를 시작하게 되는데 자음이 첨가되어 "마마마~"나 "파파파~"와 같은 입술로 내는 소리를 시작하게 된다. 옹알이가 진행되면서 10~12개월 정도에서 "엄마"와 같은 의미 있는 첫 단어를 시작하면서부터 언어가 급속하게 늘어나게 되어 18개월 정도에는 "언어 폭발"이라고 할 정도로 갑자기 많은 단어를 사용하게 된다.

영유아기의 주의사항

부모의 도움이 절실하게 필요한 영아기의 아이들은 생존이 가장 큰 문제이다. 영양이 풍부한 음식을 골고루 먹도록 해야 하며 수면과 대소변 습관을 바르게 해야 한다. 이 시기에는 큰 병에 걸리지 않도록 주의해야 하는데, 건강상의 문제는 곧바로 정상적인 발달을 저해하여, 심각할 경우 걸음마를 비롯한 운동의 발달과 언어의 발달이 지체될 수 있다.

정신지체아동의 영유아기를 살펴보면, 지능이 낮을수록 걸음마나 언어시작 시기가 늦어진 경우가 흔하다. 자폐아동의 경우는 주로 걸음마는 정상이면서 언어발달이 늦어지는 경우가 많다. 발달이 1년 이상 지체된 경우 성인이 되어서도 장애가 남을 가능성이 있으므로 부모의 세밀한 관찰과 조기발견이 요구된다.

1. 오연증(五軟證)으로 발달이 지연된 보람이

내원당시 22개월이던 보람이는 대학병원에서 발달지연으로 진단을 받았다. 갓난아기 때 옹알이가 별로 없었고, 움직임도 활발하지 않을 정도로 너무 순했다. 돌 무렵부터 재활치료를 시작해서 생후 18개월에 걸음마를 시작했다. 걷기 시작한 이후에는 말이 트이지 않아서 언어치료를 받던 중 내원했는데, 22개월 당시 언어이해는 16개월, 언어표현은 13개월 수준이었다. 음식을 잘 씹지 못해 잠깐 오물거리다가 꿀꺽! 삼키는 모습이 관찰되었고, 손으로 하는 동작을 거의 못하여 어른들이 대신 해주고 있었다.

오연증과 어지증에 대한 약물치료를 시작했는데 치료 첫 달에는 동물울음 소리를 잘 내고, "아빠", "물", "함미(할머니) 물"이라는 말을 시작했으며 눈, 코, 입에 대해 물으면 반은 맞고 반은 틀렸다. 치료 3개월이 지나자 수용언어가 22개월, 표현언어가 18개월 수준까지 늘었다. 다른 방에 있는 전화기를 가져오라는 심부름도 했다. 치료시작한지 4개월이 지났을 때는 언어이해가 약 28개월 수준까지 확장되고, 표현언어는 21개월 수준까지 가능했다. "엄마 빨리 와. 할머니 빨리 와! 같이 가!"를 자연스럽게 말했다. 또 팔을 넓게 벌려 '많이' 달라는 표현을 말과 함께 강조했고 '한 개 더 주세요.'를 전달하려고 두 번째 손가락을 세워서 표현하기도 했다. 목소리 크기는 적당했고, 5개월이 지난 후로는 'ㅅ' 발음을 처음으로 명료하게 말하기 시작했다. 이 무렵 표현언어는 최대 26개월 수준까지 확장되었다. 6개월이 지나자 "왜? 엄마, 왜요?"라는 질문을 자주 했고, 언니와의 대화가 매우 자연스러워졌다. 치료시작한지 8개월 만에 언어이해와 표현, 소근육운동과 인지발달이 또래 수준의 발달을 보여 약물치료를 종결하였다.

>> 언어검사(SELSI) <<

	1차검사(22개월)	2차검사(30개월)
수 용 언 어	16개월	29개월
표 현 언 어	13개월	27개월
비 고	발달지연 소견	정상발달수준

| 오연과 오지의 종류 |

오연(五軟)과 오지(五遲)는 아동의 신체적·기능적 발달이 더딘 것을 의미한다. 대천문이 닫히지 않거나 고개를 가누지 못하는 것을 두항연(項軟), 근육이 발달하지 못하고 피부가 늘어지는 것을 신연(身軟), 입과 혀에 힘이 없어 말을 못하는 것을 구연(口軟), 팔과 손에 힘이 없어 물건을 쥐지 못하는 것을 수연(手軟), 다리에 힘이 없어 혼자 서거나 걷지 못하는 것을 각연(脚軟)이라 한다. 이상의 다섯 가지를 오연(五軟)이라 하

고 신체적인 발육이 지연되는 것을 대표하는 다섯 가지 증후이다.

그리고 걸음을 늦게 걷는 것을 행지(行遲), 이가 제 때에 나지 않아 음식을 씹지 못하는 것을 치지(齒遲), 모발이 적거나 더디게 자라는 것을 발지(髮遲), 혼자 서고 걷는 것이 늦은 것을 입지(立遲), 말이 느린 것을 어지(語遲)라 한다. 이 다섯 가지를 오지(五遲)라 하여 기능적인 발달이 또래에 비하여 늦어지는 것을 말한다.

오연과 오지를 서양의학적인 관점에서 보면 목을 가누지 못하거나, 근육 발달이 더디거나, 다리가 약하여 서거나 걸음이 늦는 것 등은 대근육운동 발달지연에 해당한다. 손에 힘이 없어 물건을 쥐지 못하는 것은 소근육운동이 원활하지 못한 것이다. 그리고 입이나 혀의 운동이 좋지 못하여 말이 늦은 것은 언어발달의 지연을 의미한다.

2. 오지증(五遲證)으로 언어가 늦고 활동량이 적었던 빈이

26개월의 빈이는 체력이 떨어지고 활동량이 적고 식욕마저 없어서 감기에 자주 걸렸다. 갓난아이 때도 눈맞춤이 별로 없었으며, 수유량이 적었고 움직임이 활발하지 않다 보니 변비가 있었다. 치아는 평균보다 3개월 늦은 생후 9개월에 나기 시작했고, 걸음마를 19개월에 시작했는데 다행히 엄마라는 말은 돌 전에 했다. 간혹 상황에 맞지 않게 겁을 덜컥 내거나 또 겁내야 할 대상에 무서움이 없기도 했다. 또래에 비해 전반적으로 9개월 정도 더디게 발달하고 있었다.

어지증에 대한 치료를 기본으로 하여 잘 먹고 기력이 향상되도록 처방했다. 치료 후로 발성량이 늘면서 모방어가 많아졌고, 손의 힘이 조금 생겨서 선긋기를 시작했다. 두 달 후 부터는 같은 색 찾기, 도형 맞추기, 숟가락과 포크 사용이 가능해졌다. 서너 달 후에는 대소변에 대한 의사표시를 하고 변기에서 해결하였다. 말은 지속적으로 늘어서 엄마가 시끄러워할 정도로 많아지고, 음식을 이로 잘 씹어 먹으면서 발음도 더욱 정확해졌다. 한약복용과 함께 작업치료를 시작했고, 나중에는 언어치료를 추가했다. 치료 시작한지 9개월 만에 또래아이들 만큼의 언어와 인지수준을 보여 언어치료실 종결과 동시에 한약치료도 끝마쳤다.

>> 해마 발달체크리스트 전후결과 <<

	2세 2개월	2세 10개월
언 어 이 해	1세 9개월 수준	2세 10개월 수준
언 어 표 현	1세 6개월 수준	2세 7개월 수준
인 지 발 달	1세 7개월 수준	3세 6개월 수준
소근육운동	1세 6개월 이하 수준	2세 7개월 수준
대근육운동	1세 7개월 수준	2세 7개월 수준
신 변 처 리	1세 6개월 이하수준	2세 7개월 수준
사 회 성	정상범위	평균상 범위로 양호

| 해마발달체크리스트란? |

　수용언어, 표현언어, 인지, 사회성, 대근육운동, 소근육운동, 신변처리능력 등 총 일곱항목에 대해 뇌발달의 진행수준을 알 수 있도록 본원에서 제작한 체크리스트이다. 정상발달을 기준으로 PEP, SMS, 포테이지와 베일리, 덴버 발달검사 등을 종합해서 항목을 구성했다. 나이별로 최소 10개에서 최대 40개를 정하여 부모님이 ○△×로 표기한 후, 연령기준선에 비추어 어디까지 발달했는지를 분석한다. 발달검사만큼 구조화되어 있진 않으나 검사실에서 발견하기 어려운 여러 가지 생활 장면을 확인해서 실제 수준을 가늠해볼 수 있는 질문지다.

3. 겁이 많고 언어발달이 느렸던 명환이

　혼자서는 잠들지도 못하고 또 잠들 때까지 불을 끄지 못하게 했던 명환이는 34개월에 내원했다. 당시 두 단어를 붙여서 짧게 말했는데 또래들에 비하면 6개월 정도 말이 늦었고, 집중시간이 10분이 채 되지 않았다. '엄마'라는 말을 처음 시작한 시기가 20개월로 평균적인 발화에 비해 뚜렷이 늦었다. 아주 소심해서 표정이 바로 굳어질 뿐만 아니라 스트레스를 받으면 목이 붓거나 금방 열이 나고 아파서, 키우기가 여간 힘든 게 아니었다. 34개월이 되어서도 어른이 많이 모인 자리를 무서워했고, 낯선 곳에 대한 거부반응이 심했다. "안돼!"라고 제지를 하면 쉽게 좌절하거나 분노발작을 보이는데다 엄마와 절대 떨어지지 않으려 했다. 간혹 심하게 울다가 토하기도 했고 자다가 잠꼬대를 했다. 심담(心膽)이 허하여 겁이 많은 것으로 보고 언어발달을 위한 처방과 심담허겁을 치료하는 처방을 합했다. 두세 달 치료를 한 이후 불안이 크게 줄고 언어발달이 또래수준에 도달해 1차 치료를 종결했다. 이 아동이 다시 내원했을 때는 5세 9개월로 학교입학을 앞두고 있었다. 학습은 잘하고 있었으나 상황에 대한 대처능력이나 의사소통이 또래아이들에 비해서는 다소 매끄럽지 못했고, 다른 사람의 눈을 똑바로 쳐다보면서 말을 하면 긴장하여 눈을 깜박이는 틱 증상을 보였다. 타 기관의 지능검사결과 전체지능은 108로 평균범위인데 비해, 순차처리속도와 동시처리속도의 차이가 25로 편차가 매우 컸다. 언어치료실을 다니고 있었으며, 한약을 복용한 이후로 사회기술훈련을 추천했다.

첫 달의 변화는 같은 질문을 반복하는 경향이 조금 줄어든 점이었다. 세 번째 달에는 유치원에서 자기를 꼬집는 아이에게 전처럼 그냥 당하고 있지 않고 미리 피해 다녔다. 4-5개월 무렵부터는 밤에 자면서 꾸는 꿈이, 무서워하며 도망 다니는 꿈이 아니라 웃거나 자기가 악당을 물리치는 내용으로 바뀌었다고 했다. 상황에 대한 이해가 개선되었고, 나름대로 대처방법을 제시하기도 했다.

6개월 후에는 본인 스스로 그림을 잘 그리지 못한다고 느껴 미술선생님께 과외를 받도록 해달라고 부모를 졸랐다. 이 무렵부터는 다소 거친 친구들도 피하지 않고 맞서보는 용기를 발휘했다. 치료를 시작한지 9개월이 지나면서 명환이는 자전거를 타고 나가 친구 집에 가서 놀다오고, 늘 모범생 같기만 하던 아이가 능글맞고 뺀질거리는 모습으로 바뀌었다. 논리적이고 긴 문장으로 자기 생각을 곧잘 표현하는데다 언어검사결과가 좋아서 언어치료실을 종료했다. 현재는 향후 3개월 내에 지능검사나 신경심리검사를 재실시하여 소항목을 분석한 후 치료 종결을 예상하고 있다.

>> 언어검사 결과 <<

		만 5세 6개월	만 6세 3개월
PPVT(그림어휘력검사)		등가연령 : 6~6;5	등가연령 : 7~7;5
PRES (취학전 언어검사)	언어이해	4세 5개월	5세 4개월
	언어표현	4세	5세 8개월
언어문제해결력검사	원인이유	6점	11점
	해결추론	6점	12점
	단서추측	4점	6점

| 표준화된 국내용 언어평가 도구 |

국내에서 표준화되어 활용되고 있는 검사는 '영유아 언어발달 검사(이하 SELSI)', '취학 전 아동의 수용언어 및 표현언어 발달척도(이하 PRES)'와 그림 어휘력 검사, 언어이해 인지력 검사, 문제 해결력 검사 등이 있다. 이 중, SELSI와 PRES는 언어이해력과 표현력의 차이를 살펴볼 수 있도록 고안된 검사도구로 가장 보편적으로 활용된다.

두 검사 모두 언어 발달 연령이 생활 연령 수준보다 1세 미만의 차이를 보이는 경우를 정상범위로 간주하며 1세 이상 2세 미만 정도는 약간의 언어발달 지체, 2년 이상 낮게 나오는 경우는 언어장애로 간주하게 된다. SELSI는 생후 4개월~35개월 사이의 영유아를 대상으로 실시되며 부모와의 면담을 통한 부모 보고에 의해 언어능력을 간접평가 한다. 반면, PRES는 2세 0개월~6세 5개월의 취학 전 아동을 대상으로 하며 검사자와 아동 간에 1:1의 직접평가가 이루어진다. 검사는 대략 1시간 전후가 소요된다. 아동의 언어 능력이 또래 수준에 미치지 못해 걱정이 되는 경우라면 가능한 조기에 언어능력을 점검하고 적절한 도움을 주는 것이 매우 중요하다.

4. 장(腸)이 상하좌우로 바뀐 발달지연아동 찬혁이

생후 2개월 때부터 경기로 대학병원에서 항경련제를 복용했으나, 밤낮으로 계속 경기를 했던 찬혁이는 생후 14개월에 내원했다. 페노바비탈에서 오르필로 항경련제가 바뀌면서 옹알이가 시작되고 네발기기도 시작했다고 한다. 그러나 여전히 경기는 심해서 5일간 혼수상태로 지내기도 하고, 항경련제의 영향으로 헤로글로빈이 10.6에서 6.8까지 심각하게 떨어졌다가 회복되기도 했다.

내원당시 대변에서 악취가 심했고 대변을 하루 2회 이상 누며, 식욕이 없고 구역질을 하였다. 딸꾹질을 하듯 또는 목을 'C'자로 구부렸다가 펼치듯이 순간적으로 수축하는 경련을 했는데, 밤에는 경련 때문에 잠을 제대로 자지 못하고 있었다. 진료실에서 관찰된 증상 외에 집에 있을 때 종종 복성간질로 추정되는 증상을 보였다. 한약치료의 목표는 우선 비위기능이 개선되어 잘 먹게 하는 것이었으며, 두 번째로는 경기의 빈도와 강도를 줄여나가는 것, 세 번째로 뇌발달을 촉진하는 것으로 방향을 정했다.

치료 첫 달에는 경기의 빈도와 강도는 차도가 없었고, 수면유지시간이 길어졌다. 치료 둘째 달에 우연히 진료실에서 복부가 크게 요동치는 것이 관찰되어 원인에 대한 정밀검사를 권했다. 검사결과 내장들의 기형이 발견되었다. 수술할 병원과 교수를 추천했고, 그 달에 바로 대학병원에서 수술을 받았는데 개복해서 보니 내장의 세 곳에서 선천성 기형이 발견되었다.

수술 후 부기가 가라앉고 장이 정상기능을 회복하기까지 수개월이 걸렸다. 퇴원과 함께 한약복용이 재개되었고, 수술 5개월 후에는 항경련제의 투약이 중단되었다. 중단 초기에는 고개를 수십 차례 까딱거려 경기억제 한약을 뇌발달 치료약물에 추가했고, 그 후로는 고개 까딱거림이 10-20차례로 줄었다가 사라졌다. 이 무렵부터는 전보다 음식을 잘 먹고 곱똥이 줄었다. 본격적인 투약을 시작한지 6개월 후에 첫 걸음마를 내딛었고 언어는 10개월 수준, 인지는 12개월 수준이었다. 나날이 언어가 늘어 치료시작한 지 2년이 지날 무렵에는 엄마 아빠가 다투자 "아이참! 싸우지 말라니깐"하면서 말리기도 했다. 3세에는 2세 전후의 수준을 보였고, 3세 5개월의 언어평가에서는 수용언어 3세 수준, 표현언어 25개월 수준을 보였으며, 3개월 후에는 표현언어가 33개월 수준까지 비약적으로 확장이 되었다. 여러 치료와 수술로 치료가 더러 중단되기도 했으나 이제 남은 치료과제는 발달촉진 하나로 귀결이 되었다.

소아간질과 발달 그리고 지능의 관계

뇌신경세포가 갑작스러운 비정상적 전기적 흥분을 일으켜 일시적으로 급격한 신경 기능의 장애가 생기는 것이 경련(경기)이고, 경련이 반복적, 만성적일 때 간질이라고 한다. 간질의 유병률은 전 인구의 약 0.5~1%로 200명 중 1명꼴로 가지고 있는 비교적 흔한 질환이다.

소아의 뇌는 발달해 가는 과정에 있어서 형태학적으로나 생리학적으로 조절 기능이 미숙한 상태에 있기 때문에 사소한 유발 원인에 의하여 발작이 쉽게 발생하며, 연령에 따라 발작의 형태와 원인이 다르다는 특징을 가지고 있다. 1세 이전에는 영아 연축과 부분 발작이 흔하며 1세 이후에는 점차 대발작의 빈도가 늘어난다. 2~3세 경에는 탈력발작, 근간대성 발작의 비율이 높고, 4~8세 경에는 잠깐 의식을 잃는 결신 발작이 많다. 사춘기 이후에 발병하는 것은 대부분 대발작 혹은 부분발작이다.

소아 간질의 약 75%는 원인을 알 수 없는 특발성 간질이고, 나머지 25% 정도가 원인을 알 수 있는 증후성 간질이다. 소아에서 흔한 원인으로는 출생 시 뇌 손상, 무산소증, 뇌감염증, 선천성 뇌 기형, 뇌 외상 등이 있다. 발작형에 따라 가장 효과가 있고 부작용이 적은 약물을 선택하여 발작이 조절될 때까지 약물을 증량하거나, 새로운 약물을 추가하는 약물치료가 기본이다. 특발성 간질의 경우 3~4년 정도의 약물치료로 완치되는 경우도 많지만, 전체 간질의 20%를 차지하는 난치성간질인 경우 케톤식이요법을 하거나 간질 병소를 제거하는 수술을 하기도 한다. 영유아에 흔한 열성 경련이 있는 경우 그렇지 않은 아이들에 비해 간질 빈도가 3~9배 정도 증가하기는 하지만, 열경기를 한다고 해서 반드시 간질로 되는 것은 아니고, 대부분은 성장하면서 증상이 없어지게 된다.

소아 간질을 앓고 있는 아동의 경우, 정도 차이는 있으나 발달의 지연과 지능 저하를 보이는 경우가 많다. 그 이유는 세 가지로 생각해 볼 수 있다.

첫째, 간질 원인의 25%를 차지하는 뇌손상이나 뇌병변, 각종 유전성 질환들은 그 자체로 동시에 뇌신경발달과 운동, 언어, 인지 발달 지연의 원인으로도 작용한다.

둘째, 경련 발작이 일어나는 동안에 미세하지만 뇌세포의 손상이 일어나며, 발작 시간이 길거나 빈도가 잦으면 그 손상 정도가 더욱 커지게 된다.

셋째, 주된 치료 수단인 약물(항경련제)은 중추신경 흥분을 억제하는 것이기 때문에 졸리거나 정신이 멍해지는 부작용을 대부분 가지고 있고, 운동, 언어, 인지 발달도 저해하는 결과를 가져온다.

그러므로 소아 간질에 있어서는 단지 경련 발작을 없애거나 줄이는 것만이 치료 목표가 될 수는 없고, 정상적인 발달을 돕는 것이 매우 중요하다. 심각한 뇌손상이 있는 경우에도 아이가 가지고 있는 최고의 능력을 개발하고 유지하게 만들어야 하며, 뇌세포 손상을 일으키는 경련 발작의 빈도를 빨리 줄일 수 있어야 한다. 그러나 발달이라는 측면에서는 항경련제 사용이 오히려 부정적으로 작용하므로, 최소한의 약물 종류와 용량으로 경련 발작을 조절하는 것이 가장 바람직하다고 생각된다. 대부분의 항경련제는 다른 약물과의 상호 작용이 많으므로, 임의로 민간요법을 병행하는 것은 위험하며, 한의사의 진찰과 처방으로 한약을 복용하면서 정기적인 간 기능 검사 등을 하는 것이 필요하다.

보통 많이 피곤하거나 잠이 부족할 때, 감기가 걸리거나 체해서 열이 오를 때 경련 발작이 일어나기 쉬운데, 한약 치료는 아동의 전반적인 건강 상태를 좋게 함으로써 경련 발작의 유발요인을 줄이고, 발작 후의 회복시간도 짧게 해준다. 또한 항경련제로 인한 각종 부작용을 완화시켜 줄 수 있고, 항경련제의 종류와 사용량을 줄이는데 도움을 줄 수 있다. 더 나아가서는 경련 발작이나 항경련제 사용으로 지연된 발달을 도움을 줄 수 있다. 그러므로 한약 치료는 항경련제가 듣지 않는 난치성 간질에 적용될 수 있을 뿐 아니라, 항경련제로 조절이 되는 간질에도 체력강화와 인지발달을 위해 병용할 수 있다

5. 어지증(발달지연) 아동 아현이

2세 3개월에 내원한 아현이는 단어로만 말을 하고 아직 문장을 구사하지 못했다. 18개월 무렵부터 눈맞춤이 안되고 말이 늘지 않아 생후 22개월에 소아정신과를 방문했는데, 자폐증은 아니지만 또래들보다 10개월 이상 발달이 늦다는 검사결과가 나와 바로 아동발달센터를 다니기 시작했다. 한의원 내원 당시에도 여전히 눈맞춤이 짧고 산만하였다. 그리고 언어 평가결과, 언어이해는 1세 6개월, 언어표현은 1세 7개월 수준이었다.

치료 한 달 후 언어모방이 전보다 수월하게 잘되는 변화가 있었다. 두 달 후에는 "안

녕" "잘 가.", "집에 가자." 등 초보적인 문장이 시작되었다. 석 달 후엔 자발어와 모방어가 동시에 증가하여 "내려와, 먹지 마!, 깜깜해 불 켜!" 등을 말했다. 발음이 다소 부정확했으나 숫자도 1부터 10까지 순서대로 세기 시작했다. 다섯 달 후부터는 표현언어가 24개월로 확장되었고, 지하철, 엘리베이터, 에스컬레이터 타기 등 뭐든지 혼자 하겠다고 주장했다. 7개월 후엔 "아현이는 공주 같아."라고 말하면 무척 좋아하고, "엄마, 나 예뻐요?"라고 묻기도 했다. 언어이해는 32개월, 언어표현은 27개월 수준까지 확장되었다. 9개월 후에는 유치원에서 다른 아이들과 어울리면서 "괜찮아.", "야! 이거 먹을래?" 등 자연스럽게 대화를 나눠 본인 스스로도 더 이상 말로 인해 스트레스를 받지 않게 되었다.

>> 해마발달체크리스트 결과 <<

검사항목	1차검사(27개월)	2차 검사(36개월)
수용언어	1세 6개월 수준	평균
표현언어	1세 7개월 수준	2세 6개월 수준
인지발달	1세 3개월 수준	평균
소근육운동	평균	평균
대근육운동	평균	평균
신변처리	1세 6개월 수준	평균
사회성발달	1세 6개월 수준	평균

6. 9번 염색체이상으로 발달이 지연된 윤미

오지증과 오연증을 보여 재활치료 중이던 윤미는 2세 8개월에 내원했다. 생후 8개월에 염색체이상이 있음을 병원에서 발견하였고, 콩팥 주위에 칼슘 침착이 있어서 6개월에 한 번씩 추적관찰을 하고 있었다.

목가누기는 6개월에, 뒤집기는 10개월에, 네발기기는 2세 4개월에 시작하였다. 한의원 내원 당시 언어이해는 22개월 수준, 언어표현은 16개월 수준이었다. 다리와 발을 이어주는 발목관절이 마치 탈골된 것처럼 불안정했다. 각연증과 어지증에 대해 한약치료와 주 3회의 침구치료를 하였고, 주 3회의 물리치료를 병행했다.

1. 영유아기 (0~3세)

치료 한 달 후 윤미는 등과 허리가 덜 구부러진 자세로 앉을 수 있었다. 두 달 후에는 팔과 다리 근육의 근력이 증가하기 시작했고, 발목이 전보다 단단해져 탈골된 듯한 느낌이 덜해졌다. 석 달 후엔 처음으로 20분간 서 있게 되었고, 그로부터 보름 후 다섯 걸음을 스스로 걸었다. 넉 달 후가 되자 언어모방이 시작되어 "안-녕-하-세-요"를 한 음절씩 따라 하기 시작했다. 간혹 침 맞을 때 "워저쩌 이어어"라고 했는데 마치 "원장님, 아파요"라고 말하는 듯 들렸다. 5개월 후에는 자발어와 모방어가 섞여서 다양하게 나왔다.

치료한지 1년 무렵에는 언어이해는 30개월, 언어표현은 26개월 수준이 되었다. 한약과 침구치료를 하는 동안에 안과 수술을 했고, 골절로 두어 달 깁스를 했고, 감기가 잦아 치료가 띄엄띄엄 유지되었다. 그 결과 발달속도가 약간 느려지긴 했지만 치료 1년 7개월 후가 되자 언어이해는 33개월, 표현은 28개월로 꾸준히 늘었다.

희귀질환이라 예후를 잘 알 수 없는 상황에서 같은 염색체이상을 가진 자녀를 둔 부모님들과 일 년에 한 번 만나며 정보를 주고받는 중이다. 이제는 다른 사람의 눈도 피하지 않고 표정이 다양해졌다. 침 맞을 때 큰소리로 다른 사람이 다 알아들을 정도로 "선생님 아파요, 너무 미워요."라고 말하는 점으로 보아 앞으로도 잘 자라리라 기대된다.

7. 태반조기박리로 뇌손상을 입은 희지

생후 12개월이 지난 희지는 앉기 자세가 불안정했다. 엄마가 임신 중 정신적으로나 육체적으로 스트레스가 심했다고 한다. 태반조기박리로 출산시 호흡곤란이 와서 희지가 울지 못했으며 뇌MRI 검사결과 기저핵과 시상의 일부가 대칭성 손상을 보였다. 생후 수개월간 내내 외부자극에 대한 반응이 적었고, 뇌파(EEG)에서 brain dysfunction(뇌기능이상) 뇌파가 나타났으며 동시에 간질파가 있었다. 내원시 언어이해를 제외한 발달전반이 늦었다.

한약과 침구치료를 병행했으며 치료시작한지 3개월 후에는 앉은 자세에서 소파를 붙잡고 일어나 혼자 0.5초 정도 짧게 서 있다가 주저앉곤 했다. 그러면서도 수시로 일어나려고 했다. 넉 달이 지나면서는 옹알이가 늘고 자음소리가 많이 나왔다. 동요 비디오를 보면서 "발맞춰 나가자!"라는 구절이 나오면 자신의 발을 가리킬 정도로 언어이해수준이 양호했다. 5개월 후부터는 단어 모방이 늘어갔고, 정확한 발음으로 말을 했으며 목소리 크기도 양호했다. 6개월 후 재검한 뇌파검사에서 간질파가 없어졌다. 운동능력이 계속 향상되어 가구를 붙잡지 않고도 바닥에 손을 짚고 제자리에서 일어날 수 있는 정도가 되었다.

침구치료실에 들어가면 많이 보챘으나 엄마가 안아주면 쉽게 그쳤기 때문에 주로 안고 침을 맞았다. 한약을 복용하면서는 체력이 좋아지고 감기에 덜 걸려 재활치료를 지속하는데도 도움이 되었다. 이후 혼자 서서 10초 이상 서 있게 되었고, 대소변가리기에 대해 조금씩 의사표현을 하기 시작해서 "쉬야 해!"라고 간단한 문장으로 말하기 시작했다. 인지와 사회성발달은 평균 수준이었으며 수용언어는 평균~평균상 수준이었다. 그러나 표현언어는 수용언어에 비해 수개월씩 더디었다가 처음에는 13개월, 재검에서는 19개월, 마지막 검사에서는 28개월 수준으로 따라잡았다. 두 돌이 지나고부터는 팔을 약간 늘어뜨리고 걸음마를 하고 있다. 세 돌 직전에 3세에 준하는 언어이해와 표현으로 제 나이에 맞는 발달을 보여 운동치료를 제외한 나머지 치료를 종결하였다.

| 간질의 한의학적 이해 |

예로부터 간질은 천형이라고 할 만큼 무서운 병이었다. 의학의 발달로 과거에 비해서는 치료가 잘 되지만, 여전히 오랜 기간 약을 복용해야 하고 20%는 완전하게 조절되지 않거나 후유장애를 남기는 심각한 질병 중 하나이다. 이에 한의학에서 말하는 전간(간질)의 의미, 분류, 원인 및 치료의 특성을 알아본다.

간질(癎疾)은 한의학에서 전간(癲癎)이라고 하는데, 전(癲)은 머리를 뜻하는 '전(顚)' 자에 병들었다는 의미를 갖는 '역(疒)' 자가 결합하여 이루어진 글자로 병이 머리에 있다는 뜻이다. 간(癎)은 일정한 간격을 의미하는 '간(間)' 자와 질병을 뜻하는 '역(疒)' 자가 결합하여 만들어진 것으로써 시지시발(時發時止) 즉, 간간히 발병한다는 의미를 가진 글자이다. 기원전부터 간질을 머리의 병으로 인식하고 있었으며 전간에 대한 분류와 치료기술을 발달시켜 왔다.

간질의 분류는 원인, 병의 완급, 체질의 강약, 병이 나타나는 양상에 따라 달라지며 그 대표적인 종류는 다음과 같다. 몸이 더운 체질의 경우는 양간(陽癎), 차가운 체질의 경우 음간(陰癎)이라고 분류하였다. 몸의 원기가 강하고 병이 급하고 갑작스럽게 발병하는 경우에는 급경풍(急驚風), 몸의 원기가 약하고 발작이 미약하면서 오랜 기간 지속되는 것을 만경풍(慢驚風)이라고 하였다. 보통 급경풍의 경우 소아들에게 흔하게 나타나는 열성 경련을 포함하고 있으며, 만경풍은 만성적인 설사와 구토, 독한 약을 오랜 기간 복용한 경우, 급경풍이 오랫동안 치료되지 않아 발병한 것을 말한다.

간질의 원인으로는 담(痰), 화(火), 경(驚:놀람) 등이 있으며 특히 담과 화를 주된 요인으로 본다. 담(痰)이란 음식의 흡수과정에서 발생되는 비정상적인 물질을 의미한다. 담이 증가될 경우 눈 밑이 검어지는데 일반적으로 다크 서클로 알려져 있다. 자각 증상으로는 어지럼증, 열감, 가슴 두근거림, 놀램, 메스꺼움, 장명(腸鳴)이 동반된다. 보통 올바르지 않은 식습관, 체질에 맞지 않은 음식, 과식과 비만 등이 원인이 되어 생성된다.

화(火)는 인체의 생리현상을 나타내는데, 화가 증가되면 신진대사가 빨라지고, 감소하면 신진대사가 느려지게 된다. 화의 영향이 중추신경계에 작용될 경우 매우 예민해지면서 자극에 과도한 반응을 일으켜 간질을 유발하게 된다. 아동의 경우 성인에 비하여 신진대사 속도가 빠르기 때문에 화가 많은 시기에 해당된다. 그래서 감기 등으로 열이 발생될 경우 경련이 쉽게 유발될 수 있다.

치료는 분류에 따른 특성과 타고난 체질적 소인을 조절하면서 발작을 억제하는 치료법을 사용한다. 양간은 몸을 서늘하게 하기 위하여 생지황, 죽여 같은 차가운 성질을 가진 약재를 사용하며, 음간은 몸을 따스하게 하기 위하여 건강, 부자, 인삼 같은 따스한 성질을 가진 약재를 주로 처방한다. 급경풍의 경우 체내의 화(火)를 발산시키기 위하여 땀을 내도록 하는 강활, 방풍 등의 약재가 사용되며, 만경풍은 원기가 쇠약해졌기 때문에 인삼, 황기, 백출 등의 원기를 돋우면서 소화력을 증강시키는 약재를 사용하게 된다. 간질 유발의 원인을 제거하기 위해서는 담을 줄이는 반하, 패모 등의 약재를 사용하며, 화를 다스리기 위해서는 황금, 황련, 치자 등을 주로 사용한다. 그리고 발작 자체를 줄이기 위하여 많이 알려진 천마를 비롯하여 전갈, 조구등, 세신 등의 약재를 사용하고 있다. 일부에서는 뇌의 성숙을 도와 발작이 발생하지 않도록 하는 보약류의 처방이 사용되기도 한다.

> 옛 의서들은 큰병에 대해 치료를 못할지라도 몸의 원기(元氣)를 손상시키지 않도록 강조하고 있다. 간질의 치료를 위해 발작을 억제하는 점에서는 서양의학과 한의학이 별반 다르지 않다. 그러나 간질의 원인치료 외에도 인체가 균형을 이루도록 하는 치료를 병행하는 점이 서양의학과 다른 점이다. 특히 성장과 발달이 급속하게 일어나는 아동기에는 간질의 치료는 물론 정상적인 성장과 인지, 언어, 운동 등의 발달을 도모하는 것이 매우 중요하다.

8. 적게 먹고, 덜 자랐던 윌리암스 증후군 아동 세미

생후 8개월 때 한의원에 방문 했던 세미는 병원에서 윌리암스 증후군으로 진단을 받았다. 내원당시 분유 먹는 양이 적어서 한 번에 100cc씩 1일 700-800cc 정도 먹었다. 그러면서도 대변을 하루 4-5회씩 자주 봐서 체중과 키가 미달 상태였다. 또한 잠을 오래 못자고 2-3시간 간격으로 깼고, 물건을 줘도 입으로 가져가 빠는 것이 나타나지 않고 손에 물건을 쥐어 주어도 조금 뒤에 놔버렸다. 다만 대근육 운동은 좋아서 가구를 잡고 설 수는 있었다.

치료 1개월 후쯤에는 분유 1회 섭취량이 100cc에서 140cc정도로 늘어났지만 1일 섭취량은 전과 비슷했다. 점차적으로 먹는 양이 늘기 시작했고, 잠자는 시간도 더 길어지기 시작했다. 다만 치료 중에 어머니의 복직으로 할머니가 양육하면서부터 식사량과 수면시간이 약간 감소하였지만 다시 회복되었다.

치료 2개월이 되면서부터 먹는 양이 늘어서 이유식을 하루 두 번씩 80cc정도 먹었고, 분유는 1회 150cc씩 먹을 정도로 양이 늘었지만 대변보는 횟수는 줄었다. 잠자는 시간도 한번에 8-9시간씩 자면서 체중이 증가했다.

치료 6개월이 경과하여 생후 14개월이 되면서 잠자는 중간에 우는 것이 1주일에 10분정도 한 번만 나타날 정도로 수면상태가 좋아졌다. 운동 능력도 좋아서 물건을 잡지 않고 혼자 일어설 수 있고 1시간정도 서 있기도 했다. '엄마', '아빠', '아가' 라는 말을 모방하기 시작했다. 인지력이 늘면서 한약의 쓴맛을 알고서는 복용을 거부하여 치료가 중단되었다.

　4세 때 다시 내원한다는 연락을 받고 얼마나 자랐을지 무척 궁금했었다. "안녕하세요! 선생님"하면서 진료실에 들어온 모습이 아주 귀여웠다. 한약을 복용한 이후로 식사를 잘하게 되면서 지난 3년간 전반적으로 건강했으며 잘 자랐다고 하였다. 다만 과거에 좁았던 혈관이 넓어지고 판막의 탈출로 인한 혈액의 역류가 아직 있었다. 좌우 혈압의 차이가 20정도 있는 상태에서 혈압이 높아 혈압약을 소량 복용하고 있었다. 체중은 또래보다 5kg 정도 적은 11kg정도였고, 키는 10cm정도 작은 91cm였다. PEP-R로 실시한 발달검사에서 1년 정도 발달이 느렸고, PRES로 검사한 언어는 나이에 비하여 14개월 정도 느렸다. 또한 감기가 자주 걸렸고 야뇨가 있었다.

　6개월 이상의 계속적인 치료로 매일 밤마다 실수했던 야뇨는 주 1-2회 정도로 감소하였다. 과거에 비하여 새로운 표현으로 말을 더 많이 하고, 또래와 잠깐씩 어울리기도 하였다. 낯가림이 조금씩 생겨서 쑥스러워 하는 것도 나타났다. 또한 좌우 혈압 차이도 없어졌고 현재도 계속 치료중이다.

| 한의학에서 발달이란 무엇인가? |

- **서양의학의 '발달'을 한의학에서는 '변화'라고 한다.**

　세상을 바라보는 인식에 있어 동양과 서양은 공통점도 많지만 다른 점도 꽤 많다. 그 중 가장 대표적인 것이 바로 한의학과 서양의학에서 보는 인체에 대한 개념과 치료일 것이다. 한의학에서는 서양의학에서 말하는 '발달'이라는 개념보다 '변화'라는 관점에서 아동의 성장 발육을 이해한다.

　발달이란 목적을 두고 앞으로 나아가고 전진하는 의미라면 변화란 주변 환경에 따라 적응하는 과정으로 순환적인 개념이다. 시간에 따른 대표적인 순환은 봄, 여름, 가을과 겨울의 사계절을 들 수 있다. 식물로 예를 들면 봄에는 싹이 트고, 여름에는 잎이 무성해지고, 가을에는 열매를 맺고, 그리고 겨울에는 땅속의 뿌리로 되돌아가는 순환과정을 거친다. 즉 사계절에 따라 적응해 가면서 변화하는 것처럼 사람도 생로병사의 과정 즉, 태어나고, 자라고, 병들고, 늙고 죽는 변화의 과정을 거친다. 그래서 죽음과 병에 대한 관점도 서양에서는 극복의 대상으로 보는 반면 한의학에서는 생로병사 하는 삶의 한 부분으로 이해하고 있다.

● 근본과 원기는 변화발달의 원동력

아이가 태어나서 겪는 변화의 과정을 발달이라고 볼 때, 무엇이 발달에 가장 많은 영향을 미치는 것일까? 한의서를 정리해 보면 크게 두 가지로 나눠볼 수 있다.

첫째는 튼튼한 뿌리와 종자를 타고 태어나는 것이다. 두 번째는 환경변화의 적응력을 들 수 있다. 좋은 종자와 튼튼한 뿌리는 정상적인 발달의 기초가 되지만 부실할 경우 목가눔, 걷기, 언어 등의 발달이 더딘 오지증(五遲症)과 오연증(五軟症)의 원인이 되기도 한다. 환경변화에 따른 적응력을 한의학에서는 원기(原氣)라는 용어로 표현을 한다. 원기에 대한 설명 중 '고무변화(鼓舞變化)'한다는 말이 있는데 북소리에 맞추어 춤을 추는 듯한 생동적인 변화를 뜻한다.

한국은 사계절이 뚜렷한 나라이고, 가무(歌舞)를 즐기는 민족이다. 이는 계절의 변화에 따라 적응해 가는 능력과, 더불어 신명나게 살아가는 역동적인 우리의 모습을 잘 표현한 것이다.

● 아동의 변화발달을 돕는 방법

아이들이 태어나서 건강하게 잘 자라기 위해서 앞에서 말한 두 가지 내적 조건이 필요하다. 첫째로 튼튼한 뿌리 즉 근본이 좋아야 하고, 두 번째로 타고난 원기(原氣)가 충실해야 한다. 이 두 가지는 음식과 호흡을 통하여 더 충만해져 신체적인 성장과 기능적인 발달이 일어나게 된다. 뿌리가 약한 나무는 큰 대들보로 자라기 어렵다. 크게 자란 나무라고 하여도 추위와 더위 그리고 큰 태풍을 이겨내지 못하면 쓰러지게 된다. 이처럼 아동의 신체적 성장과 기능적인 변화발달의 근본을 좋게 하기 위하여 좋은 음식과 적절한 운동을 필요로 한다.

일반아동은 음식과 운동만으로도 건강하게 자라지만 발달지연을 보이는 경우 대개 타고난 근본과 원기의 힘이 부족한 경우가 많다. 한의학에서는 걸음이 늦거나, 말이 늦은 아동의 변화발달을 돕기 위한 다양한 치료법이 있다. 그러나 나무의 종류에 따라서 늪지에서 잘 자라기도 하고, 모래땅에서 잘 자라기도 하는 것처럼 아동의 근본과 원기를 돋우기 위한 치료는 전문가의 세심한 진단 및 처방을 필요로 한다.

9. 디죠지 증후군 아동 은비

오지증과 오연증을 보였던 은비는 발달과 성장 두 가지 모두 늦었다. 생후 9개월에 내원했을 당시에는 아직 앉기가 안되었으며, 치아가 나지 않았다. 심실중격결손이 있었지만 경과를 지켜보기로 했고, 이 증후군의 특성상 흉선이 없어 면역력이 매우 취약했기 때문에 가급적 감기에 걸리지 않도록 생활관리에 최선을 다하였다.

수면과 섭식에 어려움이 있어 돌이 지날 무렵부터 본격적으로 약물치료를 했다. 우선 잘 먹게 하기 위해서 비위(脾胃)를 보(補)하는 처방을 했다. 식욕과 수면상태가 개선되면서 얼마 지나지 않아 힘이 생기기 시작해서 활동량이 많아지고 운동발달이 빠른 속도로 진행되었다. 인지 수준도 양호했으나 두 돌이 지날 때까지도 말을 하지 못하여 주로 행동으로 욕구를 표현하게 되었다. 26개월 무렵에는 단어 15개 정도를 말할 수 있게 되었다. 30개월 전후로는 전에는 끄지 못했던 촛불을 후~욱! 불어서 잘 끄게 되었고 소변가리기를 시도했으며 언어가 지속해서 늘었다.

3세 3개월 이후로는 언어가 매우 유창하여져서 보통아이들처럼 자연스럽게 문장으로 말하기 시작했다. 힘이 약해서 그림그리기를 오래하진 못하나 학습태도가 좋고, 또래아이들 사이에서 양보도 잘하였다. 종합병원 검사에서 평균하 수준의 발달로 평가되었다.

유아기에는 손발톱이 자라지 않아서 깍아 줄 것이 없을 정도로 얇고 약했는데 유치원을 다닐 무렵에 길게 기르면 얇아서 뒤집어지긴 했지만 깎아 줄 때 탁!탁! 소리가 제법 났다. 이 아동을 5년간 지켜본 결과 선천적인 결손이 있더라도 후천적인 양육과 적절한 치료, 특수교육의 병행이 문제를 최소화하고 본인과 가족의 삶에 긍정적인 결과를 가져온다는 것을 알 수 있었다.

검사당시 나이	3세 4개월	5세 8개월
검 사 도 구	확인 안됨	K-WPPSI
전 체 지 능	86	91
동작성지능		83
언어성지능		101

> **| 디죠지 증후군이란? |**
>
> 22번 염색체가 결손되어 생기는 선천성 질환으로 안젤로 디죠지에 의해 알려졌다. 흉선에 이상이 있거나 흉선이 없이 태어나므로 면역기능이 떨어져 감기에 잘 걸린다. 일반적으로 눈과 눈 사이가 멀고, 눈 코 입이 작은 안면이상, 심장이상, 감염, 언어장애, 면역결핍증, 저칼슘증, 흉선형성부전증 및 부갑상선손실 등의 증상이 나타난다.

10. 영아연축 후 자폐증상을 보였던 발달지연아동 서영이

영아연축이 완치가 된 직후부터 한약으로 뇌발달치료를 시작한 서영이는 내원당시 22개월이었으나 발달수준은 9-12개월 정도였다. 생후 5개월에 영아연축을 시작했는데 이 증상이 간질인지 모르고 지나쳤다가 생후 11개월부터 9개월간 항경련제를 복용했는데 다행히 일찍 완치가 되었다. 진찰해보니 팔다리의 힘이 약하여 비틀거렸으며 걷기를 싫어하고 자주 넘어졌다. 그런데도 기질이 산만하고 고집이 세며 혼잣말을 중얼거리고 고함을 자주 질렀다. 한편 잘 울고 잘 웃는 감정변화가 많은 모습이 관찰되었다.

한 달 후 복지관에서 심리검사를 받게 되었는데 평가 결과는 자폐장애여서 가족 모두 크게 상심했다. 그러나 영아연축인 아동의 특성상 좀 더 지켜볼 것을 권했으며 지체된 발달에 대한 치료에 집중하기로 했다. 치료를 시작한지 한 달 후의 변화는 타인에 대한 눈맞춤이 조금 나아지고 표정이 좀 더 밝아진 점이다. 좋아하는 장난감을 가져오거나 손을 끌고 가서 뭔가를 해달라는 의사표현을 하기 시작했다.

두 번째 달의 변화는 '아빠'라는 말을 다섯 번 정도 무의미하게 반복했고, '앗 뜨거'는 의미 있게 말했다. 첫 번째 달보다 눈맞춤이 조금 더 길어졌다. 동물인형을 가져오게 하는 정도의 지시 따르기가 되었고, 볼펜 끼우고 빼기를 감각놀이 즐기듯 했다. 3개월 후에는 토끼, 할머니, 어부(바) 등 열 가지 단어를 말 할 수 있었고, 눈, 코, 귀, 입 등의 신체 기관을 손가락으로 잘 가리키게 되었다. 치료 넉 달 후에는 쉴 새 없이 말을 옹알거리고 표정이 다채로워졌다. 수저사용을 배우기 시작했고, 율동은 못하나 쉬운 말은 곧잘 모방했다.

1. 영유아기 (0~3세)

치료를 시작한지 6개월이 되었을 때는 날마다 새로운 언어를 습득할 정도로 언어발달속도가 빨라졌다. 'ㅈ'발음이 나오기 시작한 동시에 놀이수준이 나아지고 심부름도 했다. 동사를 이해하고 '반짝 반짝 작은 별' 손동작을 따라 할 수 있게 되었다. 블록은 거의 10~20개를 끼울 수 있으며 20분 정도 앉아서 과제수행을 할 정도로 착석도 좋아졌다. 30개월이 되자 언어이해와 표현수준이 거의 22~24개월로 '엄마 밖에', '아가 이쁘다.', '언니 이쁘다.'를 종종 말했다. 이후로 고집이 줄어들고 조금 기다릴 줄도 알며 두 발을 동시에 뛰어보려고 연습을 스스로 하고 또 한 번 배운 것은 잘 기억하는 편이었다. 1년이 지났을 무렵에는 어휘가 200단어 이상으로 늘었고, 색깔 구분도 하고 숫자를 1부터 10까지 읽으며, 두 발 동시에 뛰기가 가능해졌고 장난을 많이 했다. 또래들과 3개월 이하의 차이로 좁혀졌다.

이 시점까지 한약을 복용했고, 엄마의 입덧이 극심해진 이후 중단되었다. 나중에 아동이 3세 10개월에 내원했을 때 병원에서 실시한 발달검사에서 소근육 발달을 제외한 나머지 모든 영역에서 정상발달하고 있음을 확인할 수 있어서, 더 이상 적극적인 치료와 교육이 필요하지 않았다.

| 영아연축이란? |

생후 4~6개월 사이에 많이 발생하는 소아기 간질로, 몸 중심부 쪽으로 혹은 몸바깥 쪽으로 또는 혼합형으로 몸의 좌우가 까딱까딱하는 식의 경련을 일으킨다. 잠에서 깨어난 직후에 발생하는 경우가 많고 더러는 잠들 무렵에도 한다. 예후는 70-90%가 정신지체가 되며, 다른 유형의 간질발작으로 이어지는 비율이 약 50-70%정도이고, 난치성간질로 치료가 어려운 경우가 약 50%이다. 단지 10%만이 정상발달을 한다.

11. 말을 거의 못하고 물고 때렸던 도훈이

도훈이는 말이 너무 늦어 25개월에 병원에서 검사를 해 본 결과 발달지수는 59, 수용언어는 14-15개월, 표현언어는 8-9개월 수준이었다. 바로 언어치료를 시작하고, 한 달 후 한의원에 내원했다. 걸음마가 늦어 16개월에 걷기 시작했고, 평발이 심해 보행이 아직 불완전해서 얼마 전부터 보조기를 착용한 상태였다. 부모님이 모두 직장에 다녔기 때문에 5개월 때부터 외조부모가 양육하고 있었는데, 율동 모방은 하지만, 언어는 "'아빠빠"나 의성어 정도가 약하게 나오는 수준이었으며 변기에 앉으려 하지 않아서 대소변가리기를 시작할 수 없었다. 대변은 굳은 데도 한 번에 다 보지 못해 하루 4회 정도 조금씩 나눠 보았다. 소변도 자주 보는 편이었다. 매우 산만하고 고집이 세어 사람을 잘 때리고 이빨로 무는 버릇이 있으며, 화가 나면 머리를 박고 물건을 집어 던지는 행동이 심했다. 내원하기 4개월 전부터 당시까지 감기가 떨어지지 않아 계속 약을 복용하고 있었고, 잘 때 옷이 흠뻑 젖을 정도로 땀이 많고, 깊이 자지 않고 계속 깨면서 많이 보채서 외할머니가 몹시 힘들어하고 있었다.

　　수면과 정서를 안정시키는 한약 치료를 시작해서 1개월 후부터는 재우는데 시간이 덜 걸리고 자다가 깨는 것이 줄었다. 산만함도 조금 줄어들어 노래를 틀어주면 앉아서 듣기 시작했다. 그 달 말에 부모와 친할머니가 계시는 곳으로 옮겨 살게 되어서인지 물고 때리는 행동이 일시적으로 심해졌으나 곧 줄어들기 시작했다. 치료 3개월 후에는 대변 횟수가 1일 3회 정도로 줄고 부드러워졌다. 감기는 아직 걸리지만 이전처럼 열이 심하게 나지 않고 가볍게 넘어가게 되었다. 말귀를 많이 알아듣고 옹알이가 많아졌으며, 떼쓰는 것이 많이 줄었다. 주중에는 할머니와 삼촌이 놀아주고 치료실에 데리고 다니고, 주말에는 부모님과 함께 생활했는데, 새로운 어린이집, 치료실에도 잘 적응한 편이었다. 치료 5개월 후 언어가 많이 늘어서 '할머니', '이거' 등의 말을 하고, 장난감을 이전보다 잘 가지고 놀았다. 주말에 집에 오면 어리광을 많이 부리며 사촌동생을 안고 있으면 할퀴려 했는데, 이제는 동생을 예뻐하고, 대변도 1일 1회 정도로 잘 보았다.

　　치료 6개월 후 단어가 더 많이 늘어서, '안 먹어..', '할머니 가자.', '하부지', '아이스(크림) 많이' 등 2단어 문장도 나오기 시작했다. 외출하면 산만함이 심해져서 어머니가 좀 힘들다고 하였다. 치료 9개월 후(2세 10개월) 밤에도 소변을 거의 가리게 되었고, 언어는 수용·표현 모두 2세 수준 정도로 차이가 많이 줄었으며 산만함도 많이 줄었다.

언어모방과 행동모방이 많이 늘어 엄마가 노래 부르면 어느 순간에 따라했다. 운동발달도 순조로워 보조기가 필요 없게 되었고, 대근육·소근육운동 모두 2세 3개월 수준이 되었다. 어린이집에서도 친구들과 잘 어울리고 공격행동은 전혀 없어졌다. 11개월째는 어휘가 폭발적으로 늘어서, 대화가 되고, '엄마 사고 치지 마.' 라는 말도 했다고 한다. 언어검사를 다시 해서 또래 수준이 될 때까지 치료중이다.

12. 미국에 사는 자폐아동 준영이

어느 날 미국에서 한의원에 방문하지 않고 자폐아동의 진료가 가능한지 여부를 확인하는 메일이 왔다. 일부 가능하다는 답변에 그곳에서 받은 영문 심리검사 보고서 24페이지를 팩스로 보내왔다.

준영이는 2세 5개월에 심리학자에게 네 종류의 검사를 받았다. 그중 베일리Ⅱ 검사에서 6개월 정도 발달이 전반적으로 느렸고, 정신발달지수가 71(100이 기준이고 ±15의 편차)로 나타났다. 주목할 검사는 ADOS(자폐진단검사)였는데, 의사소통 영역, 사회적 상호작용 영역에서 모두 자폐증으로 확인되었다. 이후 3세 2개월에 다시 지능검사, 신경심리검사 및 적응행동평가를 받고서 또다시 자폐로 진단을 받았다. 검사 후 언어치료 주 2회, 운동치료 주2회씩 받고 있던 중에 연락을 하였다.

3세 4개월째 진료가 시작되었는데, 당시 부모 보고에 따르면 자발어는 거의 없고, 시키면 말은 잘 따라하고, 반향어를 많이 하고, 같은 동요를 여러 번 부르고, 마켓에 데리고 가면 가격이 적힌 숫자를 많이 보고 읽으며, 아파트 호수도 읽었다고 한다. 자발어는 엄마 우유, 아빠 우유, 안아줘, 여기, 밥 정도였다. 평소 틈만 나면 누워서 자동차 굴리는 흉내를 내고, 차를 타고 외출하면 버스 트럭 자동차에 집중했고, 남이 때려도 자기를 방어하지 못하고, 남들과 어울리지도 못해 혼자 놀았다. 이외에도 다양한 증상이 있었으나 보내온 여러 가지 자료와 사진을 보고서 치료의 방향을 결정했었다. 울어서 눈물 투성이가 된 사진의 표정을 보고, 메일로 확인결과 평소 겁이 많고, 자주 울었다고 하였다. 2년간 투약을 하였고 현재도 치료 중이다. 치료경과는 보내온 부모님의 메일로 대신한다.

| 치료 8개월 째 보내온 메일 |

원장님 안녕하세요? 이곳은 아침저녁으로 기온차가 심합니다. 지난 번 한약 리스트 보내 주신 것 잘 받았습니다. 이곳 의사가 많은 도움이 되었다고 감사하다고 말씀합니다.

한 달 전 준영이가 다른 심리학자로부터 검사를 받았는데 얘기치 않는 다른 진단명을 받았습니다. **진단명: PDD NOS(Pervasive Developmental Disorder Not Otherwise Specified)**. 아무리 하이펑션 오티즘(고기능자폐)이라도 오티즘(자폐)은 오티즘이지만 준영이는 오티즘은 아니라고 하네요. 진단명에 좌우지하진 않지만 예후도 많은 차이가 있다고 하네요.

준영이가 검사 받을 때 지켜봤는데 상상하여 말하기(예로 동물이름말하기, 과일이름 말하기, 책을 읽어준 후 책 스토리 말하기 등) 부분이 약하더라고요. 단어는 동물이름, 과일이름은 많이 아는데 상상해서 표현이 잘 안되더라구요.

하여간 많이 발전한 건 사실이고 그 중 한약의 도움이 컸다는 생각을 많이 합니다. 감사드립니다. 리포트는 조금 더 기다리면 나올 겁니다.

준영이의 한약이 열흘치 정도 남았습니다. 사진도 첨부하여 보냅니다. 준영이가 이틀 전 감기에 걸려 콧물을 많이 흘려 사진 안색이 전보다 활기차 보이진 않습니다.

수고하십시오.

| 치료 1년 8개월 째 보내온 메일 |

안녕하셨어요? 원장님! 달력을 보니 벌써 추석이 있는 달이더군요.

준영이의 한약이 며칠 분밖에 없어 연락드립니다. 준영이는 요즘 물어 보는 것이 많이 늘었습니다. 왜? 누가 그랬어? 어디가? 이거하고 뭐해? 어디 가는 거야? 등등…. 질문을 한 뒤 계속 파고들지는 않지만 응응 수긍하고 넘어 갑니다.

친구들과는 자기가 재미있어 하는 놀이는 먼저 다가가 놀곤 합니다. 예로 수영장에서 악어놀이(난 널 잡아먹을 거야? 그러면서 같이 잘 놀고) 모래장에서 트럭을 가지고 노는 놀이나 미끄럼놀이... 저랑은 먼저 야구하자 그러구요. 그 외 여러 가지 많습니다. 사회성이 많이 좋아진 걸 느낍니다. 하지만 다른 아이가 싫다구 하는데도 계속 하는 경우도 있어요. 가령 다른 아이 얼굴 앞에서 계속 "어흥!" 또는 여자아이 머리를 계속 만진다든지... 프리스쿨(유치원)에서도 잘 지내고 있어요. 하지만 아직 선생님 말씀을 바로바로 잘 듣거나 바로 지시를 따르는 부분은 부족합니다. 항상 보면 다른 아이들보다 늦고 거의 맨 꼴찌로 움직입니다. 참 이번 연말에는 저희 가족 모두 한국을 방문할 예정입니다. 그때 한번 찾아뵙도록 하겠습니다. 안녕히 계십시오.

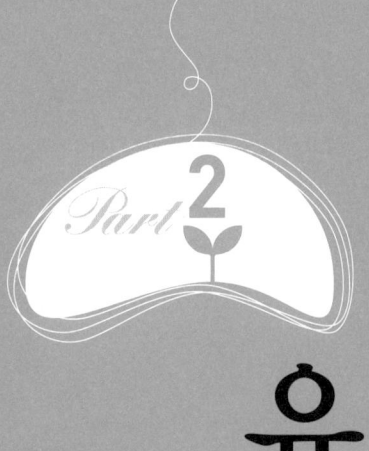

Part 2

유아기
3~6세

13. 발달이 전반적으로 느렸던 건호 | 14. 산만한 경계선지능의 정호
15. 신체성장과 지능향상이 이루어진 준호 | 16. 쥬버츠 증후군으로 동작성 지능이 낮았던 희재
17. 말이 늦고 강박적인 행동이 있었던 우영이 | 18. 뇌 결절성 경화증으로 경기와 발달지연이 심했던 영서
19. 경기를 하면서 산만했던 발달지연 유진이 | 20. 정신지체에서 평균하 지능으로 향상된 제윤이
21. 말수가 적고 반응이 별로 없던 발달지연아동 승은이 | 22. 아기 티를 벗고 학교에 잘 적응하게 된 정신지체아동 신형이
23. 경계선지능에서 평균지능으로 향상된 성현이 | 24. 사회의 관습에 대해 배울 시기를 놓친 동환이
25. 갑상선 호르몬 부족으로 발달이 늦었던 수빈이 | 26. 자폐성향이 있는 정신지체에서 평균지능으로 향상된 민철이
27. 자폐아처럼 보였던 효찬이 | 28. 자폐진단에서 경계선지능으로 바뀐 지민이
29. 다른 사람의 감정에 둔감한 찬의 | 30. 언어발달이 매우 더뎠던 자폐성향의 준기
31. 표정에 불안이 가득했던 세연이 | 32. 언어와 모방이 안되었던 자폐성향의 발달지연아동 혜진이
33. 말을 거의 하지 않았던 자폐아동 성준이 | 34. 언어가 느렸던 발달장애아동 민우
35. 산만함으로 상호작용과 언어가 지연된 아스퍼거 증후군 아동 찬혁이 | 36. 자폐성향이 있다고 진단받고 내원한 발달지연아동 진유
37. 낯선 환경에 적응이 어려웠던 까치발의 자폐아동 진용이 | 38. 언어, 인지, 운동발달이 전반적으로 향상된 발달장애아동 주원이
39. 온 몸을 긁고, 도무지 가만 있지 못했던 발달장애아동 창우 | 40. 언어발달이 매우 늦고 자폐성향이 높았던 승모
41. 자꾸 넘어지고 얼굴의 반이 움직이지 않는 동호 | 42. 운동실조형 뇌성마비아동 우석이
43. 부지런히 또래와의 차이를 줄여가는 소혜 | 44. 아빠 닮아 말이 늦은게 아니었던 한빈이
45. 큰 수술들을 이겨낸 댄디워커 증후군 아동 도형이 | 46. 말이 늦었고 목소리도 거의 나오지 않았던 규원이
47. 경미한 뇌성마비아동 준호의 지능과 언어발달 | 48. 말이 늘면서 반말을 했던 정신지체아동 강석이
49. 경계선에서 평균 범위로 지능이 상승한 재욱이 | 50. 5년간 한약을 복용하고 있는 동규
51. 경계선지능에서 평균상지능으로 향상된 민이 | 52. 말이 매우 늦고 울보였던 언어성 학습장애아동 태우
53. 정신지체에서 또래와 비슷한 수준으로 향상된 동욱이 | 54. 사립체질환아동 준형이
55. 윌리암스 증후군 아동 혜리 | 56. 어려운 일 이 있으면 땀을 뻘뻘 흘리던 정신지체아동 상수

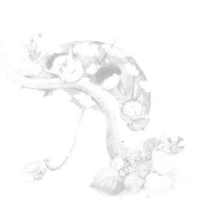

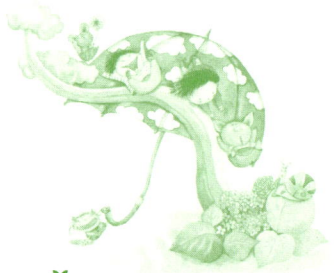

머리가 좋아진
100명의 아이들

2 유아기 (3-6세)

유아기(幼兒期)의 발달

3세에서 초등학교 입학 전까지를 유아기라고 한다. 유아기에는 운동발달과 언어발달이 더욱 속도를 내고, 활동 반경이 넓어지며 또래와 어울리는 중요한 시기이다.

언어의 발달

3세에서 6세에 이르는 동안 언어발달의 속도는 놀라울 정도다. 사용하는 단어가 날로 늘어나 성인과 비슷한 정도의 문장을 구사할 수 있게 된다. 초기에는 예/아니오 형태의 질문을 하기 시작해서 나중에는 "언제, 무엇, 어디, 누구, 왜" 등의 의문사를 자유롭게 사용하면서 대답하기 귀찮을 정도로 질문이 많이 늘어난다.

운동의 발달

유아기에는 곧잘 뛰어다닐 수 있을 정도로 몸놀림이 자유롭다. 운동능력의 향상은 활동 반경을 비약적으로 넓게 만든다. 집안 구석구석을 돌아다니며 궁금한 것을 만져보고, 입에 넣어 맛을 보고, 소리를 들어 보기도 한다. 부모가 잠시만 한눈을 팔아도 물건을 깨거나 다치기 쉽다.

사회성의 발달

영아기와 비교하여 유아기의 가장 큰 특징은 부모 외 다른 사람과의 관계가 본격적으로 시작된다는 점이다. 다른 아이들과 어울리는 기회가 많아지고, 함께 놀이를 하면서 사회성이 발달한다.

유아기의 주의사항

영아기에 잠복해있던 문제들이 유아기에 모습을 드러내는 경우가 있다. 언어발달이 더딘 경우 영아기와는 달리 또래와 확연하게 차이가 나게 된다. 발음이 부정확하거나 사용하는 문장의 길이가 짧고 논리가 없는 경우가 많다. 의사소통이 힘들게 되므로 또래와 쉽게 어울리지 못하고 주변을 배회하거나 위축되어 남들 앞에서 자신있게 얘기하지 못하는 경우도 생긴다. 말이 아닌 다른 방법으로 자신의 의사를 표현하는 경우도 흔한데, 지나치게 떼를 쓰거나 과격한 행동을 해서 또래에게 피해를 주기도 한다.

유치원이나 어린이집에 다니면서 선생님으로부터 "가만히 앉아 수업을 듣지 못한다, 산만하다."는 지적을 받는 경우도 있는데, 이 때 무조건 ADHD(주의력결핍 과잉행동장애)로 판단하기 보다는 언어발달 및 인지발달이 정상인지부터 확인해야 한다.

경증 정신지체아동은 언어발달이나 운동능력이 또래에 비하여 약간 처지는 정도이므로 발견되지 않는 경우가 있다. 자폐아동은 발달지체가 심하면 정신지체와 구분이 어려울 수 있고, 언어발달이 약간만 느린 경우에는 또래와 떨어져서 혼자 논다.

그러므로 언어발달이 또래에 비하여 6개월 이상 늦어지면 노란색 경고등이 들어온 것으로 보고, 1년 이상 지체될 경우 장애범주에 속할 수 있기 때문에 언어검사, 발달검사, 지능검사를 실시하여 조기 발견 후 적절한 치료를 해야 한다.

13. 발달이 전반적으로 느렸던 건호

등이 구부정하고 걷기 싫어하는데다 목소리가 작고 자신감이 없어 말끝이 흐렸던 건호는 중등도 정신지체아동으로 5세 8개월에 내원했다. 난산이라 겸자로 분만했을 때

아기가 태변을 잔뜩 묻힌 채로 태어났다고 한다. 생후 15개월 무렵 혼자 걷기 시작했고 기질은 순하고 수줍어하는 성격이었다. 내원할 무렵부터는 선 안으로 색칠하기를 연습 중이었고, 언어, 운동, 인지 및 사회성의 발달이 전반적으로 느렸다. 평소 음식을 꼭꼭 씹어 먹지 않고 꿀꺽 삼키며 발음이 뚜렷하지 않았으므로 뇌발달에 관한 치료약물복용과 더불어 얼굴과 손발에 침구치료를 병행하였다.

집이 한의원에서 1시간 거리로 멀었지만 주3회 꾸준히 침구치료를 했으며, 치료를 시작한지 4개월 무렵부터 조사사용이 늘어나면서 문장이 길어졌고 발음 명료도가 향상되었다. 학습지로 한글과 숫자의 개념을 익히기 시작하였으며, 선긋기를 할 때 선이 가늘지도 너무 굵지도 않은 중간으로 분명해졌다. 그 뒤 운동을 많이 시키는 유치원을 다니면서 인지 학습치료를 따로 받고, 언어치료와 학습지교재 풀이를 지속해서 한글과 연산에 대한 기초를 다졌다. 엄마가 학습 전반의 계획을 세워 지속적으로 쉬운 내용을 여러 번 반복하여 가르쳤다. 초등학교 입학해서도 소극적이기는 하나 인내심이 있고 사회성이 좋으며 착석을 잘하여 학교생활을 무난히 잘하고 있다.

>> 지능검사 <<

	1차 검사(5세 4개월)	2차 검사(6세 9개월)
검 사 도 구	P.T.I (그림지능검사)	K-WISC-III
전 체 지 능	32	56

>> 사회성숙도 검사 <<

검사당시 나이	5세 4개월	6세 9개월
사회화지수(SQ)	84%	94%
사회화나이(SA)	4세 4개월	6세 3개월

| 총명의 시작 호흡 |

명상파로 알려진 알파파(α파)는 편안할 때나 학습 집중도가 높을 때 주로 나타나는 뇌파다. 명상하는 사람들의 자세를 떠올려보자. 곧게 세운 허리와 바른 자세, 온 몸의 긴장을 늦추고 호흡을 가지런히 고르는 모습이 연상된다.

호흡은 다양한 모습을 가지고 있다. 아기가 잠을 자면서 새근거리는 호흡, 화가 났을 때 내몰아 쉬는 호흡, 격렬한 운동 후 가파른 호흡, 슬픔으로 땅이 꺼질 것 같은 비탄스러운 호흡, 기력이 딸려 무기력한 호흡 등 상황에 따라 상태는 수시로 변한다. 숨을 쉬는 것이 생존에 필요한 산소 섭취 이상의 것임을 알 수 있다.

호흡에서 호(呼)는 내쉬는 숨으로 몸의 탁기(濁氣)를 내보내고, 흡(吸)은 들이마시는 것으로 청기(淸氣)를 받아들이는 것이 기본 작용이다. 단순히 CO_2를 내보내고 O_2를 받아들이는 것이라면 명상이나 수련에서 호흡과 자세를 중요하게 여길 필요가 있을까?

자세가 중요한 이유 중 한 가지는 허리를 곧게 펼 때 뇌척수액의 흐름이 좋아지기 때문이다. 뇌척수액은 뇌와 척수를 충격으로부터 보호하고 있으며, 맥락총에서 생산되어 머리뼈 등뼈 허리뼈 속을 흘러다니면서 영양분을 실어나르고 노폐물을 제거하는 기능을 한다. 뇌기능이 정상적으로 작용하기 위해서 뇌척수액의 순환이 순조롭게 이루어져야 한다.

호흡의 리듬에 맞추어 척추의 미세한 운동이 일어나므로 뇌척수액이 상하로 순환한다. 한의학에서는 등뼈를 정기(精氣)가 오르내리는 통로라고 하여 그 중요함을 강조하고 있다. 또한 바른 자세에서 시작되는 호흡은 뇌척수액의 흐름속도를 개선해 뇌기능을 향상시킨다는 연구결과가 척추 전문 의사들에 의해 밝혀진 바 있다.

배꼽과 등뼈 중간에 위치한 원기의 작용은 허리를 곧바로 세움으로써 원활하게 된다. 원기는 호흡에 따라 온몸을 구석구석 돌게 된다. 계곡의 형태에 따라 물의 모양과 속도가 달라지듯이 원기의 흐름도 자세에 따라 바뀐다. 그러므로 원기가 위치한 허리를 곧추 세우는 것은 물길을 터주는 것과 같다.

굽은 등과 늘어난 뱃살에서 나오는 호흡이 반듯하게 편 등과 탄력 있고 날씬한 복부에서 나오는 호흡과 같을까? 결론부터 말하자면 그렇지 않다. 콜라병 모양의 잘록하고 탄력 있는 몸매에서 나오는 호흡이 강하다. 배부른 상태에서 뛰면 쉽게 숨이 차서 헐떡거리게 된다. 뱃살이 쪄도 마찬가지다. 호흡에 따라 자연스러운 복부운동이 발생해야 하는데 배에 지방이 차고 복근이 무력해지면 숨쉬는데 방해를 받기 마련이다.

아이가 어릴 때부터 호흡이 짧을 경우 언어발달이 지연되는 경우가 있다. 심한 언어지연은 지능이나 학습에 영향을 주어 정신지체나 학습장애로 진행하기도 한다. 이런 언어지연을 한의학에서 어지(語遲)로 진단 치료하며, 여기에 사용되는 처방들 중에는 호흡 기능을 활성화 시키는 작용을 하는 것도 있다.

자녀의 뛰어난 학업성적은 부모에게도 자부심이 된다. 좋은 학원, 뛰어난 과외선생님, 명문 학교, 학습의 동기유발도 중요한 변수가 되지만 근본적으로는 아동 자신의 뇌가 정보를 잘 받아들일 수 있도록 하는 것이 바탕이 된다. 총명의 시작은 어릴 때부터 허리를 곧게 펴고, 뱃살이 찌지 않도록 하여 호흡을 조절하는 것으로부터 시작된다.

14. 산만한 경계선지능의 정호

발음이 부정확하며 잠시도 쉬지 않고 움직였던 정호는 3세 10개월에 내원하였다. 갓난아기 때 유난히 옹알이와 눈맞춤이 많지 않았고, 다섯 살이 되어 유치원에 보냈더니 한가지 놀이나 과제에 집중을 못하고 몹시 산만했으며 유치원 선생님을 따라 율동을 하지 못했다. 주로 자기보다 한두 살 어린 동생들과 어울리려 하여 발달전반을 검토한 결과, 언어와 운동발달이 현저히 지체되고 있었다. ㅅ,ㅈ,ㄷ,ㅊ발음과 받침발음 및 이중모음 발음이 또렷하지 않았고 말할 때의 목소리는 자신감 부족으로 기어들어갔다. 손가락으로 하나, 둘, 셋 세는 동작이 안 되고, 뭘 하든지 평소 하던 대로만 하려는 경향을 보였으며, 더러 눈을 흘겨보듯 하는 시각방어가 있었다.

치료 후 2-3개월부터는 "엄마 아빠 놀아, 엄마, OO이 엉아, 아빠 차는 뭐고?, 아빠 차는 산타페야?"의 문장으로 말했다. 또 냉장고를 열면서 "오늘은 무얼 먹을까?"라고 상황에 적절하게 말을 하기 시작했다. 그러나 친구들에게는 여전히 돌발행동을 하며 친구들과 과자나 장난감 나눠 갖기를 싫어하고 혼자 다 가지고 싶어 했다. 언어치료를 병행했다.

치료를 시작한지 4개월 후부터는 친구들 곁에 1-2번 가던 모습에서 3-4번씩 다가

가는 모습을 보였는데, 아직은 섞이지 않고 그냥 배회하면서 좋아만 하였다. 5-6개월이 지나 인지가 차츰 나아지면서 친구들이나 TV를 보고 따라하는 행동과 언어가 날로 증가했고 흘겨보던 행동은 거의 없어졌다. 치료 7-8개월 무렵부터는 질문이 늘고 상황이해와 협조가 더 잘되었다. 그러나 한편으로는 인지가 향상되면서 친구들에 비해 자신이 못났다는 비교를 하면서 소극적이 되기도 하고 상처를 받기도 했으므로 놀이치료를 병행키로 했다. 다행히 치료 9-10개월부터는 표정이 다시 밝아지고 자신감을 회복하였으며 같은 나이의 친구 중 생일이 늦은 아이들과 대화를 하기 시작했다. 주의력 저하와 충동성은 과거에 비해서는 크게 줄었으나 재미없는 과제에 대해서는 주의를 기울이지 못하는 모습이 더러 보였다.

한약복용 1년 후 접속사를 사용해서 표현할 뿐만 아니라 이유에 대해서도 1번부터 7번까지 번호를 붙여 설명하였고, 양보와 타협하는 것도 늘어갔다. 60개월에 PRES(취학전 언어검사) 결과 수용언어와 표현언어가 각각 47개월로 나와 평균에서 약 1년 이상 늦는 것으로 평가되었다. 이 무렵 지능검사에서는 경계선지능지수가 나왔다.

치료는 지속되었고 이후 정호는 동생들과는 물론 친구들하고도 잘 어울리고, 책도 잘 읽고 쓰기도 8칸 노트에 반듯한 글씨체로 잘 쓰며 배운 것을 잘 기억하였다. 7세반 들어와서 인지와 언어의 향상으로 다른 치료들을 다 종료하게 되었다. 한약을 복용한지 2년이 지났을 때 다시 2차 지능검사를 받은 결과 평균범위의 지능지수가 나왔다. 지능이 향상되면서 내원초기에 부모가 호소하였던 언어발달지연과 주의집중문제는 자연히 소멸했으며, 치료를 마무리했다.

>> 지능검사결과 <<

검 사 도 구	5세	6세
	K-WPPSI	K-WISC-III
전체지능 지수	75	96
동작성지능지수	75	92
언어성지능지수	83	100

15. 신체성장과 지능향상이 이루어진 준호

준호는 3세 9개월에 시행한 병원 지능검사에서 정신지체 판정을 받고, 5개월간 여러 가지 치료를 받았으나 언어와 인지발달이 느려 4세 2개월에 한의원에 내원했다. 준호는 누나와 8살 터울인 늦둥이로 엄마가 40세에 임신해서 2.85kg으로 작게 태어났다. 어렸을 때부터 잘 안 먹고 설사가 잦았다. 걷기도 16개월로 늦었고, 말이 너무 늦어 병원에서 검사했는데, PET 검사에서 우측 전두엽의 활성화가 떨어진다고 했다.

내원 당시 인지와 언어 모두 1년 이상 지체되었고, 발음이 좋지 않아 알아듣기 힘들었다. 키와 체중도 모두 3세 6개월 수준으로 또래보다 많이 작았고, 대근육, 소근육 운동능력도 역시 많이 떨어졌다. 감기가 잦아 일 년에 절반정도는 감기를 달고 살았다. 턱근육이 잘 발달하지 않았고, 씹는 힘이 약해 음식을 그냥 삼키는 편이었다. 대변을 하루 2-3번 자주 보고, 항생제를 먹으면 반드시 설사나 혹은 묽은 변을 보았다. 소변도 자주 보고 일주일에 3일 정도는 야뇨가 있었다. 목소리가 작고 좀 크게 내면 잘 갈라졌다.

치료실을 여러 곳 다녀서 피곤해 했는데, 치료 3개월 후에는 체력이 좋아지고 더 잘 먹게 되었다. 치료 5개월 후에는 야뇨가 없어졌고, 침구치료도 병행하기 시작했다. 계속 대변상태가 좋아지고 체중이 꾸준히 늘었으며, 유치원에서도 아주 활발하게 잘 놀았다.

전에는 그네를 못 탔었는데, 치료 11개월 후에는 그네를 잘 타게 되고, 씽씽카 타는 재미에 하루 종일 밖에서 놀고 싶어 했다. 치료 13개월 째 한글 읽고 쓰기가 어느 정도 가능하게 되었다. 목소리가 커지고 말은 많이 하는데, 아직 발음이 안 좋아서 사람들이 잘 못 알아듣기도 하고, 말이 많이 늘면서 더듬는 것이 약간 생겼다. 아직 한발 뛰기는 잘 안되고, 수 개념이 부족했다. 계속 키가 많이 자라서 6세 2개월에는 또래와의 차이가 6개월 정도로 좁혀졌다. 이제 두발 자전거를 잘 타서 몇 시간씩 타려 하고, 자기주장이 많이 늘었다. 치료 1년 8개월 후에 시행한 지능검사에서 지능이 경계선 범위로 향상되었다.

검사당시 나이	3세 9개월	5세 10개월
검 사 도 구	K-WPPSI	K-WPPSI
전 체 지 능	66	77
동작성지능	66	83
언어성지능	66	76

준호는 2차 지능 검사 전에 5세 2개월과 5세 9개월에 7개월 간격으로 이루어진 신경심리검사에서도 총 12개 소항목 중에서 실행기능, 기민성, 언어유창, 시각주의, 운동조절 등 8개가 많이 향상되어, 이미 지능향상을 예측할 수 있었다. 그러나 지능이 아직 경계선 범위이고, 위축되어 자신감 없어하는 면도 남아 있으므로 평균 범위까지의 향상을 목표로 치료를 계속하고 있다.

준호의 경우는 체격이 왜소했기 때문에, 어머니께서 음식을 억지로라도 많이 먹이려 애쓰시는 편이었지만 소화력이 약해서 대변이 묽어질 뿐 소화흡수가 잘 안되는 편이었다. 음식의 종류는 다양하게 하되, 한 번에 많은 양을 정해 놓고 먹이시지 않도록 했고, 차가운 음식이나 음료를 주의하는 등 식습관 조절을 한 것이 치료에 도움이 되었다. 한약복용과 더불어 침구치료를 주 2회씩 꾸준히 병행했던 것도 치료 경과를 더 좋게 했다.

| PET검사로 어떻게 뇌기능을 알 수 있나? |

최근 암 진단에 많이 사용되는 PET는 뇌의 활성화를 측정하는 도구로도 사용된다. 뇌신경세포는 활동할 때 더 많은 포도당을 사용하므로 방사능 물질이 첨가된 포도당을 주사한 후 각기 다른 상황에서 나타나는 뇌 활성화를 영상을 통해 보여준다. 예를 들면 단어를 읽거나 수학문제를 암산하거나 음악을 들을 때 각각 주로 활동하는 뇌의 영역이 다르기 때문에 이것을 통해 뇌기능의 지도를 작성하기도 한다.

뇌경색에 의한 치매 환자는 당대사 저하 부위가 뇌의 이곳저곳에 흩어져 나타나고, 알츠하이머 치매 환자는 두정엽, 측두엽에 주로 저하 부위가 나타나므로 치매의 진단 등에도 활용된다.

배고픈 소크라테스는 배부른 돼지가 필요하다

왜 먹어야 할까! 너무 당연한 사실에 의문을 품는 것이 이상할 수 있다. 영국의 사상가 존 스튜어트 밀은 "배부른 돼지보다는 배고픈 소크라테스가 되겠다."고 하여 식욕의 본능보다는 정신적인 즐거움을 더 중요하게 여겼다. 그렇지만 이러한 정신의 작용이 직접 일어나는 인간의 뇌에 식욕을 통하여 섭취된 영양분이 공급되지 않는다면 어떻게 배고픈 소크라테스가 될 수 있겠는가? 만약 우리에게 식욕이 없어서 밥을 먹지 않는다면 어떻게 될까? 이에 대한 답은 모두가 다 알고 있다. 왜 인간은 먹어야 하는가? 한의학에서는 이를 어떻게 이해하고 있으며 어떤 것을 먹는 것이 인간에게 가장 유익한 것인지 알아보자.

한의학에서 모든 생명체는 양(陽)의 대표인 하늘(天)과 음(陰)의 대표인 땅(地)의 기운을 받아서 만들어졌다고 본다. 그래서 동물은 양의 기운 즉 하늘의 에너지를 많이 받아 움직이고, 식물은 음의 기운 즉 대지에 부착되어 생존한다. 그렇기 때문에 식물은 하늘의 기운을 받기 위하여 하늘을 향하여 자라고, 동물은 땅의 기운을 받기 위하여 먹을 것을 찾아 온 대지를 떠돌아다닌다.

이처럼 하늘과 땅은 생명의 근원이 되기 때문에 둘 중 한 가지만 없어도 곧바로 생명현상은 정지된다. 그러므로 사람은 끊임없이 호흡을 하여 하늘의 에너지를 받아들여야 하고, 음식을 섭취하여 땅의 힘을 공급받아야 한다. 사람에게 호흡과 음식은 자동차 엔진에 들어가는 공기와 기름과 같다. 자동차가 잘 달리기 위해서 질 좋은 기름이 필요하듯이 인간에게는 좋은 음식이 필요하다.

그렇다면 어떻게 먹어야 하고 무엇을 먹어야 할까? 예를 들자면 엔진의 종류에 따라서 기름의 종류도 다르다. 디젤엔진에는 경유가 필요하고, 승용차 엔진에는 휘발유를 넣어주어야 하고, 비행기 엔진에는 최고급 기름인 AVGAS를 사용해야 한다. 만약 휘발유 엔진에 등유를 넣어주면 큰 고장이 나거나 폐차를 해야 할 것이다. 이처럼 동물도 각기 종에 따라서 먹는 음식이 다르다. 소는 풀을 먹어야 하고, 사자는 고기를 먹어야 하고, 원숭이는 과실을 먹어야 한다. 그렇다면 인간은 무엇을 먹어야 할까! 과거 경제성장기에 한때 불고기집이 큰 유행을 한 적이 있다. 그러나 최근에는 웰빙 붐으로 고기 값 못지않게 비싼 채소나 과일들이 있고 이를 건강식으로 즐겨 먹는다. 그러나 과연 이런 채소, 과일 또는 고기가 인간에게 가장 유익한 음식인가?

본초강목에서 "사람의 성명(性命)을 기르는 것이 오직 곡식(穀食)뿐이니 토(土)의 덕(德)으로써 기(氣)의 중화(中和)를 얻는 고로 그 맛이 담(淡)하고 감(甘)하며 성(性)이 화평(和平)하여 크게 보(補)하고 삼설(滲泄)하여서 상식(常食)하여도 싫어함이 없으니 이것이 사람에게 큰 공덕(功德)을 이바지하는 것이다."라 하여 음식 중 최고를 곡식에 두고 있다. 곡식이란 식물의 낱알이고 씨앗이다. 인간은 씨앗을 먹어야 한다. 이중 인간에게 가장 유익한 다섯 가지 곡물인 쌀, 보리, 콩, 조, 기장을 들어 오곡(五穀)이라 한다. 인간은 오곡을 골고루 먹어 오장을 두루 발달시켜 주어야 한다. 그리고 채소나 과일 또는 고기는 조금씩 먹어서 오곡의 부족함을 메워주도록 해야 한다.

그런데 왜 인간은 오곡 즉 종자에 해당하는 씨앗을 먹는가? 한의학에서 사람의 머리를 두근(頭根:뿌리)이라 하여 땅에 심어진 식물의 종자(種子)와 동일하게 해석하고 있다. 또한 인간은 다른 동물에 비하여 머리가 발달되어 뇌의 용량이 가장 크다. 이처럼 머리(종자)가 발달된 인간은 식물의 종자를 먹음으로 균형을 맞출 수 있기 때문이다.

배부른 돼지의 식욕은 배고픈 소크라테스의 정신작용을 기르는 바탕이 된다. 그렇다고 배부른 돼지가 될 필요는 없지만 주식으로 오곡을 골고루 먹고 부식으로 약간의 식물과 고기를 먹는 현명한 소크라테스가 되어야 한다.

16. 쥬버츠 증후군으로 동작성 지능이 낮았던 희재

5세 때 내원했던 희재는 걸음마를 24개월에 시작했다. 소뇌 질환인 쥬버츠 증후군으로 걸을 때 휘청거렸고 균형감각이 떨어졌다. 당시 운동 능력은 외발서기를 1-2초밖에 못하고, 계단에서 넘어질 것을 걱정하여 쉽게 경직되었고, 걸을 때는 팔 흔들기가 가능했지만 달릴 때는 팔을 흔들지 못했다. 발의 앞-뒤꿈치를 붙이면서 걷는 것도 휘청거리면서 힘들어했다. 16개월에 엄마 아빠 말을 시작했으나 'ㅎ', 'ㅅ', 'ㅈ' 발음이 잘 안되고 비음이 많았다.

치료후 운동 능력이 좋아지면서 치료 5개월 무렵에 외발서기는 10초 이상 가능해졌고, 의자에서 뛰어내렸으며 달릴 때 팔 흔들기가 나아졌다. 균형감각이 좋아지면서 발의 앞-뒤꿈치를 붙여 걸을 때 휘청거림이 덜했다. 전반적인 체력향상으로 과거에 비하여 걷기 싫어하는 것이 덜하기는 하지만 20분 이상 걸으면 피곤해 했다. 'ㅎ' 발음이 나왔다.

말할 때 배에서 울려나오는 소리가 아니고 주로 목에서 나오는 소리를 냈다. 겁은 여전히 많아서 혼자 화장실 가기를 싫어하고, 또래가 옆에서 칼싸움하는 것조차도 무서워했다.

　치료 1년이 지나면서 초등학교에 입학한 후 학습을 무척 싫어하여 정신과의원에서 K-WISCⅢ로 지능검사를 한 결과 전체지능 87 언어성지능 99, 동작성지능 78로 나타나 좌우뇌 기능의 불균형이 나타났는데 운동능력이 떨어졌으므로 예측된 결과였다.

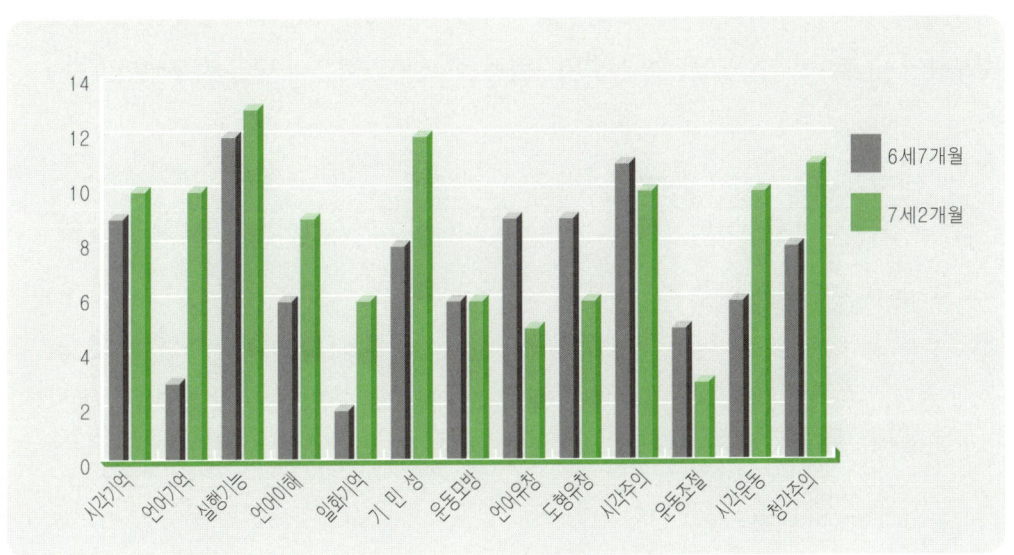

　1차 검사결과와 비교해 언어기억력, 언어이해, 일화기억 등 언어와 관련된 항목이 향상되었다. 소근육 운동의 기민성, 시각-운동 협응능력 등 소근육의 움직임이 의미있는 수준으로 상승했다. 시각기억력, 언어기억력 등 기억능력과 시각 및 청각주의 등 주의력이 제 연령 수준의 안정된 발달을 보였다. 반면, 언어 및 비언어적 과제의 유창성 능력이 부진해진 편이며 미세근육의 운동조절 능력은 '지체' 수준으로 약점으로 작용하고 있다. 실제, 동작성 지능이 낮았던 탓에, 미숙했던 도구의 조작이나 그림그리기, 글씨쓰기 등이 예전에 비해서는 다소 정교해졌으나 여전히 또래 수준에는 미치지 못했다.

　치료 1년 반이 지나면서 유창하지는 않지만 발음을 똑똑 끊어서 정확하게 말할 수 있게 되었다. 줄넘기도 연속 5회씩 가능하고, 외발로 깡충거리면서 뛸 수도 있고, 영어 학원에 다니면서 발음이 좋지는 않지만 공부를 더 적극적으로 하며, 아침에 잘 일어나고 낮에 친구들과 활발하게 어울려 놀기도 했다.

다만 학습하기를 싫어하는 편이고, 손에 힘이 없어서 글씨 쓸 때 8칸 노트에는 잘 쓰나 줄 노트는 어려워했다. 글씨를 천천히 쓰면 글씨체가 바르지만 빨리 쓰면 읽기 어려울 정도였다. 신경심리검사결과 운동능력이 전반적으로 개선되고 있었으므로 꾸준히 치료하면 더 좋아질 수 있었는데 치료가 중단되어서 안타까움이 남는 아동이었다.

| 신경심리검사(NEPSY : A Developmental Neuropsychological Assessment)에 대한 이해 |

● NEPSY 검사의 역사

NEPSY 검사는 아동용 신경심리검사의 한 종류로 신경심리학자인 A.R.Luria의 이론에 근거를 두고 있다. 1,500명의 아동을 대상으로 한 표준화 및 확인 과정을 통해 1996년 미국에서 처음으로 출간되어 현재까지 임상과 연구에 활용되고 있다.

● NEPSY의 목적

일반적으로 신경심리검사는 뇌와 행동과의 관계를 다루며 다양한 영역의 인지기능, 및 지각과 운동기능을 평가한다. NEPSY 검사를 실시하는 목적은 크게 세 가지이다. 첫째, 뇌 기능의 결함을 민감하게 측정해 낸다. 둘째, 선천적 혹은 후천적으로 발생한 뇌손상에 의한 영향을 평가한다. 셋째, 최초 평가 후 진행 상황이나 변화를 다시 검증한다.

● NEPSY의 평가방법

NEPSY 검사는 만 3세–만 12세의 아동을 대상으로 하며 검사자와 1:1 방식으로 진행 되고 소요시간은 대략 1시간30분~2시간 정도다. NEPSY 검사를 통해 측정하고자 하는 기능은 주의력/실행기능, 언어기능, 지각운동 영역, 시공간구성 기능, 기억과 학습 기능이다. 각각의 영역마다 5~6개로 구성된 하위검사를 아동의 연령과 검사의 목적 및 특성을 고려해 검사자가 선택적으로 사용할 수도 있다. NEPSY 검사도 일반 지능검사와 동일하게 모든 획득된 원점수를 연령점수로 환산해서 비교를 한다. 이때 평균은 9~11점으로 기준을 삼으며 평균상은 12, 우수는 13, 최우수는 14 이상이 이에 해당된다. 기준점 아래의 평균하는 8, 경계선은 7, 정신지체 수준은 6점 이하다.

● **NEPSY의 의의**

일반적으로 사용되는 지능검사에 비해 보다 세분화되어 있고, 기초적인 뇌기능의 영역을 측정한다. 또한 기억, 시각주의, 시지각 운동능력, 전두엽 기능 등의 영역 평가가 가능하며 학습에 의한 영향을 최소화하여 실제 뇌 기능의 결함을 추정한다는데 의의가 있다.

| 소뇌위축증 |

소뇌위축증은 유전자이상으로 발생된 뇌질환의 일종으로 보행, 손의 움직임, 언어장애, 안구운동장애와 관련이 있는 진행성 질환이다. 대개는 소뇌의 수축이 일어난다. 원인 유전자 종류에 따라 여러 가지로 나뉜다.

17. 말이 늦고 강박적인 행동이 있었던 우영이

가스렌지 잠그는 것, 세탁소 아주머니 벨소리에 달려 나가는 것, 엘리베이터를 먼저 누르는 것에 대해 강박적으로 자신이 제일 먼저 해야 직성이 풀리던 우영이는 아빠를 닮아 말이 늦는 줄 알았다고 한다. 그러다 병원에서 발달장애 및 언어발달지체라는 진단을 받고서 언어치료를 하던 중 4세 7개월에 내원하였다.

엄마가 임신초기에 유산방지 약을 복용하였고 또 큰아이 학교 문제로 우울증을 앓았다. 영아 때 요로감염으로 입원하여 주사바늘에 많이 놀라기도 했고, 아기 때 많이 보채고 까다롭게 자랐으며 화가 나면 뒤로 꼴딱 넘어갈 정도였다. 겁이 많았고 유치원을 다니던 내원 당시에도 혼자는 못자며 장난감 기차소리를 두려워하였다. 반면, 약간 산만하며 들떠 있기도 했다. 주로 언어발달을 촉진하고 겁을 줄여주는 한약처방을 했다.

치료시작 두 번째 달부터는 강박적인 행동이 줄었고 다른 아이들과 좀 더 잘 어울리게 되었다. 500원짜리 동전을 넣고 타는 놀이기구를 태어나서 처음으로 타게 되었으며 진료실에서 보니 표정이 밝고 눈이 초롱초롱하면서 전보다 말을 많이 하였다. 세 번째 달에는 전보다 흥분하는 성향이 줄었고, 무조건 친구들에게 순종하던 태도에서 벗어나 다른 아이가 자기 장난감을 뺏으려 하면 당시에는 가만있다가 조금 후에 장난감을 가서 엎기도 하는 등 소극적이나마 감정표현을 했다. 불안감은 별로 없고, 전보다 적극성도 띄었다. 언어치료는 주로 사고력을 향상시키는데 집중하고 있었다. 처음 내원했을 때 보였던 집착행동 등이 대부분 없어져 생활에 불편함이 없는 것은 물론 아이를 바라보는 엄마의 시각도 편안해지고 긍정적으로 변해갔다.

다섯 번째 달에는 더러 유치원의 다른 아이들을 보살피거나 챙기기도 했는데 우영이가 행동이 거칠지 않은 친구들을 가려서 친하게 지내다보니 주로 여자친구들과 잘 어울렸다. 5단어로 연결된 문장도 하고 간단한 문장을 말하기도 하는 등 상황에 따라 적절한 표현이 늘었으며 짧게 주고받는 대화가 이뤄졌다. 일곱째 달에는 소아정신과 부설 언어치료실의 언어평가 결과를 검토하고 치료를 종결키로 했다. 어휘력은 또래들보다 높고, 문장구성, 수용언어, 표현언어 등은 또래수준으로 평가되었다. 그동안 키도 많이 자랐고 체중도 약간 늘었으며, 작년에 비해서 여러모로 성숙된 태도를 보여 주위에서 칭찬을 받게 되었다.

| 아이가 아빠 닮아서 말이 늦는가? |

드물게 가족력이 있는 경우가 있다. 남자들이 여자들에 비해 말이 늦게 트이는 경우가 있어서인지 '아빠가 말이 늦었다.'는 얘기를 간혹 듣는다. 그러나 대부분의 경우에 아빠와 무관하다. 말이 늦는 아동의 대다수는 언어이해부터 늦고 표현은 더더욱 늦는 경우가 흔하다. 반면 자신도 말이 늦었다던 아빠들은 언어표현만 늦었지 말귀는 다 알아들었으며 극히 일부에서만 둘 다 늦은 것 같다고 답했다.

아직도 왜 아이들이 말이 늦거나 지적인 능력이 저하되어 있는지 모르는 경우가 많다. 중증으로 지체된 아동일수록 원인이 밝혀지는 경우가 많으나 경증일수록 원인

> 불명이 60%를 넘는다. 때문에 유전자검사 뇌MRI검사 등등 온갖 검사를 해도 원인을 알 수 없어 답답하다는 부모들을 자주 보게 된다. 원인을 알 수 없더라도 일단 또래들에 비해 6개월 이상 말이 늦으면 주의관찰이 필요하고, 1년 이상 늦으면 전문가에게 상담 받을 것을 권한다.

18. 뇌 결절성 경화증으로 경기와 발달지연이 심했던 영서

5세 때 내원했던 영서는 언어와 운동의 발달이 느렸고, 사흘 간격으로 눈이 모아지는 정도의 약한 경기가 있어서 한의원에 내원하였다.

돌 전부터 밤에 잠을 못자고 먹는 양도 적었고 경기마저 나타났다. 네 종류나 되는 경기약을 복용했음에도 불구하고 여전히 약한 발작이 있어서 대학병원에서 MRI검사를 받아본 결과 뇌 결절성 경화증으로 판명되었고 현재까지도 경기에 대한 진료를 받고 있다.

내원 당시 식욕이 없어서 한 끼 먹는데 한 시간 반이나 걸렸고 그나마 토하기까지 하여 체구도 작았고 얼굴에 핏기도 없었다. 저항력이 떨어져 감기도 자주 걸려 한 달이면 보름정도 감기약을 달고 살았다.

발달체크리스트로 확인한 언어이해력은 약 3세 정도의 수준이었다. 또한 결절이 뇌의 시각영역에 생겨난 결과로 눈으로 보고 판단하는 시-지각 능력이 떨어졌다. 그래서 어지럼증을 자주 느꼈고 걷다가 벽에 부딪히거나 자주 넘어지곤 했다.

이런 상황에서도 사투리로 정감 있게 말하였던 어머니는 매사에 긍정적이었다. 늘 웃음을 잃지 않았고, 약 한 번 빠트리지 않고 잘 챙겨 먹였다. 간혹 증상을 메모해 오기도 하였다.

치료 3개월부터는 식욕이 증가하여 먹는 양이 늘고 식사 시간도 조금씩 짧아졌다. 또한 넘어지는 것이나 벽에 부딪치는 것이 현저하게 감소하였다. 치료 1년이 경과하면서 궁금한 것에 대해서 질문을 할 정도로 언어발달이 이루어졌다. 지능검사가 가능할 정도라 판단되어 K-ABC 검사를 했는데 인지처리척도는 61, 순차처리척도는 47, 동시처리

척도는 75로 나왔다. PRES로 측정한 언어발달 수준은 41개월, 언어이해력은 44개월, 언어표현력은 38개월로 나타났다.

    치료 일 년 반 쯤 지난 후에 숫자 세기가 가능해졌고 경기의 강도가 약해졌는데 눈동자가 쏠리는 것을 본인만 살짝 느낄 정도로 줄었다. 감기도 거의 걸리지 않아서 병원 갈 일이 별로 없었다. 치료 2년 정도 되어서 2차 지능검사 결과 인지처리척도는 61에서 67로, 순차처리척도는 47에서 74로 많이 상승했고, 동시처리척도는 75에서 70으로 되었다.

>> 지능검사 결과 <<

검사당시 나이	6세	7세
치 료 기 간	치료 1년 경과	치료 2년 경과
검 사 도 구	K-ABC	K-ABC
인지처리척도	61	67
순차처리척도	47	74
동시처리척도	75	70

    치료 2년이 지나면서 초등학교에 입학하여 다른 사람의 도움 없이 혼자 학교에 잘 다니고 있으며 학교에서 알림장을 써오기도 하고, 동화책을 혼자 읽기도 하였다. 또한 과거 에 양약 네 가지를 복용하여도 조절되지 않았던 경기가 현재는 한 종류 복용으로도 잘 조절되고 있다.

>> 언어검사결과 <<

검사당시 나이	6세 1개월	7세 4개월
치 료 기 간	치료1년 1개월경과	치료2년 4개월경과
검 사 도 구	PRES	PRES
전 체 언 어	41개월	58개월
언 어 이 해	44개월	58개월
언 어 표 현	38개월	58개월

치료 기간 중 언어검사를 2회 실시했는데, 총 치료기간은 15개월이었으며, 언어수준은 17개월 정도 상승하였다. 이는 정상아동의 언어발달 속도를 초과하여 발달된 것이다.

현재는 조그마한 읍내에서 초등학교에 다니고 있으며, 부모님들이 따로 보살펴 주지 않아도 학교에 별다른 문제가 없이 적응을 잘하고 있다. 최근에 어머니가 김치를 보내주셔서 한의원 식구 모두 맛있게 먹었고, 글로써 다시 한번 더 감사의 말씀을 전한다.

| 뇌 결절성 경화증이란? |

경련, 지능저하, 피지선종(얼굴, 전신에 여드름 모양의 발진)을 3대 증상으로 하는 질환이다. 우성 유전되는 염색체 질환이지만 50%는 새로운 돌연 변이에 의해 발생한다. CT, MRI 등으로 뇌실 내 혹은 뇌실 주변에 결절성 칼슘 침착이 있는 것을 쉽게 관찰할 수 있다.

경련이 일찍 나타날수록 지능 저하의 가능성이 크다. 그러나 증상이 나타나는 정도는 다양하여 중증 지능 장애와 난치성 간질을 보이는 경우가 있는가 하면 간질이 동반되지 않고 정상 지능을 보이는 경우도 있는데, 약 40%의 환자가 정상 지능을 가진다. 안저, 심실, 신장, 폐에 종양이 생기는 일이 흔하므로, 환자를 계속 추적하여 종양의 발생 여부를 관찰해야 한다.

19. 경기를 하면서 산만했던 발달지연 유진이

유진이는 생후 8개월부터 경기를 하여 대학병원 소아신경과에서 항경련제 세 종류를 복용하고 있지만 4세 6개월이 된 내원시까지도 완전하게 조절되지 않아 3개월에 한 번 정도 약한 경기를 했었다. 언어를 비롯하여 발달이 전반적으로 느렸다. 집중시간이 짧고 산만하여 유치원에서도 이리저리 돌아다니고, 단체 수업시간에는 집중을 못하고, 장난감 같은 것에 주의가 쉽게 분산되곤 했다. 일대일 개인수업에서도 집중하지 못했다. 운동능력이 떨어져 자주 넘어졌고 연필로 선을 그을 수 있지만 동그라미는 그리지 못했다. 단답식의 간단한 대화로 의사소통이 가능했다.

교육진단검사 (PEP)

검사당시 나이		4세 7개월	5세 7개월
발달검사	발달연령	2세 5개월	3세 3개월
	발달지수	52.5	58.2
	모 방	32-38개월	45-50개월
	지 각	25-31개월	58-62개월
	소 근 육	34-38개월	54-56개월
	대 근 육	24-31개월	61-65개월
	눈손협응	27-31개월	42-46개월
	언어이해	24-27개월	31-36개월
	언어표현	24-28개월	33-38개월

한약복용 3개월 후부터 놀이터에서 노는 시간이 늘고, '좋다, 싫다'는 표현을 잘하게 되었다. 외출 시 갑자기 튀어 나가는 것이 있기는 하지만 전반적으로 차분해졌다. 다만 다른 사람을 의식하지 않고 자기 할 말만 급하게 하는 습관이 계속 남아 있었다.

치료기간이 길어지면서 전보다 차분하게 말했고, 20분정도씩 수업에 집중하면서 점차 산만함이 감소하였다. 한의원에서도 물건을 이것 저것 만지는 행동이 줄었고, 그림을 그리거나 장난감을 가지고 혼자 놀 정도로 개선되었다. 2차 검사 당시에는 유치원 단체수업에도 일부 참여하고 있었다.

한약복용이후 경기가 줄었는데 PEP 2차 검사 이후 여름에 경기가 재발하면서 치료가 중단되었다. 이후 1년 뒤 다시 내원하여 3차 검사를 했을 때는 경기 영향인지 경기억제약물 때문인지 확실치는 않으나 발달지수가 더 떨어져 발달속도가 다시 감소한 것으로 나타났었다.

한의학에서는 담음(痰飮), 풍(風), 화(火) 등을 경기의 원인으로 본다. 이중 화(火)가 많을 경우 얼굴이 쉽게 붉어지고, 예민하여 쉽게 흥분되고, 활동양이 많고, 짜증을 잘 부리거나, 양기(陽氣)가 많아지는 여름철이면 병세가 심해지는 특징을 보인다. 이 아동도 여름철에 경기가 재발된 요인이 여기에 있었다고 본다.

| 경기약을 복용하는데 한약을 함께 먹을 수 있나요? |

경기약은 대부분 다른 약의 영향을 민감하게 받고, 간기능에도 좋지 않은 등 위험도가 높은 약으로 알려져 있다. 이런 이유들로 다른 여러 약들과 동시복용할 때 주의해야 한다. 많은 부모들이 발달이 늦으면서 경기를 할 경우 당장 눈에 보이는 경기 억제에는 관심을 두어도 아동의 발달에는 큰 관심을 두지 않는 경우가 있다. 그러나 정상적인 발달과 경기의 치료는 둘 다 중요하다.

여러 가지 경기약을 수개월에서 수년 이상 복용하였음에도 불구하고 경기를 계속하는 경우를 난치성 간질이라고 한다. 한의원에는 발달이 느리면서 난치성 간질이 있는 경우가 적지않게 내원하는 편이다. 그동안의 경험으로 미루어 볼 때, 아동의 체질 개선과 담음(痰飮), 풍(風), 화(火)의 원인을 제거할 경우 50% 정도는 경기가 억제되는 것으로 추정된다.

양약과 한약을 동시 복용한 아동의 간기능 검사결과를 보아도 특별하게 이상이 발견된 경우가 없었으며, 오히려 체질의 개선으로 전반적인 건강상태가 좋아지는 경향을 보인다. 그러므로 양약을 복용하여 경기가 조절되었어도 인지발달이 느리거나, 전반적인 건강상태가 좋지 않다면 한약치료의 장점을 취하는 편이 좋을 것이다.

20. 정신지체에서 평균하 지능으로 향상된 제윤이

4세 3개월에 내원한 제윤이는 내원 직전 대학병원 검사에서 정신지체 3급에 해당되는 지능지수와 언어발달지연이라는 평가결과가 있었다. 겁이 많은데다 무척 산만하고 손 사용수준이 떨어졌으며 대학병원에서 언어치료를 받고 있었다. 시험관아기로 임신하였고, 24개월에 처음으로 '엄마'라고 말을 시작했으나 그 다음 단어는 40개월이 지나서야 시작되었다. 대소변을 30개월에 가리기 시작했는데 대변이 굵고 염소똥처럼 나오며 방귀를 많이 뀌었다. 진료시간에 살펴보니 입술이 트고 아토피성피부염이 있었으며 손발톱이 잘 갈라지고 흰 반점이 있었다. 배가 자주 아프기도 하고 헛구역질을 했기 때문에 비위허약을 보하는 동시에 어지증 치료 처방을 하였다.

한약복용 후로는 감기에 잘 걸리지 않았고, 이해도 잘하고 스스로 깨우치는 게 늘면서 자신감이 생겨서 성격이 적극적으로 변했다. 치료시작한지 4개월 무렵부터는 단어가 폭발적으로 늘어나 문장으로까지 진행이 잘되었다. 가르치지 않았는데도 글자를 쓰기 시작했으며, 인지학습치료를 병행하면서 받아쓰기와 일기쓰기, 수학학습을 적절히 수행하게 되었다.

치료한지 1년이 지났을 때는 줄넘기도 연속해서 17회까지 뛰게 되었다. 전에 검사한 대학병원에서 지능검사와 언어평가를 재실시한 결과, 언어는 또래들 평균이었으며 지능지수는 평균하 범주로 향상되었다. 2년간 약물치료를 지속했고 한의원에서 실시한 신경심리검사결과로 봐서도 대체로 평균하 범위였다.

>> 지능검사결과 <<

검 사 도 구	4세	5세
	K-WPPSI	K-WPPSI
전체지능지수	67	82
동작성지능지수	68	82
언어성지능지수	70	87

>> 언어검사결과 <<

검사당시 나이		4세	5세 1개월	5세 6개월
PRES	수용언어	3세 2개월	5세 4개월	6세 이상
	표현언어	2세 11개월	4세 8개월	5세 6개월
PPVT-K (그림어휘력검사)		2세 6개월 ~2세 11개월	5세~5세 5개월	6세~6세 5개월
문장이해력검사		원점수 7.5%ile	제 연령수준	제 연령수준
그림조음검사		마찰음, 유음, 파찰음 오류 심함	ㅅ, ㅆ 발음만 약간 오류	ㅅ, ㅆ 간혹 왜곡발음

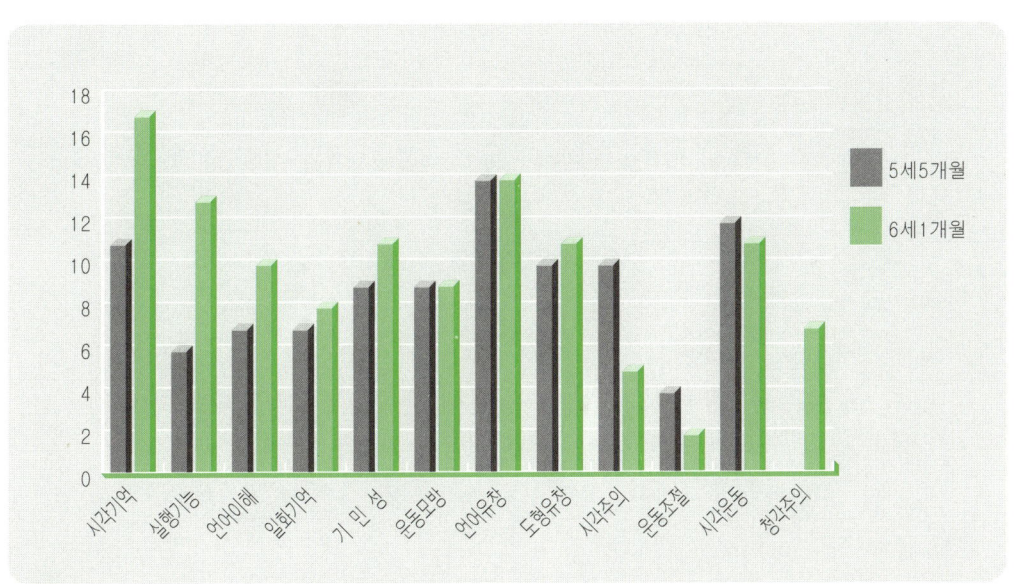

신경심리검사

시각 기억력이 상당히 뛰어난 아동이다. 과거에 비해 전두엽 기능과 관련한 문제해결 능력이 의미 있게 상승되어 비언어적인 추론과제를 해결하는 것이 좀더 수월해진 모습이다. 또한, 언어이해력의 상승은 실생활에서도 의미 있는 변화로 드러났다. 하지만, 여전히 주의력의 기복이 큰 편으로 집중력 향상을 위해서 지속적인 치료가 필요하다.

| 불임치료로 태어난 아이들의 예후에 대한 추적조사가 필요하다 |

발달장애가 초래된 아이들 중에는 불임치료로 태어난 아이들이 드물지 않다. 이 중에는 쌍둥이로 태어나면서 한 명은 뇌성마비나 자폐, 정신지체아로 태어나고, 다른 한 명은 정상아로 태어나며, 간혹 둘 다 장애아로 태어나기도 한다. 또 다태아여서 한 아기만 남기고 수술을 한 경우에도 정신지체나 조산 후 뇌성마비아의 문제가 더러 발생한다. 임상에서 자연임신의 쌍생아에 비해 불임치료로 태어난 쌍생아에게서 장애출현이 더 자주 발생하는 것을 보면서 '불임치료로 태어난 아동들의 발달에 대한 추적조사가 필요함'을 느낀다.

| 지능검사 도구 |

다양한 검사도구가 있으나 한국실정에 맞춰 표준화작업을 거친 지능평가 도구가 임상에서 주로 사용된다. 대표적으로 미국에서 개발된 검사를 국내에서 표준화해 활용하고 있는 Wechsler 지능검사는 언어성지능(VIQ) 동작성지능(PIQ)으로 구분하여 전체지능을 평가한다. 3~7세의 유아들은 K-WPPSI, 6세 0개월~16세 11개월 아동은 K-WISC-Ⅲ, 16세~64세까지의 성인은 K-WAIS를 사용한다.

한편, Kaufman에 의해 개발되어 한국 규준에 맞춰 표준화된 K-ABC 검사는 2세 6개월~12세 6개월까지의 아동을 대상으로 한다. 정보처리 능력과 학습을 통한 습득 수준을 평가하기 위해 고안되었으며 순차처리 척도, 동시처리척도, 인지처리 척도, 습득도 척도 등의 정보를 제공한다.

	종류	검사대상
웩슬러 지능검사	K-WPPSI	유아용 : 만 2세 11개월~만 7세 3개월
	K-WISC-Ⅲ	아동용 : 만 6세 0개월~16세 11개월
	K-WAIS	성인용 : 만 16세~64세
카우프만 지능검사	K-ABC	아동용 : 만 2세 6개월~12세 6개월

21. 말수가 적고 반응이 별로 없던 발달지연아동 승은이

5세 9개월에 한의원에 내원했는데, 전반적으로 발달이 더디면서도 두드러지게 말수가 적었다. 먼저 말을 거는 경우가 거의 없었고, 또래들에게 관심이 없었다. 진료실에서도 마찬가지였다. 이름을 불러도 쳐다보지 않고 창밖만을 쳐다봤다. 발달검사에서는 언어표현보다 언어이해력이 더 낮게 나왔는데, 언어능력에 비해 평소 다른 사람의 말에 대한 반응이나 자발어가 적었으므로 우선 발화량이 늘어나도록 치료를 하였다.

치료 3개월 후부터 스스로 먼저 말을 하는 횟수가 늘었고 평소 사용하지 않던 단어를 사용하곤 하였다. 자신감이 많이 늘었고 생활이 전반적으로 활발해졌다. 치료 일 년이 지나면서 언어 및 생활이 전반적으로 개선되었다.

>> 교육진단검사 (PEP) <<

검사당시 나이		5세 10개월	6세 11개월
발달검사	발달연령	4세 8개월	5세 6개월
	발달지수	74.6	79.6
	모 방	55-58개월	56-58개월
	지 각	58-62개월	55-61개월
	소 근 육	70-74개월	64-66개월
	대 근 육	61-65개월	58-60개월
	눈손협응	67-69개월	67-71개월
	언어이해	44-47개월	64-66개월
	언어표현	56-59개월	63-64개월

　승은이는 치료 후 언어이해력이 많이 좋아졌고, 전체적으로 발달수준이 균등해졌다. 아직까지도 혼잣말이나, 반복적인 언어, 반복적인 행동이 있고, 전반적인 인지력의 개선이 필요했다. 언어이해력이 향상되어 지능검사가 원활하게 수행될 수 있어서 지능검사를 하였고 향후 지능도 많이 개선되리라 여겨진다. 최근에는 안경을 쓰고 싶다고 해서 어머니가 도수 없는 빨간테 안경을 구해주었는데 아주 잘 어울렸다.

| 말수가 많고 적은 것을 한의학에서 어떻게 보는가? |

　사람에 따라서 말을 많이 하는 사람이 있고, 과묵하여 말수가 적은 사람도 있다. 아동들도 체질에 따라 언어를 사용하는 빈도의 차이가 있다. 한의학적 이론으로 볼 때 화(火)가 많은 사람은 말을 많이 하는 편이고, 기(氣)가 약한 경우에는 말수가 적다. 그러므로 불필요한 말을 많이 하거나 했던 말을 여러 차례 반복할 경우 화(火)를 줄여주면 개선된다. 반대로 말수가 너무 적을 경우에는 소기증(少氣症)으로 보고 치료하는데, 목소리에 힘이 없으면서 말수가 적고 겁이 많은 경우에 적용한다.

22. 아기 티를 벗고 학교에 잘 적응하게 된 정신지체아동 신형이

　신형이는 6세 1개월에 내원했는데, 키와 몸무게가 모두 5세 수준으로 작고, 근시 때문에 안경을 쓰고 있었다. 엄마가 입덧이 심해서 거의 못 먹었고, 2주 정도 조산이었는데 2.06kg으로 매우 작아서 인큐베이터에 7일간 있었다고 한다. 자궁내 발육지연이라고 볼 수 있는 소견이었다. 생후 10개월경에 소장-대장 접합부의 낭종 수술을 했는데, 소장을 꽤 많이 잘라내어 이후 영양장애가 있을 수 있다고 했었다.

언어가 또래보다 떨어졌고, 유치원 행사에서 동작모방이 잘 안되어 발달센터를 방문했다. 내원 한 달 전 시행한 지능검사에서 정신지체 3급에 해당하는 결과가 나왔다. 불안과 우울도 높은 편으로 나와서 놀이치료를 주 2회 하고 있는 상태였다. 혀 내밀기가 부자연스럽고, 발음이 부정확했으며 소근육보다 대근육 운동이 오히려 더 많이 떨어지고, 잘 넘어진다고 했다. 먹는 양이 매우 적고 구취가 있으며, 배 아프다는 말도 자주 하는 편이었다.

우선 소화기능을 좋게 하는 치료부터 시작했는데, 치료 1개월 후부터 밥 양이 늘고 잘 먹었다. 화장실 가기 전을 제외하고는 복통을 호소하지는 않았고, 구취는 없어졌다. 치료 3개월 후 고민 끝에 유예하지 않고 초등학교에 입학을 하게 되었다. 불안이 줄어들어 놀이치료는 중단했었는데, 유치원 졸업 이후부터 말을 더듬는 일이 생겼다. 학교 입학과 관련해서 스트레스를 좀 받는 것으로 보였다. 입학 후 한 달이 지나면서 말더듬은 줄어들었지만, 학교에서 멍하니 있는 적이 많고 앞에 나가 따로 선생님하고 같이 공부하는 적이 많다고 했다. 아이들이 놀리기도 하고 신형이는 학교가 재미없다고 해서 엄마가 속상해 하면서 이민 혹은 조기유학 보내는 것까지 생각할 정도였다.

치료 6개월 후 학교생활이 꾸준히 좋아져서, 친구도 사귀어 학교에 같이 오고 가는 아이들이 생기기 시작했다. 치료 8개월 후 0.6이던 시력이 0.9정도로 좋아졌다. 방학에는 엄마 따라 교회 캠프에 가서 잘 놀고, 활동에도 참여를 잘 했으며 살도 좀 쪘다. 치료 9개월 후에 신경심리검사를 재검한 결과 13개 전 영역에서 뚜렷한 향상을 보였고, 2학기가 되어서는 학교생활에 더 적응을 잘해서, 알림장 쓰기나 가방 챙겨서 나오기가 빨라졌다. 아직 줄넘기는 힘들어해서 학습보다는 대근육 운동놀이를 충분히 하기로 했다. 지능검사상으로도 호전될 때까지 치료를 열심히 지속하고 있다.

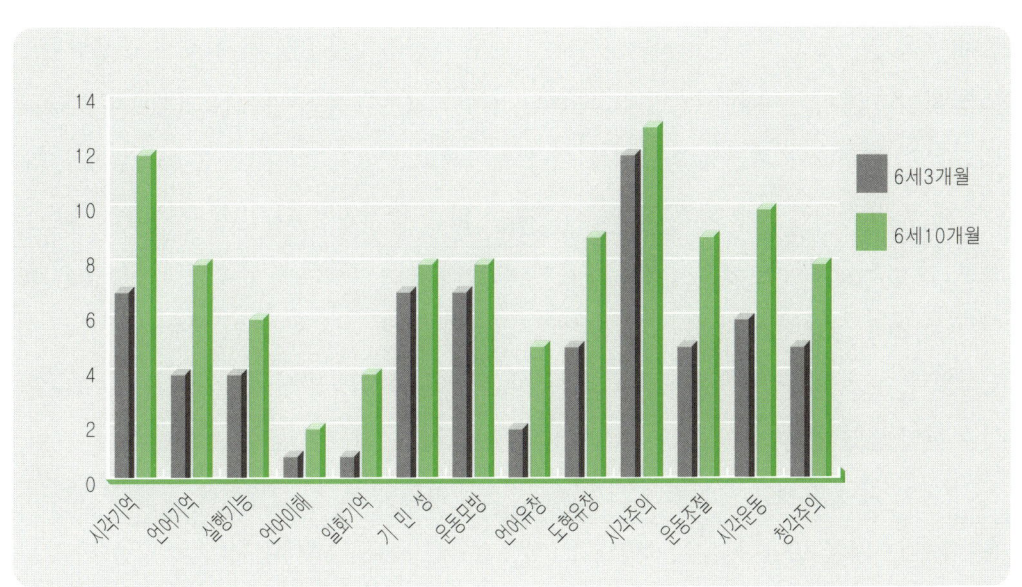

> **신경**심리검사
>
> 신형이는 전반적인 영역에서 고른 향상을 보였다. 시각적인 정보를 변별해서 기억하는 능력이 상당히 좋아진 모습이다. 주의력이나 소근육 운동영역의 향상이 생활적응에 드러나는 것으로 보인다. 하지만 언어이해력은 소폭 상승한 정도로 상대적으로 가장 취약한 편이며 이와 관련한 지속적인 치료가 필요해 보인다.

23. 경계선지능에서 평균지능으로 향상된 성현이

또래아이들과 잘 어울리지 못했다가 5세에 경계선지능이라는 심리검사결과가 나와 5세 4개월부터 치료를 시작했다. 생후 17개월에 걸음마를 늦게 시작하였고, 직장생활을 하는 엄마를 대신하여 할머니가 양육하면서 너무 야단을 많이 치는 엄격한 환경에서 자랐다. 내원 당시 자주 울고 발음이 어눌하며 학습이해가 떨어졌다.

한약복용 후 석 달 동안에 6 음절어까지 단어가 늘었다. 전보다는 친구들과 함께 섞여서 활발히 어울리고 율동시간에도 조금 따라 하기 시작했다. 1:1로는 친구와 잘 놀지만 여러 명이 있으면 의사소통이 원활하진 않았다. 언어치료와 심리치료를 병행해서 표정이 매우 밝아졌고, 다른 아이들과 마찬가지로 재롱잔치를 열심히 잘해서 선생님들로부터 아이가 많이 달라졌다는 말을 들었다. 그러나 기분이 좋을 때에는 과제수행을 잘하고 기분이 나쁘거나 혼날 상황에서는 대답도 안하고 못들은 척 했다. 6개월 후에는 왜, 어떻게 등 의문사를 사용하여 질문하고, "누가 앉을 자리인지"와 같은 구체적인 질문을 했다. 문장을 구사하는 능력이 향상되고 수 개념이 약간 생겼으며 동문서답하는 일이 없어졌다. 혼자 생각에 빠져 있는 일이 사라지고, 화를 낼 때도 화가 난 이유와 상황을 설명하였다. 더러 개구쟁이 짓을 하고, 인사를 잘하고 표정도 밝아졌다. 자발적인 친근함의 표현이 늘었다.

1년이 지난 후에는 자신의 이름 외에 친구들 이름을 쓰고, 집중력이 전보다 늘었다. 유치원 다니기를 좋아하고, K-WISC로 지능검사를 받은 결과 IQ 110으로 2년 전에 같은 병원에서 받은 검사결과에 비해 확연히 향상된 결과를 보였다. 불안이 줄었으며 'ㄹ' 발음이 덜 정확할 뿐 발음이 거의 정확한 편이다. 질문이 많고, 두발 자전거를 쌩쌩 잘 타고 다니며 행동모방이 잘되고 있고 착석도 잘했다. 일곱 살에는 한글을 읽고, 받침글자는 약간 쓰기 어려워하며 덧셈 뺄셈은 동그라미를 그려가면서 계산했다. 초등학교 1학년이 되어서도 유치원 다녔을 때만큼 학교생활에 자신이 있고 재밌어하며 알림장을 잘 써오고, 자기소개도 또랑또랑하게 잘했다. 여자 짝꿍에게 토끼머리 그림도 잘 그려주고, 시제와 요일개념도 정확하며 "만약 형을 때리면 형이 이럴까 저럴까"에 대해 스스로 묻기도 한다. 추상적인 사고가 확장되었고, 독립심이 많이 생겨서 혼자 학원차를 타고 왕래하고 있다.

>> 지능검사 전후 비교 <<

	5세	7세
검 사 도 구	확인 안됨	K-WISC
전 체 지 능	70-80(부모보고)	IQ 110

| 지능검사의 목적 |

평가의 일차적인 목적은 인지적, 교육적, 직업적 자원을 객관적으로 측정해서 적응이나 학업 및 직업 장면에서의 더 효과적인 성취를 계획하도록 돕기 위한 것이다. 또한, 임상에서는 진단을 위한 자료로 활용되며 기질적인 뇌손상이나 인지적 손상을 평가할 때도 지능검사를 실시한다. 정신지체, 신경학적인 손상에 대한 진단을 위해서도 유용한 검사다.

24. 사회의 관습에 대해 배울 시기를 놓친 동환이

부모의 부득이한 이혼과정에서 관습에 대한 이해를 배울 기회를 놓친 동환이는 4세 4개월에 내원했을 때 언어능력이 두드러지게 떨어졌고 의사소통이 제한적이었다. 표정이 별로 없었고, 눈치를 보며 말끝을 흐려서 무슨 말을 하는지 알아듣기 어려웠다. 고집이 세고 자기중심적이며, 친구들과 어울리지 못하고 마찰이 잦았다. 재롱잔치에서도 자기가 하고 싶은 부분만 일부 출연하고 나머지는 거부해 마치 다른 사람의 감정에 대해 잘 모르는 듯이 행동하기 일쑤였다. 학습에 흥미가 없었으며 산만하고 충동적이었다. 간혹 자기가 원하는 것을 얻기 위해 슬픈 표정이나 떼쓰기를 했으며 엄마 말을 듣고 한 번에 수행하는 경우는 20-30% 정도 밖에 되지 않았다.

우선은 말이 늦어 어지증 치료를 했지만 상황에 대한 이해력과 학습능력을 길러줄 필요가 있었다. 한약을 복용한지 4개월이 지나서부터는 자리에 착석이 가능해졌고, 7개월 후부터는 접속사를 사용하여 두 문장을 이어 비교적 명료하게 자신의 의사를 표현하였다. 9개월 후부터는 가위질을 하는 등 소근육활동이 늘어났으며 1년 후부터는 다양한 색을 사용해서 그림을 그렸다. 1년 6개월이 지나면서는 언어표현이 세련되어지고, 애교를 부리며 자기보다 더 산만한 다른 아이를 걱정할 정도가 되었다. 또 그림일기에서 일기 내용에 부합하는 삽화를 아주 재밌게 그렸다.

2년이 지나면서 언어능력과 소근육 활동의 개선으로 학습 수행능력은 비교적 좋았다. 그러나 과제를 수행하는 태도에 있어서는 정서문제와 일관된 훈육부족으로 불안정한 패턴을 보였다. 한의원 내규에 의해 치료와 검사를 무료로 하는 케이스였는데 기간에 제한을 두다보니 동환이는 7세 6개월에 진료를 종료하게 되었다.

신경심리검사

> 시각-운동 협응 능력, 소근육 운동의 기민성이 개선된 점이 미세근육을 사용하는 일상생활의 변화와 일치된다. 실제 주의집중에 심각한 저하는 없는 아동이었으나 복잡한 시각 정보를 꾸준히 처리하는데 참을성이 부족했고, 시각정보의 주의 과제에서 상당히 거부적이고 일관되지 못한 태도를 드러냈다. 정서적인 불안정감이 자신의 능력을 충분히 발휘하는데 제한을 준 것으로 보인다.

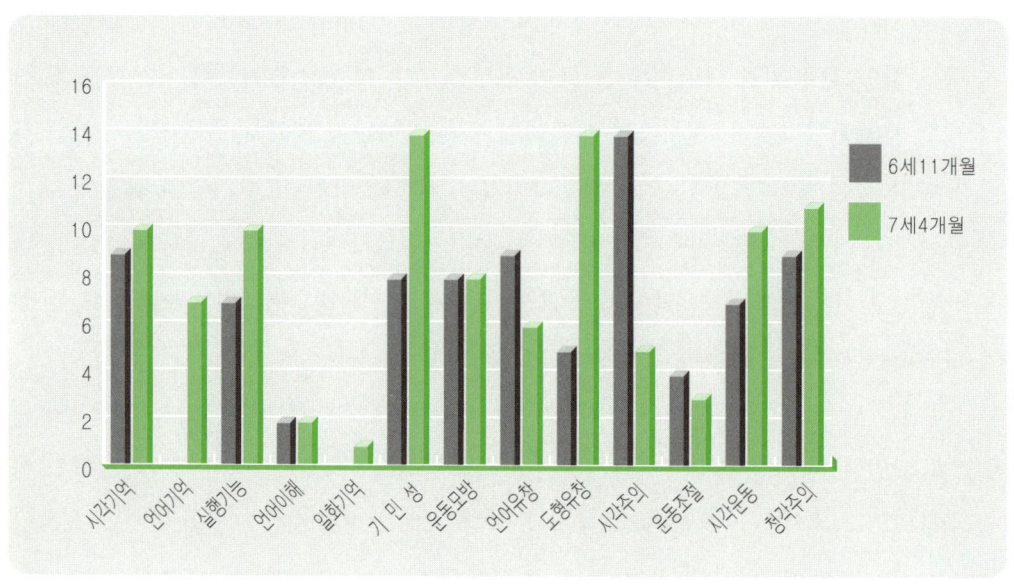

뇌발달에 결정적 시기가 있는가?

● 뇌발달의 결정적 시기들

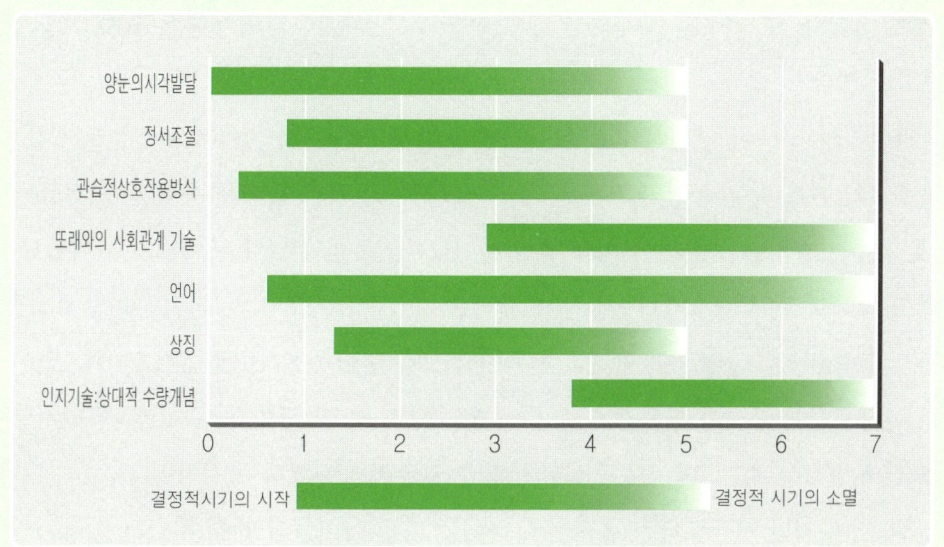

결론부터 말하면, 있다! 예를 들면 양눈의 시각발달과 정서발달, 관습적 상호작용 방식에 관해서는 태어나서부터 만 5세까지가 결정적 시기에 해당한다. 또래와의 사회관계 기술은 만 3세 직전부터 만 7세까지, 언어는 6개월 무렵부터 만 7세까지, 상대적 수량개념은 만 4세 이전부터 만 7세까지, 그리고 상징에 대한 것은 돌 이후부터 만 5세까지가 결정적 시기이다. 이 시기가 지나면 자연적인 발달이 어렵고 제한적이다. 경험적으로 볼 때 한약 치료에 따른 지능발달의 결정적인 1차 시기는 만 10세 전후, 2차 시기는 만 15세 전후로 보인다. 그 이상의 나이에서는 장기간 치료를 하여도 검사상 유의한 차이를 보기 어려웠다.

25. 갑상선 호르몬 부족으로 발달이 늦었던 수빈이

갑상선 호르몬 분비가 안 되어 뇌성숙이 늦어진 수빈이는 37개월인데도 팔다리 근육이 흐물흐물 힘이 없었고, 말이 늦어 내원했다. 신생아 선별검사에서 발견이 되지 않았다가 이후 성장과 발달이 너무 느려 재차 검사를 받은 결과 갑상선기능저하증으로 진단을 받고 생후 8개월부터 바로 호르몬치료에 들어갔다. 치아는 16개월부터 나기 시작했다. 내원 당시에도 자주 넘어지고 팔다리가 차가웠으며 머리카락이 잘 빠지고 침을 흘렸다. 언어검사에서 언어이해는 양호한 반면 표현언어 발달이 또래평균에 비해 약 10개월 정도 늦었다. 또 젖병을 오래도록 사용한 탓에 혀 운동이 둔해 발음을 50% 이상 알아듣기 힘들었다.

팔다리의 근육이 단단해지고 언어발달이 향상되도록 각연(脚軟)과 어지(語遲)치료 약물을 처방했으며, 갑상선 호르몬 부족을 치료하는 양약과 함께 복용했다. 치료를 시작한 첫 달에는 발성량이 이전에 비해 훨씬 늘어났다. 두 번째 달에는 야뇨가 없어졌고, 표정이 명랑하고 애교가 생겼다. 세 번째 달에는 배운 것은 잘 기억하는 모습을 보였으며 언어가 지속적으로 늘었으며 팔다리 근육이 전보다 단단해졌다. 네 번째 달에는 말이 늘어서 일상생활에 불편이 없을 정도로 유창해졌다. 5-6개월에는 아이가 생각하면서 문장으로 길게 말하는데, 세 단어로 구성된 문장을 일상적으로 말하기 시작했다.

6개월이 지난 시점부터는 유치원에 다니는 다른 아이들과 전혀 차이가 없다는 담임 교사의 말을 비로소 듣게 되었다. 공부하는 것을 아주 좋아하고 손으로 만드는 과제를 잘하여 이젠 다른 아이들이 수빈이가 한 것을 보고 따라한다고 했다. 한 번은 한의원 오는 길에 아침에 떠 있는 달을 언니가 발견해 말하자 "아니야, 아침엔 해가 떠오르는 거야."라고 항변하기도 했다.

한약복용후로는 감기가 눈에 띄게 줄었고 또 걸리더라도 금방 나았으며 근육도 단단해졌다. 1차 언어평가를 받았던 대학 병원에서 2차 검사를 받았는데 6개월 동안 어휘력은 1년분이 늘었고, 언어이해는 9개월치가 향상되었으며, 표현언어는 11개월, 발음은 19% 더 향상되었다. 정상 발달속도를 보여 치료를 6개월 만에 종결했다.

>> 언어검사결과 <<

	3세 1개월	3세 7개월
자음정확도	54%	73%
발음	2음절 이상에서 축약하는 오류	문장발음검사에서 v 발음만 오류
그림어휘력검사	4세 6개월~4세 11개월	5세 6개월~5세 11개월
언어이해능력	3세 7개월	4세 4개월
언어표현능력	2세 9개월	3세 10개월

| 갑상선기능저하증이란? |

소아기의 가장 흔한 내분비 질환으로 4천 명 당 1명꼴로 발생한다. 갑상선호르몬이 결핍되면 성숙의 지연, 성장장애, 정신지체 등 여러 가지 장애가 초래된다. 여아가 남아에 비해 2배정도 많다. 선천성 갑상선 기능저하증이라도 생후 6주내로 치료를 시작하면 대부분 예후가 좋다. 발견과 치료가 늦어지면 치료 후에도 정신지체가 남게 된다.

26. 자폐성향이 있는 정신지체에서 평균지능으로 향상된 민철이

자면서 깜짝 깜짝 놀라고 여러 번 깨서 자는 둥 마는 둥 하던 민철이는 37개월에 내원했다. 약간만 혼내도 심한 거부반응을 보이면서 발꿈치와 뒷머리만 바닥에 대고 5시간동안 울 정도로 떼쓰기가 심했다. 엄마가 건강하지 않은 상태에서 계획하지 않은 임신을 했고, 낳을 때도 난산이었다. 생후 1개월 이후부터 장염과 폐렴으로 병원에 자주 다니고, 날마다 20-30분 간격으로 자다 깨다를 반복했기 때문에 무척 힘들었다고 한다. 대소변도 조금 늦은 35개월 무렵에야 가리기 시작했다. 30개월 이후로 수면이 점차 안정되어 갔으나 내원 당시에도 자다가 깨어서는 발을 탕탕 구르고 눈을 뜨지 않은 상태로 성질을 부리곤 했었다. 20개월에 병원에서 받은 심리검사결과 지능이 낮고 자폐성향도 있다고 하여 정신지체 3급 카드를 발급받았다.

우선은 일상생활에서 가장 힘든 점인 수면장애와 정서불안부터 치료를 시작했다. 한약을 복용한 첫 달이 지나자 하룻밤에 한두 번 정도만 깰 정도로 수면이 나아졌고 감정변화가 줄었다. 두 달이 지나면서부터는 수면 중 깨지 않고 다음날 아침을 맞이하게 되었다. 이후 치료방향은 언어발달을 촉진하기 위하여 어지증 치료로 바꾸어 한약을 투여하였다. 발화량이 늘기 시작했는데 급하게 말할 때를 제외하고는 웅얼거림이 없이 자기감정을 잘 표현했다. 언어치료도 병행했으며 6개월이 경과하자 연필로 동그라미와 세모 네모를 그리기 시작했고 감정기복이 눈에 띄게 줄어서 안정되었다. 대체로 시각 정보는 학습과 기억이 잘되나 청각 주의능력은 또래들에 비해 약간 저하되어 더러 산만해 보였다.

1년이 지나면서는 퀴즈에 대답을 잘하게 되었으며 혼자 자기 시작했다. 가위를 가지고 모양대로 잘 오리게 되었다. 그러나 손에 뭐가 묻는 것을 비롯해 특정 감각에 대한 극단적인 혐오감이 있어서 감각통합치료를 권하였다. 감각통합치료 후 언어가 더욱 빠르게 늘었다. 그러나 얼굴을 보고 대화를 하는 수준과 전화기로 대화하는 수준사이에는 약간의 갭이 있었다. 상황에 대한 질문이해와 대답수준이 향상되었고, 친구에게 장난감을 일방적으로 뺏기던 상황에서 벗어나 이제는 "이거 내꺼야." 하면서 적극적인 대응을 할 수 있게 되었다.

뇌발달에 대한 약물치료를 한지 2년이 지나자 호기심이 일단 발동하면 엄마가 제지를 해도 "한 번만 해보면 안될까요?"라고 말하면서 타협하는 모습을 보였다. 청각 주의능력도 지속적으로 나아져 또래 아이들과 별 차이가 없었고, 학습은 한글이나 숫자 여러 면에서 잘했다. 3차 지능검사를 실시한 후로 약 9개월간 한약복용을 지속하여 총 2년간의 치료를 종료하였다. 종결 시점에서는 지능과 언어능력이 평균으로 향상되었고, 지능검사 일부 항목과 주의력검사(ADS)를 병행해서 검토한 결과 주의집중력의 문제가 시사되지 않았다.

>> 지능검사결과 <<

검사당시 나이	20개월	3세 1개월		3세 8개월	
검 사 도 구	확인 안됨	K-ABC		K-WPPSI	
전 체 지 능	49이하	82		87	
항 목		동시처리	84	동작성지능	90
		순차처리	86	언어성지능	87

>> 언어검사결과 (PRES) <<

검사당시 나이	37개월	50개월
수 용 언 어	23개월	51개월
표 현 언 어	25개월	51개월

27. 자폐아처럼 보였던 효찬이

3세 3개월에 내원한 효찬이는 또래들에 비해 표현언어와 사회성이 20개월 정도 늦었다. 다른 사람과 눈맞춤이 거의 없고 진료실에서도 혼자 조용히 놀았다. 발달전반이 모두 2년 정도 늦었다. 임신 중 엄마가 직장에서 실적에 대한 과도한 스트레스를 받았다고 한다. 낯가림이 없이 순하게만 자라다가 20개월이 되어서야 "엄마!"라는 말을 시작했다. 평소 가족조차 알아듣지 못하는 소리로 지연반향어를 중얼거리듯 하였고, 과격한 행동을 하거나 책보는 놀이와 차를 가지고 노는 놀이에만 집착하는 모습을 보였다.

한약을 복용한 후 한 달이 지나면서부터 자발어와 모방어가 늘기 시작했다. 말귀 알아듣는 수준도 차츰 나아지고 색칠할 때 선 밖으로 나가지 않도록 아동 스스로 신경을 썼다. 석 달이 지나자 '캄캄하다. 코끼리야 뭐하니? 어딨니? 아빠 뭐하니?' 등 문장으로 말을 하기 시작했고 간기능검사를 하려고 채혈하자 "아파!"라고 소리쳤다. 넉 달이 지나 내원초기에 작성했던 발달체크리스트를 다시 체크한 결과, 대근육운동을 제외한 수용언어, 표현언어, 인지, 소근육운동, 사회성 등 항목에서 뚜렷한 향상을 보였다.

6개월이 지나면서는 의사표현에 변화가 생겼다. 엄마가 "밥 먹어."라고 하면 "싫어, 포도 먹어."라며 대안을 제시하는 등 단조로운 언어수준에서 벗어나기 시작했다. 점차로 만들기 과제를 잘하기 시작했고 친구들과 몸으로 같이 어울리는 놀이에 참여가 가능해졌다. 자기가 관심이 있는 부분에 대해서는 말을 많이 하나 어른들이 물어보는 내용에 대해서는 적절한 답변을 하지 못할 때가 많았다. 치료 10개월무렵 소아정신과에서 심리평가를 한 결과 또래들에 비해 1년 정도 지체되는 것으로 결과가 나왔다. 초기에 20개월 늦었던 것에 비해 차이를 조금 좁힌 셈이다.

한약을 복용한지 15개월이 지나는 동안에 언어이해는 27개월이, 언어표현은 17개월이 늘어 통합 22개월이 늘었다. 올해는 통글자를 익히고 수개념이 조금 생겼으며 지속해서 학습능력이 향상되고 있다. 유치원 선생님도 전에는 효찬이를 특별한 아동으로 대우했는데 얼마 전부터는 보통 아이들처럼 대하고 있다.

한약을 장기간 복용하면서 체력이 아주 좋아지고 감기가 현저히 줄어드는 등의 긍정적 변화도 컸다. 지금은 질문에 대해 짧게나마 적절한 대답을 한다. 지난 달에는 엄마가 누나를 마트에서 잃어버려 당황하자 효찬이가 엄마와 같이 누나를 찾으면서 "엄마 저쪽을 찾아요, 저는 이쪽을 찾을 께요. 이쪽은 없어요." 라고 해서 아주 기특했다고 한다. 한 해가 갈수록 문제가 절반씩 줄어들고 있으므로 학교입학 전까지 모든 치료가 잘 마무리되기를 기대해본다.

| 자폐증과 정신지체의 차이점 |

아기가 눈맞춤이 잘 안 된다고 혹시 자폐증이 아닌가 겁을 내는 엄마들이 있다. 아기 때의 시각발달 과정상 그럴 수도 있지만 드물게 자폐아동이라서 눈맞춤이 안 되기도 한다. 자폐아동의 주된 특징은 상호작용이 떨어져 자극에 대한 반응이 적고, 언어발달이 더디고, 특이한 행동을 보이기도 한다는 점이다. 정신지체 아동도 유아기부터 언어발달이 늦은 경우가 많고 엄마가 놀아주려 해도 반응이 적어 자폐증과 구별하기 어렵기도 하다.

● **자폐는 상호작용이 떨어지고 정신지체는 발달이 느리다.**
자폐는 3세 이전에 발병하고 상호작용의 결여, 언어발달지연, 행동문제를 동반하는 질환으로 500명당 1명꼴로 발병된다.

아기들은 출생 후 엄마와 특별한 관계를 맺는 애착이 시작되고, 다른 사람의 행동을 모방하여 배우고, 타인의 감정이나 기분을 이해하고, 상징놀이를 통해서 사회성을 발달시킨다. 자폐아동은 이런 사회적인 정보를 이해하고 반응하는 능력이 떨어진다. 그래서 엄마나 가족의 얼굴 표정을 이해하지 못하여 기이한 표정을 짓기도 하고, 타인의 감정을 느끼지도 못하고, 장난감에도 관심이 없는 경우가 많다. 또한 이름을 불러도 반응하지 않거나 쳐다보지 않기도 한다.

사회성 뿐만 아니라 언어발달의 지연이나 특이한 의사소통 방식을 드러낸다. 다른 사람 말을 앵무새처럼 따라서 말하는 반향어를 보이거나 소프라노 톤으로 특이하게 말하는 특성을 보인다.

정신지체는 18세 이전에 발병되고 평균 이하의 지능(70 이하)과 일상생활에서 적응장애가 있다. 여기에 속한 아동은 상호작용이 정상적이어서 엄마나 가족이 놀아주면 반응을 잘하지만, 또래에 비하여 느리고 더딘 경우가 많다. 특이 유아기 때부터 주로 언어와 운동발달이 지체되는 것이 특징이다.

● 발달이 더딘 경우 어떻게 해야 하나?

아이들이 말과 걸음마가 늦을 경우 늦돼서 그런다고 마냥 기다리기만 하는 분들도 있다. 그러나 언어와 걸음마가 15개월이 지나도 시작되지 않으면 전문가의 상담을 받아야 한다.

28. 자폐진단에서 경계선지능으로 바뀐 지민이

3세 4개월이었던 지민이는 내원 당시 가져온 타병원의 임상심리 평가보고서에 이렇게 기록되어 있었다. '의사소통이 불가능하여 지능검사 수행이 되지 않았으며, 다른 검사항목들을 봤을 때 발달수준이 만 2세 전후에 해당될 것으로 여겨진다. 특히 언어발달에 상당한 지체를 시사하고 행동상의 문제, 의사소통, 사회관계와 관련된 문제....등등. 진단: 자폐장애'. 지민이를 임신했을 때 회사문제, 계획에 없던 임신, 아기의 건강이상 등으로 엄마가 스트레스를 많이 겪고 커피를 자주 마셨다. 생후 21개월 전에는 말하는 것이 전혀 없고 눈맞춤도 되지 않았으며 손만 빨고, 장난감을 일렬로 줄을 세우는 모습을 보였는데 이 무렵 대학병원에서 자폐로 진단을 받았다. 생후 21개월경에 '엄마' 라는 말을 시작했지만 이후에도 언어가 별로 늘지 않았다가 한의원에 오기 몇 달 전, 아동의 외할아버지 외할머니께서 집에 오셨다가 지민이와 2주간 밤낮으로 같이 놀아주고, 말을 하고, 눈을 맞추는 노력을 기울이셨더니 우연히 눈맞춤이 시작되면서 말을 모방하기 시작했다고 한다.

40개월부터 59개월까지 언어발달을 향상시키기 위한 약물치료를 지속했다. 치료 2개월 후부터 말이 늘었다. 운동 능력도 개선되어 연필을 쥐고 수직선 수평선 동그라미를 그릴 수 있게 되었다. 4-5개월 후에는 보라, 주황, 하얀, 연두, 검정, 초록, 연두색을 구분했다. 숫자를 순서대로 10까지 셀 수 있었는데 두개까지는 수개념도 이해하게 되었다. 6-7개월 경과할 무렵에는 역할놀이는 안되나 누나와 전보다 잘 어울려 놀았다. 동물원에 다녀와서는 "오리 봤어요, 자동차 탔어요."라고 하면서 그날 있었던 일을 표현하기 시작했다. 8개월 후 집에 전화가 오면 받아서 "여보세요!"라고 말했고, 유치원 선생님의 칭찬을 받으려고 신발을 가지런히 정리하기도 했다. 안과 밖, 위와 아래와 같은 공간개념 이해에 다소 어려움을 보였으나 "나 삐졌어, 할아버지 할머니 좋아요."라며 자신의 감정을 표현하기 시작했다. 누나와는 "내꺼야!"하면서 싸우기도 하나 다른 아이들과 있을 때는 더 어린 나이의 아이에게 장난감이나 과자를 뺏기고도 그냥 가만히 있었다.

치료 1년이 지나는 동안 말은 계속 늘었고, 누나나 형들과는 상호작용도 잘되었다. 하지만 놀이터에서 친구들을 보면 조금 쭈뼛거렸다. 대체로 시각적 정보의 기억은 잘하나 청각적 정보의 기억은 길게 가지 않는 편이라 수퍼마켓에 가서 물건 사오는 훈련을 하는 중이다. 엄마의 심부름을 하면서 일러 준대로 물건을 빠트리지 않고 사오기 위해 노력하고 또 가고 오는 길은 미리 주의를 준대로 보도로만 다녔다. 한 때는 지능검사 불능의 자폐장애로 진단받았으나 언어와 지적인 능력이 향상되어 자폐장애와 상관이 없는 아동으로 자랐다. 경과가 좋았고 치료를 지속했을 때 더 나은 지적능력과 언어능력을 획득할 가능성이 높았음에도 불구하고 치료를 중단하게 되었다. 바라기는 뇌발달에 대한 치료가 보험적용이 되거나 아니면 국가에서 지원하는 비용이 현실화되어 발달이 늦는 아동을 키우는 가정의 어려움을 덜 수 있으면 좋겠다.

>> 지능검사(K-WPPSI) <<

검사당시 나이	1차 검사(3세 3개월)	2차 검사(4세 10개월)
전 체 지 능	검사 불능(만 2세 수준)	73
언어성지능	검사불능	71
동작성지능	검사불능	81

>> 언어검사 <<

	4세	4세 9개월
검 사 도 구	PEP(교육진단검사)	PRES(취학전언어검사)
언 어 이 해	31~36개월	47개월
언 어 표 현	33~38개월	47개월

29. 다른 사람의 감정에 둔감한 찬의

겁이 많은데다 집중력이 짧아 학습에 어려움이 많았던 찬의는 언어치료를 받던 중 4세에 내원했다. 찬의아빠의 장기 출장으로 인해 엄마가 임신기간동안 내내 불안했다고 한다. 찬의는 생후 24개월이 지나서야 '엄마' 라고 말을 시작했고, 어려서부터도 눈맞춤이 매우 짧고 감기가 잦았다. 내원 당시 관찰해보니 만 4세인데도 아직까지 문장이 시작되지 않아 단어 하나만으로 말하거나 혼자 중얼거려 표현언어가 18개월 수준이었다. 유치원에서는 다른 아이들과 어울리지 못했고, 공동으로 완성하는 과제활동에 참여하지 않았다. 또 밤에 불을 끄면 무서워하고 자면서 깜짝 깜짝 놀라기도 했다. 배 아프다는 말을 자주 했는데 평소 육류를 좋아하며 채소를 싫어하고 변이 굳은 점으로 보아 식습관 때문인 것으로 보였다.

언어발달을 촉진하고 두려움을 줄이는 방향으로 한약 치료를 시작했다. 점차로 말귀가 트이면서 언어 이해력이 나아지고 짧은 문장으로 말하기 시작했다. 언어치료실에서도 전보다 내용을 잘 이해하고 집중도가 나아졌다. 말이 계속 늘면서 치료한지 9개월이 지난 시점부터는 눈맞춤의 시간이 길어지고, 문장으로 된 대화를 주고받게 되었다. 현재는 질문을 많이 하고, 반어법도 사용한다. 학습은 가정에서 어머니가 적극적으로 돕고 있고 일부는 학원을 보내 보충하고 있다. 감기는 눈에 띄게 줄어서 보통 아이들보다 건강한 편이며 사회적 관습이나 상황파악도 전보다 나아졌다. 아직 추상적 기호에 대한 이해와 암산능력이 부족하여 치료를 지속하고 있다. 1년 전에 비해 지능지수가 10정도 상승했다.

신경심리검사

전두엽과 관련한 실행기능이 의미 있게 상승했다. 아동이 비언어적 과제의 추론이 과거에 비해 나아지면서 상황예측과 적응능력이 더 원활해진 것으로 보인다. 언어이해에 있어서는 별다른 변화가 없지만, 언어유창성이 상승된 것은 실제 언어발화가 늘어난 것과 관련이 있다. 하지만, 이해력은 아직 충분히 개발되지 못해 지속적인 치료가 필요하다.

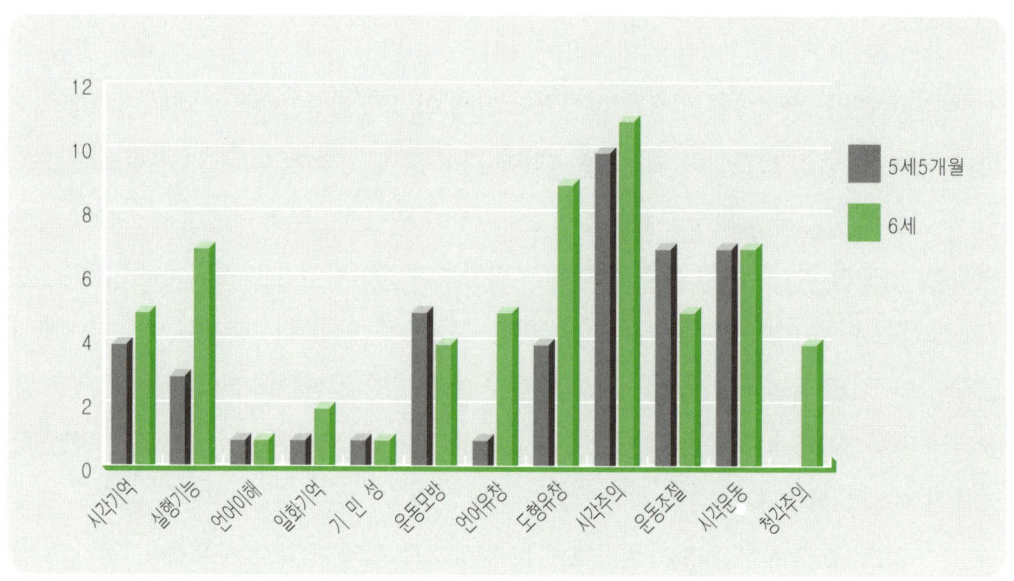

30. 언어발달이 매우 더뎠던 자폐성향의 준기

5세 무렵에 내원했던 준기는 돌 전에 '엄마', '아빠'를 말했지만 이후로 언어가 퇴행했었다. 초진당시 자발어가 거의 없었고 본인이 절실하게 원하는 것이 있을 때만 '엄마'라는 말을 했다. 평소 대부분의 표현은 '우우' 또는 '어어' 하는 식으로 소리를 내는 수준이었다. 겁이 많아서 북채만 봐도 자신을 때리는 줄 알고 미리 울 정도였다. 그래서 다른 사람 눈치를 보면서 쉽게 긴장을 했으며, 주로 혼자 놀고 다른 사람과의 접촉을 피했다. 당시 신경정신과의원에서 전반적발달장애로 진단을 받았고 언어와 인지치료를 받던 중 내원하였다.

치료 3개월 무렵부터 얼굴 표정이 밝아지면서 사촌들이나 친구들하고 조금씩 어울리기 시작했다. 겁과 긴장감이 감소하면서 식욕이 증가하였다. 또한 자기주장이 늘면서 동시에 떼쓰기가 심해져 자기 하고 싶은대로 하려고만 했다. 본인이 원하는 대로 되지 않으면 울려고 하였다. 반면 자발어가 늘어서 '엄마', '아빠', '매', '줘', '안돼', '밥' 등의 말을 했었다. 유치원에서 놀고 있는 다른 아이들에게 흥미가 생겨서 바라보기는 했지만 아직 놀이에 참여하지 못했다. 행동모방이나 포인팅(pointing)은 잘 나타났지만 설명할 때 집중하지 못하고 눈은 다른 곳을 쳐다보았다.

치료 6개월이 경과하면서 유치원에서 많이 웃고, 움직임이 많고, 식욕이 많아서 먹을 것을 찾아 다녔다. 그러나 이전과는 달리 먹을 것이 없어도 신경질을 덜 내었다. 겁이 있기는 해도 과거처럼 심하지 않았다. 이후에도 왕성한 식욕과 더불어서 불안하면 소리를 지르거나, 고추를 만지거나 하는 문제가 자주 나타났었다. 또한 유치원에서 선생님의 지시 따르기가 거의 되지 않았고 행동상의 문제로 어려움이 계속되었다.

치료 1년 정도 경과 시 말을 따라 하도록 시키면 흉내를 내려고 노력을 하였고, 발음이 정확하지 않아도 말로 표현을 했다. 놀러간 곳을 물어보면 '제-주-도' 하는 식으로 음절을 끊어서 표현했고, 어디서 잤는지 물으면 '호-텔'이라고 표현하기도 했다. 오랫동안 가르쳤던 선생님이 최근 들어 인지력이 많이 좋아졌다고 평가를 했었다. 또한 자발어도 더 많이 늘어서 "밥 주세요", "라면 주세요"라는 욕구표현이 많아졌다.

검사당시 나이		5세 5개월	6세 11개월
검 사 도 구		PEP	PEP-R
발달검사	발달연령	30개월	41개월
	발달지수	46.2	49.4
	모 방	24-33개월	47-49개월
	지 각	18-25개월	55-61개월
	소 근 육	46-50개월	52-54개월
	대 근 육	35-42개월	58-60개월
	눈손협응	31-35개월	46-44개월
	언어이해	24-27개월	동작성 : 42-44개월
	언어표현	0-23개월	언어성 : 23-25개월

모방, 지각 등의 비언어적인 능력은 많은 향상이 있었지만 초기부터 문제되었던 언어능력상에서 이를 따라가지 못하여 여러 가지 문제행동이 나타났다. 초등학교에서 주된 문제라면 갑자기 '어' 하는 소리를 내는 것들이었지만 수업시간에 착석은 가능해 졌다.

한약 치료 후 발음은 많이 개선되었지만 자발어가 아직 많지 않다. 주로 언어이해력이 개선되었고, 음절을 부드럽게 연결해서 말할 수 있게 되었다. '노래', '과자 주세요.' 등의 표현이 많다.

| 칠정과 정서 |

우리는 '느낌이 좋다! feel이 왔다! 좋다! 나쁘다! 즐겁다!' 등등의 반응을 수시로 보인다. 이런 감정들은 우리를 행복하게 혹은 불행하게 만들거나, 긍정적이거나 부정적으로 반응하도록 한다. 한의학에서는 이와 같은 감정을 칠정(七情)이라 하여 모두 7가지 감정으로 분류한다. 그렇다면 이러한 감정은 어떠한 역할을 하며, 이것이 잘못될 경우 인체에 미치는 영향은 무엇일까? 이를 한의학적인 관점에서 알아본다.

● 감정은 장부(臟腑)와 관련이 있다

감정은 희노우사비공경(喜怒憂思悲恐驚) 즉, 기쁨, 화남, 우울함, 생각, 슬픔, 두려움, 놀람 총 7가지로 나누어진다. 이러한 감정 중 기쁨은 심장과, 화냄은 간(肝)과, 우울함과 슬픔은 폐(肺)와, 생각은 비(脾)와, 두려움은 신(腎)과, 놀람은 담(膽)과 기능적으로 연관되어 있다. 그래서 심장에 열이 있으면 이유 없이 웃고, 신이 약하면 두려움을 많이 느끼게 되고, 간에 열이 있으면 쉽게 화를 내고, 폐의 기능이 좋지 않으면 자주 울게 된다. 자폐아동 중에 웃음을 참지 못하거나, 지나치게 두려움을 느끼거나, 별일 아닌 것에 울음부터 터트리는 경우가 있다. 이런 경우 장부의 기능을 살펴 조절함으로써 정서적인 안정을 취하게 할 수 있다.

● 감정은 육체(肉體)와 정신(精神)의 중간자

감기에 걸린 것처럼 몸 상태가 좋지 않으면 짜증이 나거나 무기력해지는 경우가 있다. 또는 별다른 이유 없이 우울해지기도 하고, 즐거운 느낌이 들기도 한다. 이처럼 특이한 외적 자극 없이 장부(臟腑)의 상태에 따라서도 감정의 변화가 일어난다. 이와는 반대로 무척 화나는 일이 있더라도 의식적으로 "참아야 한다."라고 생각하면 화가 덜 난다. 기분이 울적하더라도 의식적으로 즐거운 일들을 생각하면 기분이 좋아질 경우도 있다. 이처럼 정신을 통하여 감정을 조절할 수 있다. 이런 현상을 동의보감에서는 '신(神)이 칠정(七情), 즉 일곱 가지 감정을 통제 한다'라고 표현하고 있다. 이처럼 감정이란 오장육부(즉, 육체)와 정신(精神)의 영향을 동시에 받는다.

이와는 반대로 지나친 감정의 변화는 정신과 육체의 건강 상태를 나쁘게 한다. 이러한 감정의 문제로 질병이 생기면 한의학에서는 보통 '화병'이라고 표현한다. 성인은 스트레스를 어느 정도 이겨낼 수 있지만, 아동은 신체적 또는 정신적으로 성숙되지 않아 정서의 영향을 쉽게 받는다. 아이들을 키울 때 조그마한 장난감에도 기뻐하고 별일 아닌 것에도 쉽게 삐지는 것을 볼 수 있다. 소아기의 좋지 않은 경험들은 성장과 발달을 저해하거나, 성인기에까지 부정적인 영향을 줄 수 있다.

● 감정은 내부조건과 외부조건의 영향을 받는다

칠정(七情)은 내부적으로 육체와 정신의 영향을 받기도 하지만 외부 환경적인 영향도 함께 받는다. 한의학의 고전(古典)인 [황제내경(黃帝內經)]의 〈사기조신대론(四氣調

神大論)》에 "여름에는 화내지 말고…가을에는 뜻을 안정시키고…" 하는 표현이 있다. 이는 계절에 따라 다른 감정을 느낀다는 것을 은유적으로 나타낸 것이다. 가을이면 쓸쓸함을 느끼는 것처럼, 감정은 외부 조건인 계절, 기후, 지리, 인간관계 등의 영향을 받는다. 아빠가 화를 내면 아이들은 겁을 먹고, 반대로 아이들이 짜증을 내거나 울면 부모의 마음이 불편해지는 것들이 그러한 예이다.

감정처리가 아직 미숙한 시기의 자녀를 위해서는, 먼저 부모부터 자신의 감정을 다스려야 한다. 내가 화나면 아이도 함께 화날 수 있고, 내가 슬퍼하면 아이도 함께 우울해 질 수 있고, 내가 행복하면 우리 아이들도 함께 행복해 질 수 있다. 행복한 아이로 키우기 위해서는 첫째, 신체적으로 건강해야 한다. 둘째, 올바른 생각을 할 수 있도록 안정된 교육이 필요하고, 마지막으로 행복한 가정생활을 해야 한다.

31. 표정에 불안이 가득했던 세연이

타 병원에서 아스퍼거 증후군 의증으로 진단받은 6세 세연이는 어려서부터 언어치료와 놀이치료를 받았다. 내원직전 지능검사결과에서 전체지능은 70이었으나 동작성지능이 53, 언어성지능이 88로 지능 간 차이가 아주 컸다. 어려서부터 포커페이스라 할 정도로 무표정했고, 수면장애가 오래 지속되었다. 긴장한 탓인지 첫 진료시간에 거의 동문서답을 했고, 그나마 아주 느린 속도로 온 몸에 힘을 줘 가성으로 쥐어짜내듯 힘들게 대답하였다.

한약복용 한 달 후 식사와 수면시간이 조금 늘어 잘 먹고 잘 잤다. 그러나 수업시간에 발표하고 싶어 손들었는데 선생님이 시켜주지 않으면 가방을 싸서 집으로 오려고 하거나, 일부러 정답과 정반대로 말하며 주목을 끌기도 했다. 본인이 직접 만들기나 그리기를 하는 활동은 싫어했다. 석 달 후에는 줄넘기를 30개까지 스스로 하고, 구름사다리도 지나다니며 가위로 오리는 활동에 인내심을 갖고 하게 되었다. 다섯 달 후부터는 가성과 자신의 굵은 목소리가 반반씩 나오기 시작했다. 수면은 안정이 되면서 잠들기까지 걸리는 시간이 30분 내로 줄었다.

6개월 후 수학을 90점 받았고, 그림그리기를 전보다 잘하며, 노는 시간이 부족한 이유들을 나름대로 설명하면서 푸념을 했다. 9개월 후부터는 언어이해가 한층 나아져 주고받는 대화가 전보다 길어졌다. 1년이 지났을 무렵에 〈언어문제해결력검사〉 재검을 했는데 전에 비해 질문에 대하여 빠른 속도로 정확하게 대답하였다. 말하는 속도나 호흡조절도 자연스러우며 학교에서의 수업태도가 전에 비해 더 좋아졌다. 1년 6개월이 지나면서는 대화가 한층 더 유창해졌다.

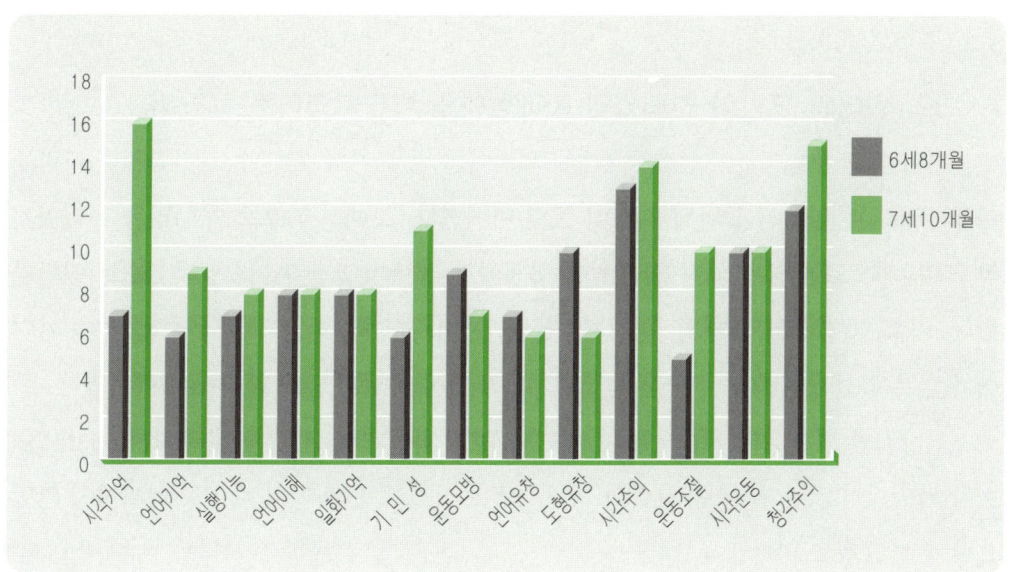

신경심리검사

　　시각이나 언어과제의 기억력에서 상당한 변화를 나타냈다. 때문에, 학습상황에서 이해한 것을 좀더 효율적으로 기억하고 인출해 내는 것이 학업성적 전반에 영향을 주었을 것으로 본다. 미세근육 운동의 기민성이나 운동 조절 능력이 양호해 진 덕에 정확하게 글씨를 쓰거나 일상생활에서 도구를 사용하는 소소한 작업 능력이 좀더 정교해진 모습이다.

> **| 아스퍼거 증후군이란? |**
>
> 자폐증과 유사하지만 언어와 인지적인 발달은 정상적이라는 것이 다른 점이다. 사회적인 상호작용은 자폐증과 유사하게 나타난다. 또한 행동양식, 흥미, 활동이 제약적이고 반복적이며 상동적으로 나타난다. 자폐아동의 70%가 정신지체를 동반하지만, 아스퍼거 증후군은 언어와 인지적 발달이 양호하며 지능은 평균범위가 대부분이나 주의력결핍, 과잉행동, 불안, 틱, 우울, 수면장애 등이 동반되는 경우가 많다.

32. 언어와 모방이 안되었던 자폐성향의 발달지연아동 혜진이

눈이 크고 생글생글 웃는 4세 4개월 혜진이는 말을 거의 못하며, 장난감이나 사람에 대해서 관심이 없어서 엄마의 걱정이 컸던 아이였다. 순해서 키우는데 어려움이 없었지만, 전반적으로 발달이 느려 34개월에 병원에서 검사한 결과 언어발달지연으로 진단받았다. 이후 언어치료를 6개월, 심리치료를 1년 이상 꾸준히 받았으나 내원당시까지 자발어가 별로 없었고, "엄마", "아빠", "오빠" 등의 단어를 의미 없이 따라하는 정도였다.

전반적인 발달상태를 확인하기 위해서 PEP검사를 한 결과 또래에 비해서 2-3년 이상 지연되어 지각 및 모방 능력의 저하가 두드러졌고, 단음절의 소리도 따라하지 않았으며 동작 모방도 미숙했다.

자폐검사(CARS)에서 35.5점으로 '경증-중간 자폐'에 해당되었다. 이불이나 부드러운 감촉의 물건을 좋아하는 감각집착 증상이 있었다. 진료실에서도 지시에 따르지 못하고, 눈맞춤을 회피하면서 생글생글 웃으며 무의미한 음성을 반복적으로 내거나, 의미 없이 웃음을 짓고는 이리저리 돌아다녔다.

기존의 언어치료와 병행하여 한약치료를 시작했는데 어지증(語遲證)으로 보아 언어발달이 촉진되도록 하였다. 치료 시작한지 2-3개월경에 "고마워", "안녕", "빵" 등의 간단한 단어 수준의 자발어가 생기기 시작했고, 말귀가 트이면서 알아듣는 정도도 조금씩 늘었다. 눈맞춤도 더불어 늘었다. 행동모방이 차츰 늘어나 베란다에서 언니들을 따라다니면서 놀기도 하고, 율동을 좋아한다고 했다. 의사소통 능력이 늘면서 집에서 떼쓰기와 고집이 줄었다.

전에는 무관심했던 버스, 차, 트럭 같은 장난감에 관심을 보이기 시작했다. 퍼즐에 흥미가 생겨 12조각 정도 맞출 수 있게 되었다. 그림에 대한 관심도 전혀 없었는데, 차츰 눈, 코, 입을 그리기 시작했다. 감정표현도 늘어서 좋고 싫은 느낌을 표현하기 시작했다. 전에는 차만 타면 떠들었는데 차분히 앉아 있게 되었다. 줄서기나 규칙 따르기에서도 차츰 줄을 섰다. 옷을 혼자 입고 갈아입기도 하는 등 신변처리 능력이 늘었다.

한방치료는 약 8개월 정도 하였고, 치료과정 중에 언어발달이 향상되어서 "업어줘.", "풍선 불어봐.", "안돼." 등 단어를 연결한 간단한 대화가 가능하게 되었다. 모방 능력과 놀이도 늘어서 피아노를 치거나 찰흙으로 모양을 맞추거나 사람의 모습을 그리게 되었다.

학습이 조금씩 가능해져서 한글을 조금씩 보고 쓰거나 자기 이름을 쓰기 시작했고, 1부터 20까지 숫자를 이해하게 되었다. 자폐 성향 중에서는 소리에 민감하거나, 혼자 노는 것이 줄어들어 남과 같이 어울리게 되었고, 특정 감각에 예민한 것이 줄었다. 사람이나 장난감에 대한 관심과 상호작용이 늘었고, 인형을 가지고 감정표현을 하는 상징놀이가 생기기 시작했다.

>> 교육진단검사(PEP) <<

검사당시 나이		4세 4개월	4세 11개월
검 사 도 구		PEP	PEP
발달검사	발달연령	2세 9개월	3세 2개월
	발달지수	63.5	64.5
	모 방	1세 9개월	3세 4개월
	지 각	1세 5개월	1세 9개월
	소 근 육	3세 6개월	3세 6개월
	대 근 육	5세 3개월	5세 3개월
	눈손협응	5세 3개월	5세 3개월
	언어이해	2세 7개월	3세 3개월
	언어표현	1세	2세 2개월

자폐성향이란?

자폐증이라는 용어는 1911년 스위스의 정신과 의사인 Eugen Bleuler가 현실 접촉을 상실한 사람을 기술하기 위해 처음 사용했다. 이후, 자폐증은 사회적 상호작용, 의사소통능력 그리고 제한적이고 반복적이며 정형화된 행동이나 관심 등 세 가지 주요한 특징이 있다고 정의되어 왔다. 자폐아의 약 80%는 정신지체를 동반하고 20%는 정상지능 또는 평균 이상의 높은 지능을 지닐 정도로 지능수준이 다양하다. 또한 언어능력도 평생 말을 하지 않는 경우부터 의사소통이 가능할 정도의 수준을 보이는 경우까지 개인차가 크다. 행동 특성도 자폐인만의 특이한 행동이 나이에 따라 개선되거나 혹은 그대로 유지된다.

이렇게 개인에 따라서 다양한 자폐증상이 나타나므로 자폐진단 기준의 일부 증상만을 보이는 경우가 있다. 즉 자폐진단의 3대 특징에 모두 해당되지 않지만 자폐성향이 존재한다는 의미에서 이를 비전형적 자폐장애(PDD-NOS), 자폐 스펙트럼 장애(spectrum disorder), 유사자폐, 자폐적 성향 등의 다양한 용어로 지칭한다. 이 경우, 과거 영유아기 때 자폐적인 성향을 보여 온 과거력이 있으며 자폐진단범주의 일부 영역만 해당이 되고 자폐적인 특성이 또래관계 및 학습 수행 등의 생활 전반에 영향을 미친다. 실제, CARS(자폐진단평정척도) 검사상에는 자폐아님에 해당되는 30점 미만으로 나타나기도 한다.

33. 말을 거의 하지 않았던 자폐아동 성준이

6세경에 한의원에 내원했던 성준이는 평소 겁이 많아서 병원에 들어가는 것도 무서워했다. 이런 두려움은 낯선 사람, 처음 가 본 건물이나 어두운 곳에서 주로 나타났다. 또한 유치원에서 있었던 일, TV에서 본 것, 낮에 있었던 일들을 혼자 중얼거렸고 성준이 엄마는 그것을 듣고 유치원에서 무슨 일이 있었는지 알 수 있었다고 한다.

24개월에 말을 시작했고, 내원당시 글을 읽을 수 있었지만 짧은 책의 내용은 50%정도 파악할 수 있었고, 낯선 사람이 묻는 말에는 대답하지 않았다. 자신이 먼저 말하는 경우가 거의 없었고 엄마가 묻는 말에는 대답을 하는 편이었으며, 질문의 뜻을 모르면 앵

무새처럼 똑같이 따라서 되묻는 반향어가 있었다.

치료 6개월이 경과하면서 중얼거림이 90%정도 감소하였고, 반향어가 줄어들기 시작했다. 과거에 비하여 상황에 맞는 말을 더 많이 하고, 그림을 그릴 때도 다양한 색을 사용해 색칠했다. 다른 아이들이 놀면 함께 참여하여 소꿉놀이를 하기도 하였다. 자신이 만든 비행기를 엄마에게 보여주면서 "비행기 완성"이라고 말을 걸어오기도 하여 자발적인 언어표현과 사회성의 발달을 보였다.

〉〉 교육진단검사(PEP) 〈〈

검사당시 나이		6세 5개월	7세 3개월
발달검사	발달연령	37개월	53개월
	발달지수	45.3%	60.9%
	모 방	37-43개월	37-43개월
	지 각	13-20개월	45-49개월
	소 근 육	46-50개월	62-64개월
	대 근 육	61-65개월	67-69개월
	눈손협응	51-54개월	67-69개월
	언어이해	34-39개월	44-47개월
	언어표현	29-33개월	58-62개월

방학 때 이유 없이 울기도 했지만 치료하면서 개선되었고 전반적인 생활을 잘하고 있다. 과거에 비하여 발화량이 늘어 말이 많아졌다. 긴 문장으로 말하지는 못하나 뉘앙스와 음률을 통한 의사표현이 풍부해졌다.

| 자폐증의 언어특징 |

자폐인은 유아기 때부터 언어발달의 징후에 해당하는 '함께 주의하기', '상징놀이' 등에 결함을 가지고 있다. 그러므로 비정상적인 언어발달은 자폐아동에게서 자연스러운 현상으로 볼 수 있다.

1) 언어발달의 지체

자폐인의 50%는 말 또는 비언어적인 몸짓, 행동 또는 표정 등의 능력을 평생 동안 습득하지 못한다. 자폐인의 25%는 정상적인 언어나 몸짓같은 비언어적인 기술을 습득할 수 있다. 자폐인의 25%는 제한된 의사소통 기술을 가질 수 있다.

2) 반향어

말할 수 있는 자폐아동의 85%는 메아리처럼 되뇌이는 반향어를 사용한다. 반향어에는 즉각적인 반향어와 지연된 반향어가 있다. 즉각적인 반향어는 말을 들은 즉시 되풀이 하는 것이고, 지연된 반향어는 오래 전에 들었던 단어나 문장을 반복하는 것이다. 반향어는 요구하기, 자기조절, 저항하기, 긍정하기 등의 의사소통 기능을 하기도 한다.

3) 대명사 도치

자기 자신을 가르키기 위해서 '나(I)' 보다는 '너(You)' 라는 표현을 한다. 상대방을 표현할 때 '너(You)' 보다는 이름을 사용하고, 자신을 표현할 때 '나(Me)' 보다는 자신의 이름을 사용하는 경향을 보인다. 대명사를 사용하는 자폐인에게서 자신을 표현할 때 'Me' 보다는 'I' 로 지칭한다. 이런 대명사 도치는 평생동안 지속될 수 있다.

4) 비정상적인 운율

자폐인의 언어는 특이한 리듬감, 알맞지 않은 강조, 부적절한 억양, 너무 크거나 작은 목소리 등의 특징을 보인다.

5) 비정상적인 언어소통

말하는 사람의 의도나 상대편이 나와 다른 견해를 가지고 있는 것을 이해하지 못한다. 대화 시 불필요한 세부항목이나 특정 주제에 집착하거나 새로운 주제로 부적절하게 넘어간다. 또한 다른 사람의 의도를 무시하고, 대화의 규칙을 잘 모른다.

6) 언어의 의미론적 문제

자폐인은 습득한 어휘, 문장력, 조음능력에 비하여 효과적으로 말하지 못한다. 습득된 단어를 다양하게 활용하지 못하거나 전혀 사용하지 않는다. 정보를 제공하거나 얻기 위한 의문사가 들어간 의문문의 사용이 적다.

7) 언어이해의 결함

자폐인은 언어를 이해할 때 단어보다는 문법에 더 의존한다. 또한 언어를 문자 그대로 이해하기도 한다. 그러므로 문법의 적절한 구사에 비해 의미를 이해하는 능력이 더 떨어진다. 예를 들면 '쟁반 같은 얼굴'처럼 비유나 뉘앙스가 들어간 표현을 이해하기 어려워한다.

8) 언어의 퇴보

일부 자폐아동은 생후 30개월 전에 정상적인 언어발달을 하다가 퇴보하는 경우가 있다.

34. 언어가 느렸던 발달장애아동 민우

4세 9개월에 내원했던 민우는 대학병원에서 발달장애2급 진단을 받고 언어와 동작 치료를 받고 있었다. 유치원에서 개별수업은 가능하지만 단체수업에 적응이 안 되어 그만둘 예정인 상태에서 한의원에 내원하였다. 소변은 가릴 줄 알지만 대변을 가리지 못한 상태였다. 평소 감정조절 능력이 부족해 상황에 맞지 않게 자주 웃거나 울면서 떼쓰기가 많았다. 또한 잠들기 어려워하여 재우는데 한 시간씩 걸렸고 아침에도 늦잠을 자는 편이였으며 인지발달과 언어표현이 느려 말보다는 행동표현이 더 많았다.

치료 6개월이 경과하면서 수면문제가 개선되어 전보다 빨리 잠들게 되었다. 또한 언어표현이 늘면서 입모양을 따라 모방을 하고, 학습지를 공부하면서 묻는 말에 단어로 표현을 하기도 했다. 전반적으로 언어이해와 표현력이 향상되었고 장난이 더 많아졌다. 집중력이 개선되면서 움직이는 것이 많이 줄었고, 눈 마주침이 좋아지면서 다른 사람 눈치를 조금씩 보기도 하였다. 떼를 쓰더라도 말로 제지하면 쉽게 누그러지고 외출 시 충동적으로 뛰어가던 행동이 많이 감소되어 엄마를 잘 따라다니는 등의 변화가 있었다.

>> 교육진단검사(PEP) 결과 <<

검사당시 나이		4세 10개월	6세 9개월
발달검사	발달연령	2세 9개월	4세 9개월
	발달지수	57	68.7
	모 방	22-31개월	45-50개월
	지 각	25-31개월	58-62개월
	소 근 육	40-44개월	70-74개월
	대 근 육	28-35개월	61-65개월
	눈손협응	39-42개월	61-64개월
	언어이해	33-38개월	46-49개월
	언어표현	29-33개월	58-62개월

>> 언어검사(PRES)결과 <<

검사당시 나이	4세 10개월	5세 6개월	6세 9개월
전 체 언 어	26개월	31개월	38개월
언 어 이 해	35개월	38개월	44개월
언 어 표 현	20개월	23개월	32개월

일 년 이상의 한약복용으로 잘 먹고, 잘 자고, 대소변 잘 가리고, 다른 아이들과 잘 어울리게 되었다. 누나와 소꿉놀이를 하면서 두 문장 정도의 수준으로 대화를 나누기도 하고, 글자를 조금씩 익히고, 숫자 세기와 덧셈을 배울 수 있게 되었다.

| 사회성숙도 검사(SMS) |

사회성숙도 검사는 사회적 능력(social competence), 즉 적응행동(adaptive behavior)을 평가 혹은 측정하기 위해 표준화된 검사이다. 미국에서 Doll이 '바인랜

드 사회성숙 척도(Vineland Social Maturity)'를 1935년 처음 만들었으며 이후, 1984년에 '바일랜드 적응행동척도'로 개정되었다. 이를 토대로 한국에서는 1985년도에 '사회성숙도 검사'라는 이름으로 처음 출간되었다. 이 검사는 개인의 성장 또는 변화, 개인차를 측정하며 정신지체를 구별하는 데 도움을 준다. 또한, 생활지도와 아동 훈련의 기초 자료를 수집하는데도 유용한 정보를 제공해 준다.

35. 산만함으로 상호작용과 언어가 지연된 아스퍼거 증후군 아동 찬혁이

6세 6개월 찬혁이는 내원 당시 단어 위주로 말을 하는 정도의 언어수준이었고, 또래 아이들에게 관심이 없어 잘 어울리지 못했다. 돌 전부터 잘 안 먹고 잘 안 자며 고열이 나는 등 병치레를 자주 했다. 말은 20개월에, 걸음마는 17개월에 시작할 정도로 초기발달이 느렸다.

소아정신과에서 아스퍼거 증후군과 언어발달지연으로 진단받은 후 언어, 인지, 놀이치료 등 지속적인 특수치료와 중추신경흥분제를 복용해 왔으나 수용언어에 비해서 언어표현이 크게 향상되지 않았다.

처음 내원시 언어 이해는 동물, 식물, 가구, 채소, 교통기관, 연필과 같은 단어를 듣고 그림을 짚는 정도였고, 언어표현은 "아빠", "자자"와 같이 단어로만 표현하고 문장은 나타나지 않았다. 더불어 발음이 불분명하여 받침 있는 단어 표현이 서툴렀다. 언어검사 결과 2-3세 수준으로 나타나 또래에 비해 2-3년 이상 지연된 소견을 보였다. 평소에 과식과 더불어 주의가 산만하고 행동이 많아서 언어발달을 촉진하고, 활동량이 줄도록 처방을 하였다.

기존의 여러 치료와 병행하여 6개월간의 한방치료 후 "엄마 슈퍼가자!", "와! 귤이다.", "맛있다."같은 전에 못했던 표현이 늘었고, 문장으로 대화를 주고받을 정도로 말이 많아졌다. 과식습관이 줄었고 행동이 차분해지면서 집중력이 향상되었다. 특히 또래에 관심이 없거나, 무의미하게 여기저기 돌아다니고 지시에 반응이 없었던 행동들이 줄면서 눈맞춤이 증가하고 지시사항을 잘 따르게 되었다.

아직까지는 물건을 자주 잃어버리거나, 숙제를 못하거나, 말이 많아서 중얼거리는 것이 있지만, 치료받던 기관의 언어검사상 언어이해는 만 6세 수준, 언어표현은 만 4세 수준으로 불과 몇 개월 만에 눈에 띄게 향상되었다고 했다.

본 아동은 산만함이 상호작용을 방해했고 언어발달지연을 초래했을 것으로 판단된다. 그리고 과잉행동과 주의력이 개선되면서 단기간에 언어소통이 부쩍 늘어난 점으로 보아 잠재적인 능력은 좋았을 것으로 추정된다.

항목		5세 7개월	6세 3개월	6세 6개월	7세
언어발달 능력조사	기초 행동	3세 0개월	3세 0개월	한방치료 시작	4세 0개월
	언어이해력	2세 9개월	4세 0개월		6세 0개월
	언어표현력	2세 6개월	2세 6개월		4세 0개월
	그림어휘력	3.6세-3.11세	3.6세-3.11세		6.0세 ~ 6.5세
PRES	수용 언어	2세 4개월	3세 6개월		5세 8개월
	표현 언어	2세 5개월	2세 7개월		4세 5개월
	문장이해력	자료없음	자료없음		5세 1개월 ~ 5세 11개월
	언어이해 인지력	자료없음	자료없음		5세 1개월 ~ 5세 11개월
사회 성숙도검사	사회화지수 (SQ)	75	92.8		108

36. 자폐성향이 있다고 진단받고 내원한 발달지연아동 진유

6세에 내원하였던 진유는 돌 전에 옹알이나 낯가림이 별로 없었다. 말은 두 돌 무렵에 시작했고, 세 살 때는 맨홀 뚜껑을 두드리거나 자동차 바퀴를 돌리며 놀았고 가던 길로만 가려고 고집을 부렸다. 다섯 살 무렵 대학병원에서 지능검사에 응하지 않아서 정확한 진단은 못 받았지만 자폐성향이 있다는 소견을 받았다.

한의원 내원당시 이십까지 순서대로 숫자를 외웠지만 수 개념 형성이 되지 않아 물건을 셀 수 없었다. 평소 세모, 네모를 자주 그렸는데 기차에 관해서는 창문, 연통, 철길까지 꽤 상세하게 그렸다. 하지만 사람을 그릴 때는 세 개의 형태로 대충 머리, 몸통, 다리만 그랬다. 언어는 일어난 순서대로 말하는 정도였다. 겁이 많아 잠잘 때 불을 끄지 못하게 하였다.

어지(語遲)로 진단하여 한약치료를 시작했다. 5개월 후부터는 언어사용이 늘어나면서 놀 때 동생과 말하는 시간이 길어지기 시작했다. 치료 일 년이 지나면서는 사촌들과도 "우리 유령놀이하자."면서 함께 어울렸고, 자주 만나는 친구들과 함께 어울려 놀 수 있게 되었다. 다만 낯선 아이들과는 어울리지 못했고, 친구들이 끼워주지 않으면 놀이에 능동적으로 참여하지 못했으며 친구들이 소리를 지르면 위축되었다.

주된 변화는 언어에서 나타났는데, 자기기 원하는 것을 말로 정확하게 표현하고 간단하게 원인이나 이유를 설명하기도 했었다. 또한 질문이 늘어서 "몸에 피가 왜 있어야 하는지?", "장난감 주사기는 왜 아프지 않은지"를 묻곤 했다. 상상놀이도 가능해졌고, 동생 옷을 입혀주기도 하였다.

긴 글의 내용을 파악하는데 어려움이 조금 있으나 치료 2년 6개월이 지나서부터는 학교에서 받아쓰기 100점을 받아왔다. 동화구연대회에서 동상을 받기도 했는데, 심사위원과 눈을 마주치지 않아 아깝게 금상을 놓쳤다고 했다.

>> 교육진단검사(PEP) 결과 <<

검사당시 나이		5세 8개월	6세 9개월
발달검사	발달연령	3세 7개월	5세 3개월
	발달지수	64.7	77.8
	모 방	5세 9개월	5세 9개월
	지 각	5세	5세
	소 근 육	4세 7개월	6세
	대 근 육	6세 3개월	6세 3개월
	눈손협응	3세 7개월	6세 3개월
	언어이해	3세 8개월	4세 9개월
	언어표현	4세 4개월	5세 2개월
사회성숙지수		69	93

> | 교육진단 검사(PEP: Psycho-Educational Profile) |
>
> PEP는 1971년에 E. Schopler, R. J. Reichler에 의해 제작되었고, 1976년에 개정되었으며, 국내에서는 1987년 김정권에 의해 교육진단검사라는 이름으로 번역출간되었다. 이 검사도구는 자폐적이고 의사소통에 제한이 있는 아동들의 교육과 치료를 위한 진단과 평가에 목적을 두고 있다. 즉, 발달장애, 자폐아동, 정신증 아동의 발달수준과 개인차가 심한 자폐아동의 장단점을 파악하여 치료교육의 계획을 세우는데 유용하다. 특히, 지능검사처럼 구조화된 검사에 협조가 어렵거나 반응을 보이지 못하는 아동들의 발달 기능을 살피고 진단하는데도 도움을 준다.
>
> 정신 연령이 1~5세 정도로 추정되는 아동들을 대상으로 하기에 적합하게 구성이 되어 있다. 아동의 자폐적 성향을 평정하는 병리영역이 44문항, 현재 발달 수준을 평가하는 문항이 95문항으로 총 139항목으로 구성되어 있다. 검사에 소요되는 시간은 아동의 기능에 따라 차이가 있어 대략 30분~75분정도 소요된다.

37. 낯선 환경에 적응이 어려웠던 까치발의 자폐아동 진용이

6세 2개월째 내원했던 진용이는 자폐검사(CARS)에서 35점의 경증 자폐아동으로 한의원에 처음 들어와서 20분정도 울면서 쉬지 않고 뛰어다녔다.

주된 문제점은 움직임이 너무 많고 집중시간이 매우 짧은 것이었다. 늘 발꿈치를 들고 다니는 까치발 상태였고, 아주 짧은 거리도 뛰어다녔다. 식사 중에 돌아다니면서 밥을 먹을 정도로 움직임이 많아서 행동을 줄이기 위한 ADHD치료약인 페니드와 콘서타를 복용 중이었다. 의자에 앉혀서 많은 노력을 기울여 공부를 가르치면 어느 정도 집중을 했었다.

말은 2세에 시작했지만, 손을 보고 혼잣말을 하거나 알아듣기 힘든 소리를 반복적으로 했다. 하지만 필요한 것은 "주스 주세요.", "안녕히 계세요."라면서 정확하게 표현했다. 소변은 만 4세 무렵에 가렸고, 심한 변비로 일주일에 한 번 배변하다보니 만 6세까지도 대변을 가리지 못했다. 사회성숙도검사에서는 2세 10개월 수준으로 사회성숙연령이 매우 낮았다. 부모님의 바람은 아이의 겁이 줄어서 울지 않고 아무 곳이나 다닐 수 있게 되는 것과 심한 변비가 풀리는 것이었다.

치료 3개월째에 대변은 이틀에 한 번 누게 되었고, 웅얼거리는 소리의 강도와 시간이 감소했다. 과거에는 힘들어했던 공부를 집에서도 엄마와 1시간씩 하게 되었다. 더불어 문장이 길어지고, 말귀도 잘 알아들었다. 새로운 환경에 적응이 수월해졌고, 식욕이 개선되어 먹고 나서 더 달라고 하였다. 늘 나타났던 까치발은 있다 없다 하였다. 양약은 계속 한약과 병행해서 복용중인 상태였다.

치료 6개월 후에는 감정 조절이 더 잘 되었다. 혼잣말이 줄면서 말로 하는 의사소통이 많이 개선되었고 말만으로도 행동이 조금씩 통제되었다. 남들이 음식을 뺏어 먹으면 "이거 내꺼야." 수돗물 틀면 "그거 안돼." 또는 "진용이 것" 등의 표현을 많이 했다. 하지만 여전히 까치발은 나타났고, 양약을 먹지 않으면 산만해졌다. 또한 턱을 치는 행동이 약하게 나타나기도 했다.

치료 1년이 지나면서 유치원에서는 까치발이 없어졌지만 집에서는 남아 있었는데 말로 지시하면 곧바로 발꿈치를 내렸다. 눈맞춤이 늘어서 선생님의 말이 끝날 때까지 지속되었고, 낯선 사람이 진용이를 불러도 눈맞춤이 되었다. 턱을 치는 것도 줄어들었다. 엄마와 함께 있을 때는 혼잣말을 하지 않지만 버스를 탈 때는 TV프로에서 들었던 내용을 중얼거렸다. 낯선 장소에는 두 번만 가면 적응을 했고 울음은 아주 약간만 나타났다. 사회성도 개선되어 전에는 친구들이 부르면 도망을 갔었는데 이 무렵부터는 거부하지 않고 함께 장난감을 정리하기도 했다. 자폐검사(CARS)결과 과거 35점에서 28점으로 자폐지수가 줄었다.

치료 2년 반이 경과하면서 학교에 입학하였다. 양약은 과거에 비하여 반으로 줄였다. 첫 주에는 불안해하면서 적응하였고, 2주째에는 힘들어해서 3-4교시는 도움반에서 수업을 받았다. 교실에서 방송이 나오면 무서워해서 울기도 했는데 차츰 학교 가는 것을 즐거워했고 도움 주는 친구 말을 잘 따라 행동했다. 부모님과 음식점에 가더라도 잘 따라다니고 계속 치료 중에 있다.

38. 언어, 인지, 운동발달이 전반적으로 향상된 발달장애아동 주원이

순하게 생긴 5세 5개월 주원이는 유치원에 다닐 나이인데도, 언어발달이 느려 간단한 단어로만 말했고, 장난감에 흥미가 없고, 또래와 어울리지 못했던 아이였다. 아기 때부터 옹알이나 눈 맞춤, 요구사항이 없었고 '엄마', '아빠'를 의미 있게 표현한 시기가 매우 늦어 28개월 즈음부터였다.

정신과에서 발달검사를 받은 결과 정신지체와 발달장애로 진단 받았고 언어치료 1년 6개월, 미술치료 6개월 놀이치료를 1년간 해왔다. 내원 당시 목소리가 작고 발음이 부정확하며, 말이 느렸다. 유치원에서 친구들 사이에 끼지 못하고 말을 주고받지 못하며, 겨우 자리에 앉아 있을 뿐 학습이나 놀이가 되지 않아서 학교에 갈 수 있을지 부모님의 걱정이 많았다. 언어발달과 인지발달을 촉진하기 위해서 선천적으로 정기가 허약한 점을 도와주는 치법을 사용하였다.

언어 발달경과

내원 당시 '주스'와 같이 단어로만 표현하는 수준이었다. 치료 초반부터 말이 늘어서 단어와 단어를 조합하여 "문 열고 와.", "주스 주세요.", "먹고 주세요." 같은 문장으로 말하기 시작했다. 4개월쯤에는 "누나랑 한의원 갔다 왔어.", "한의원 침 맞았어.", "감기 걸려서 병원 가야 돼."등으로 보다 더 복잡한 표현을 했다. 5개월 무렵에 언어검사를 하였는데 언어이해는 39개월, 언어표현은 28개월로 나타났다. 치료 7개월 후에는 형용사를 사용하여 말하고, 문장도 길어졌다. "빨간 차는 이쪽으로 가고, 노란 차는 이쪽으로 간다." 등의 생각이 담긴 문장 표현을 하게 되었다. 1년 6개월 후에는 자기 생각을 거의 무리 없이 문장으로 표현할 수 있어 대화가 비교적 원활해졌다.

놀이와 운동의 개선

치료 시작당시에 아이들과 어울리지 못하고 병뚜껑이나 블록 정도에만 관심이 있었고 장난감에는 흥미가 없었다. 치료 4개월 후에 놀이가 늘어나면서 장난감 자동차를 좋아하게 되었고, 인형으로 소꿉놀이를 하기 시작했다. 버스에 인형을 태우면서 "아빠 타.", "엄마 타." 하면서 상징놀이를 했다. 얼굴 표정이 밝아지고 애완견을 데리고 놀게 되었다.

치료 1년 후에는 유치원 선생님이 까분다고 할 정도로 친구들과 어울려 장난을 치고 놀게 되었다. 반면 수업시간에는 차분하게 집중하고 딴전을 피우지 않았다. 장난감을 자꾸 사달라고 하거나, 슈퍼에서 2-3개씩 고르게 되었다.

운동발달도 향상되어 치료 전에는 균형을 잡지 못하고 다리에 힘이 없었는데, 1-2년 치료 후 차차 인라인 스케이트를 타기 시작했고, 균형 감각이 좋아지면서 중심도 잘 잡고 스케이트나 자전거도 더 잘 타게 되었다. 노는 것을 봐서는 또래와 차이가 없을 정도였다.

인지발달

치료초기에 길고 짧은 것을 모르며, 색깔이나 춥고 더움을 약간 아는 정도였으며, 숫자 세기가 거의 되지 않았다. 소근육 운동도 지연되어서 동그라미를 그리는 정도였다. 한방치료 7개월 경 한글을 배우기 시작해서 읽기와 쓰기가 시작되었다. 길고 짧은 것을 구분하게 되었고, 그림 보고 숫자 세기를 시작하였다. 치료 1년이 경과한 후에는 읽기, 쓰기가 늘어서 받침 없는 단어를 쓸 수 있었다. 숫자는 하나, 둘 정도의 더하기는 되었다. 집중력이 좋아져서 치료 종료 당시에 피아노를 배우기 시작했다.

여러모로 느린 경우였으나 부모님이 인내심을 가지고 꾸준히 한방치료를 하고 더불어 언어, 놀이치료를 병행했고, 특히 매 진료시간에 아빠와 엄마가 함께 내원하여 관심을 보였다. 1년 6개월의 한방치료로 언어, 인지, 학습, 놀이, 운동발달이 전반적으로 개선되어 또래를 많이 따라가게 되었다. 특히 지능검사에서 지각과제와 포함관계를 파악하고 추론하는 능력은 양호한 수준으로 나타났다. 학습이 가능해지고, 집중시간이 더 길어지고 산수나 문자를 읽는 능력은 또래 수준의 수행을 보였다. 또래와 비교해서 떨어지는 부분이 약간 있기는 하지만 경증 정신지체의 범주에서 경계선범주로 향상되었고, 전반적으로 적응능력이 좋아졌다.

검사나이		5세 7개월	6세 11개월
지능검사	검 사 도 구	K-ABC	K-ABC
	순 차 처 리 척 도	60	76
	동 시 처 리 척 도	57	67
	인지처리과정척도	54	66
	습 득 도 척 도	48	61
	비 언 어 성 척 도	56	61
사회성숙도 검사	사회화지수(SQ)	70.54	74
	이 동 능 력(L)	2세 8개월	4세 3개월
	작 업 능 력(O)	4세 2개월	7세 3개월
	의사소통능력(C)	1세 8개월	6세 2개월
	자기관리능력(SD)	측정 안됨	4세 1개월
	사 회 화 능 력(S)	4세 1개월	4세 1개월

| 소근육 발달을 위해 가정에서 할 수 있는 놀이 |

1. 스폰지 짜기 : 스폰지를 물에 적셔서 손으로 꽉 짠다.
2. 저금통에 동전 넣기 : 처음엔 구멍을 크게 해서 하고, 나중에는 작게 한다.
3. 신문지 찢기 : 폐지를 활용해서 손가락으로 종이를 잡고 찢는다.
4. 구슬 꿰기 : 여러 모양의 구슬을 굵은 실에 꿴다.
5. 스티커 떼어 붙이기 : 크고 작은 스티커를 떼어 붙인다.
6. 색칠놀이 : 단계별 색칠놀이 교재를 활용하여 색칠한다.
7. 콩 옮기기 : 그릇에 담긴 콩을 숟가락에 담아 다른 그릇으로 옮긴다.
8. 가위로 오리기 : 직선도 오리고, 잘하면 곡선오리기와 다각형 오리기를 한다.
9. 레고 끼우고 빼기 : 비교적 큰 레고부터 시작해서 작은 레고까지 끼우고 뺀다.
10. 손가락 모양 따라하기 : 잼잼, 곤지곤지, 검지로 가리키기, 나이세기를 따라한다.

39. 온 몸을 긁고, 도무지 가만 있지 못했던 발달장애아동 창우

몸이 깡말랐던 창우는 7세 때 내원하였는데, 평소 아토피로 온몸이 가렵다고 했고 활동량이 무척 많았다. 진료실에 들어와서도 가만히 앉아 있지 못하고, 여기저기 돌아다니면서 책상을 마구 만지고, 형광등을 켜고 끄기를 반복했다. 평소에도 뛰어다니고, 소리를 지르며, 툭하면 엄마나 누나를 때렸다.

또래들에 비해 발달이 느려 3세경에 병원에서 진찰한 결과 자폐증으로 진단되었다. 이후에 발달센터, 조기교실에서 꾸준하게 언어치료 및 각종 치료를 받았으나, 내원 당시 전반적인 언어, 인지 및 사회성은 1-2세 수준으로 많이 지체되었다. 말을 걸어도 대답을 거의 하지 않았고, 하더라도 간단한 단어수준으로 가끔 표현하는 정도로 상호작용이 떨어졌다.

마른 체격에 아토피가 심하고, 예민하여 걸핏하면 화를 내고, 소리를 지르고, 물어뜯고, 엄마를 때렸는데 이는 한의학에서 혈허유화(血虛有火) 즉, 몸에 피가 부족하고 화가 많은 상태로 해석한다. 과열된 보일러에 물이 부족해서 폭발되기 직전의 상태와 같았다. 치법은 혈(血)이 늘도록 하면서 화(火)를 줄이고 동시에 뇌발달을 도모하여 언어와 인지발달을 촉진해야 했다.

단어에서 문장으로 언어가 늘어났다

내원 당시 언어능력이 돌 전후였고 표현언어가 많지 않았으며 언어 모방이 별로 없었다. 간혹 "~주세요.", "~먹고 싶어요.", "케이크", "풍선"과 같이 중요한 단어만 나열하여 전보식 언어(telegraphic speech)처럼 짧게 표현하였다. 치료 2-3개월 후부터 어휘량과 언어표현이 점차 늘었고, 가끔은 두 단어를 조합해서 말을 하는 문장 표현이 나타났다. 한번은 "엄마랑 아빠랑 냉면 먹으러 갈 거야!"처럼 긴 문장으로 자기 의사를 표현해서 가족들이 놀라기도 했다. 매달 내원할 때마다 평소 사용하지 않던 말도 하고, 이미 알고 있던 단어를 활용하는 것도 늘어나기 시작했다.

부모 보고에 따르면 언어치료실에서도 수업태도가 좋고, 전반적인 언어능력이 향상되었다고 하였다. 치료 1년 3개월이 지난 후 언어는 더 긴 문장으로 발달했다. "수영 가고, 팥빙수 먹고, ** 보고 가자." "어디 가자, 어디 갔다."라는 식으로 자기의 요구사항을 표현했다. 묻는 말을 이해하지 못해 의미없는 반향어를 하곤 했는데 차츰 정확하게 답변을 했다. 치료중 시행한 언어검사결과 1세 전후 수준에서 만 2-3세 수준으로 늘어나게 되었다.

툭하면 화내고 때리는 공격성이 줄어들었다

평소 쉽게 화를 내면서 가족을 때리고, 친구들을 물거나, 넘어뜨려 엄마나 할머니께서 힘들어 했다. 치료 후 화내는 횟수가 줄면서 안정이 되었다. 1년쯤 지나면서는 남을 때리는 횟수가 한 달에 2회 정도로 현저하게 감소하여 가족에게 평화가 찾아왔다. 또한 과거와는 달리 또래 아이들에게 친밀감을 나타내었고, 뽀뽀나 포옹을 하면서 좋아한다는 표현을 했다. 타협이 되면서 막무가내로 고집 피우던 행동이 감소하였다. 가장 큰 변화는 화가 나면 "조금 화났어.", "짜증났어."라고 자기 감정을 말로 표현하게 되었다는 점이다. 치료실 자폐문제행동체크에서도 55점에서 25점으로 감소하였다.

그림, 글자 등 인지, 학습이 가능해지다

내원당시 그림이나 숫자에 관심이 없었으나 치료 3개월 후부터 글자와 숫자를 따라 쓰기도 하고 도형을 그리거나 태극기 문양을 보고 그렸다. 6개월 후부터는 숫자에 더 익숙해졌고 아는 글자를 스스로 쓰기도 했으며 처음 보는 간판을 읽었다. 또한 초등학교에 입학후에도 비교적 적응을 잘해서 치료 종료 무렵에는 수업시간에 착석을 더 잘했고 일상생활에서 지켜야할 규칙을 잘 따를 정도로 개선되었다.

		7세	7세 7개월
언어발달검사	기초행동	1세 6개월	3세
	언어이해력	1세 9개월	3세
	언어표현력	1세 수준	2세 6개월
사회성숙도검사	사회화지수(SQ)	45	63
자폐문제행동 점검	감각	2	2
	관계	14	4
	신체와 사물사용	23	4
	언어	7	11
	사회성과 자조	9	4
	총점	55점	25점
포테이지 아동발달관찰표	신변처리	2-3세	4-5세
	운동성	2-3세	5세 이상
	사회성	0-1세	2-3세
	인지영역	0-1세	2-3세
	언어영역	0-1세	2-3세

40. 언어발달이 매우 늦고 자폐성향이 높았던 승모

어릴 때부터 옹알이와 낯가림이 적었던 승모는, 25개월경 대학병원에서 받은 발달검사에서 언어가 10개월 수준이라고 하여 언어치료를 받기 시작했으나, 문장의 일부분을 모방할 뿐이지 집에서는 아는 단어도 잘 사용하지 않아 3세 2개월에 내원하였다. 눈맞춤이 잘 안 되고 이름을 불러도 반응이 별로 없고, 진찰하려고 몸을 만지는 것도 매우 싫어했다. 무서워서 그네를 타지 못했고, 아기 울음소리나 드릴 소리, 청소기 소리를 무서워하는 등 전반적으로 청각자극에 예민한 편이었다. 최근에는 귀걸이, 뾰족한 핀, 압핀 같은 작은 것들을 만지고 자꾸 입에 집어넣는 행동을 보였다. 내원 한 달 전부터 어린이집에 보냈는데, 가기 싫어하고 어린이집에서는 더 안 먹으려 해서, 원래 작고 마른 체구에서 살이 더 빠졌다. 밥을 먹기 싫어해서 먹여줘야 했고, 우유, 국, 물을 거의 먹지 않아 대변이 딱딱하고 대변 보기 힘들어했다.

치료 4개월 후 눈맞춤과 이름을 불렀을 때의 반응이 약간 좋아지고, 씹는 힘이 좋아져서 이전에는 빨아먹기만 하던 사탕을 깨물어 먹게 되었다. 식사량과 물 먹는 양이 늘면서 살이 좀 찌고, 대변도 덜 힘들게 매일 보고 오히려 야뇨가 생겼다가 사라졌다. 이전에는 다리 아프다거나 업어달라는 말을 많이 했는데, 치료 6개월 후에는 그런 말이 없고 산책시 먼저 혼자 막 뛰어간다고 했다. 입에 집어넣는 행동, 소리에 대한 예민함도 많이 줄어들었다. 치료 20개월 후 어린이집에서 글자 쓰기를 배우는데 금방 잘 따라 쓰고 엄마가 시키면 글씨도 잘 읽었다. 주로 그림을 그리면서 놀고 언어는 아직 요구사항 위주로 이야기하지만, 동생을 돌보거나 함께 노는 것, 엄마와의 상호작용은 아주 많아졌고, 진찰 시에도 싫어하지 않고 잘 응했다. 치료 21개월 후의 발달검사에서 또래와의 차이는 많이 줄어들었으나, 아직 발달이 지연되어 있고, 표현 능력에 비해 자발어가 많이 부족하기 때문에 치료를 계속하고 있다. 가정 형편이 여러 가지로 어려웠지만, 치료를 계속하기 위해 어머니가 애쓰시고 있어 더 마음이 가는 아동이었다.

검사당시 나이		3세 9개월	4세 11개월
검 사 도 구		PEP	PEP
발달검사	발달연령	2세 4개월	4세 3개월
	발달지수	62.1	86.5
	모 방	2세 8개월	4세 9개월
	지 각	1세 10개월	5세
	소 근 육	1세 10개월	5세 3개월
	대 근 육	2세 1개월	3세 3개월
	눈손협응	2세 9개월	5세 8개월
	언어이해	2세 10개월	3세 8개월
	언어표현	2세 2개월	4세 8개월
사회성숙도검사(SMS)		62	69
자폐검사(CARS)		27.5점	21.5점

발달검사의 종류

발달검사는 영아와 아동의 현재 발달 기능을 측정하기 위한 검사이다. 대표적인 발달검사의 종류로는 덴버발달선별검사, 베일리아동발달검사(BSID), 교육진단검사(PEP)를 들 수 있으며 활용목적에 따라 선택적으로 사용된다.

덴버발달선별검사는 출생 후부터 만 6세까지 사용 가능하다. 장애나 발달지연이 의심되는 영유아기 아동을 객관적으로 확인하기 위한 선별검사다. 평가 영역은 총 네 가지로 개인-사회성, 미세운동, 언어능력, 전체 운동능력 등을 평가한다. 아동과 검사자가 놀이 식으로 분위기를 이완한 상황해서 검사가 시도되며 3회 이상 반응을 요구해도 실시가 안 될 경우 부모의 도움을 받아 유도해 볼 수도 있다. 그래도 실시가 안 될 경우에는 검사 불능으로 간주한다. 합격, 불합격, 검사거부, 기회가 없었음 중에 하나로 평가가 되며 검사는 대략 30분 정도가 소요된다. 덴버발달선별검사는 지능검사가 아니라 선별검사기 때문에, 문제의 유무 정도를 선별할 뿐 정확한 진단을 내리거나 현재나 장래의 적응능력이나 지적 능력을 정확히 측정하기는 어렵다. 때문에, 덴버검사에서 특정 영역의 문제가 발견될 경우에는 베일리검사나 지능검사, 혹은 교육진단검사 등을 통해 보다 깊이 있는 검사를 받아야 한다. 또한, 덴버검사는 상당히 개괄적인 검사이기 때문에, 영유아기 때 이 검사에서 특별한 징후가 드러나지 않더라도 성장하면서 좀더 미세한 영역을 측정하는 검사에서는 문제를 나타내는 경우도 있다. 그럼에도 불구하고, 임상에서 좀더 간편하고 빠른 시간 안에 아동의 문제 유무를 선별해 낸다는 점에서는 비교적 유용하게 활용되는 검사다.

베일리아동발달검사(BSID)는 3세 6개월까지의 영아와 아동의 현재 발달 기능을 개별적으로 측정하며 주로 발달이 지체된 경우를 진단하여 개입 전략을 계획하는데 가치가 있다. 검사는 크게 정신척도(Mental Scale-인지과제, 언어과제), 운동척도(Moter Scale-대근육운동, 소근육 운동), 행동평가 척도(Behavior Rating Scale) 등 총 3가지로 구성되어 있다. 베일리검사는 정상 아동발달을 기준으로 지체된 아동을 변별하는데 1차적인 목적이 있다. 또한, 결과를 토대로 구체적인 치료 방향을 설정하고 발달 수준이 얼마만큼 향상했는지 확인이 가능하다.

41. 자꾸 넘어지고 얼굴의 반이 움직이지 않는 동호

벽을 잡고 몇 걸음 걸었던 동호는 몸이 떨리고 부자연스럽게 무릎을 굽히다보니 혼자서는 계단을 오르내릴 수 없었다. 동호를 임신 중에 조산기가 있어서 병원에서 한 달간 치료를 받았고, 양수가 터진지 12시간이 지나 분만하면서 흡입분만 후 곧바로 아기가 신생아중환자실에 들어갔다고 한다. 내원당시 3세 4개월이었는데 혀가 굳어 잘 움직이지 않았고 혀를 들지 못했다. 언어이해가 양호한데 비해 표현이 잘 되지 않다보니 종종 울기도 하고 과격한 행동을 했다. 손톱과 발톱에는 세로줄이 선명하게 여러 개가 나타나 있었다. 재활치료를 받으며 발달센터를 다니고 있었는데 주의집중을 안하고 학습에 의욕이 없어 산만하다는 지적을 자주 받고 있었다.

치료 3개월 후에 손톱의 세로줄이 드물어지고, 넘어지지 않고 혼자서 20~30미터를 걷게 되었다. 7개월 후에는 걸음의 폭이 눈에 띄게 넓어지고 아주 가끔씩만 넘어졌으며, 연필로 글씨를 쓰기 시작했다. 9개월 후부터는 말이 유창해지고 문장이 길어졌다.

치료 1년이 지난 4세 4개월 무렵에는 그동안 뒤로 빠져있던 무릎이 약간 앞으로 나오게 되었으며 등과 허리의 자세가 반듯해졌다. 여름이라 치료와 더불어 수영을 병행해서 호흡조절과 지구력, 균형감각을 키우기로 했다. 1년 5개월이 지나자 "오늘은 토요일, 내일은 일요일이다!"라는 표현도 하고 "소풍 다녀 왔으니까 다리가 아프지."라며 설명을 적절하게 했다. 자신의 팔과 다리 손 사용, 언어표현이 늘면서 짜증과 과격한 행동이 줄어갔다. 치료 2년이 지났을 때 정식으로 지능검사를 포함한 심리평가를 실시했으며 IQ 120으로 우수하여 치료를 최종 종결했다. 이후로는 척추 측만증을 예방하기 위한 운동치료를 지속하고 있다.

> | 운동과 뇌발달 |
>
> ● **운동은 신경발달이 이루어져야 가능하다**
> 물건을 잡거나 걷고 뛰는 운동은 근육이 하는 것이지만, 근육이 충분히 커진다고 해서 저절로 이루어지는 것이 아니다. 근육을 직접 지배하는 운동신경, 운동과 관련된

정보를 받아들이는 감각신경, 운동을 계획, 조절하는 대뇌중추신경이 조화롭게 발달해야 원활한 운동이 이루어진다. 운동시 균형 조절에는 소뇌도 중요한 작용을 한다. 그러므로 운동발달이 지연되거나 잘 하던 운동을 못하게 될 때는 근이영양증과 같은 근육질환이 아닌 경우에는 우선적으로 신경계 질환을 의심하게 된다. 척수에서 나와 근육을 직접 지배하는 하위운동신경세포가 손상되면 이완형 마비가 오고(소아마비 등), 대뇌 운동영역에서 나오는 상위운동신경세포가 손상되면 강직성 마비가 온다(뇌성마비에서 흔하다).

● 소근육 운동 발달은 지능과 관련이 있다

꼭 신경계 질환이 아니더라도 신경 발달이 미숙하면 운동발달, 특히 소근육 운동 발달이 늦어진다. 달걀을 손으로 잡는 경우를 생각해 보자. 부서지지 않게 살짝 잡아야 하지만 너무 힘이 약하면 손에서 떨어지므로 약간은 힘을 주어야 하는데 그런 미묘한 조절은 어떻게 일어날까? 근육의 수축상태가 감각정보로서 중추신경계에 잘 전달되어야 하고, 중추신경계에서는 시행착오의 반복으로 적당한 힘을 예측할 수 있어야 한다. 이런 명령이 하위운동신경에 잘 전달되어야만 근육의 수축과 이완이 적절히 조절될 수 있다. 따라서 여러 개의 작은 근육이 협동해야 하고 섬세한 조절이 필요한 소근육 운동 발달과 언어발성이 늦거나 발음이 정확하지 않으면 전체적인 신경계 발달이 늦음을 짐작할 수 있고, 인지도 함께 떨어지는 경우를 종종 볼 수 있다.

● 운동과 침구치료는 뇌신경발달을 자극하는 효과가 있다

근육에 가해지는 자극(반복적인 동작 훈련, 스트레칭 등의 물리치료)은 근육의 양과 근력을 키우는 것 뿐 아니라, 역으로 대뇌의 운동 영역을 자극해서 뇌 신경발달을 촉진할 수 있다. 뇌성마비, 중풍 등 뇌 손상을 입은 경우에는 말할 것도 없고, 특별한 질환 없이 발달이 늦을 때도 작업치료 등 다양한 운동치료를 함으로써 효과를 볼 수 있다. 다양한 동작의 운동이 사용되지 않아 비활성화 상태에 있는 뇌신경세포를 활성화시키고, 운동을 계획하고 실행을 조절하는 복잡한 대뇌의 신경 세포간 시냅스를 발달시키기 때문이다. 침구치료도 전신의 기운을 조절해주는 효과뿐만 아니라 침 자극이 가해지는 부위와 관련된 뇌신경을 자극, 활성화하는 효과가 크다. 최근 fMRI 등을 이용하여 이런 침구치료의 효과와 작용기전이 밝혀지고 있다.

자라나는 아이들을 마음껏 뛰어놀게 하거나, 스트레칭이나 전신 맛사지를 해주는 것(대근육 운동), 종이접기, 흙장난, 수저 사용 등 손을 사용한 여러가지 다양한 놀이와 작업(소근육 운동)은 단지 운동기능 발달을 위해서만 필요한 것이 아니라, 아이들의 뇌발달과 지능 향상을 위해서도 필수적이다.

| 지능검사의 방법 |

검사자와 1:1로 실시되며 검사시간은 대략 1시간~1시간 반 정도가 소요된다. 기본적인 상식이나 언어적인 이해 수준을 구술로 묻고 답하거나 블록이나 퍼즐, 그림 카드 등의 도구를 제시하여 직접 실행하도록 하는 등 다양한 방법이 활용된다. 제시된 과제에 대해 수행을 성공했는지 여부뿐 아니라 검사시간 동안 아동이 보인 수행 태도와 동기수준, 낯선 환경에서의 대처반응, 과제를 처리하는 방식 등 다양한 행동 관찰이 평가에 포함된다.

42. 운동실조형 뇌성마비아동 우석이

소뇌가 위축되어 균형감각이 떨어졌던 우석이는 벽에 기대어 20-30분간 서 있을 수 있었으나 아직 한 걸음도 내딛지 못했다. 제자리에서 일어나는 동작을 시도하다 번번이 털썩 도로 주저앉곤 했다. 만 5세에 내원했는데 대체로 만 3세 수준의 발달을 보였고 그 중 운동발달이 가장 심각하게 지체되었다.

치료 첫 달이 지나자 부쩍 관심이 많아지고 질문이 늘었으며, 어른들이 물으면 또박또박 대답하려고 스스로 노력했다. 엄마의 손을 잡고 등을 앞으로 노인처럼 구부려서 흐느적거리며 걸었다. 침구치료를 주 3회 병행했는데 다리에 침치료할 때만 유독 민감했다. 3개월 후에는 전보다 척추가 반듯하게 펴진 자세로 걸었다. 5개월이 되자 아동의 아버지가 평형감각을 돕기 위한 두침시술도 원해서 침구치료에 반영키로 했다. 이 무렵 발음이 전보다 부드러워지고, 세련된 언어구사가 늘었으며 유치원에서는 운동을 제외한 나머지 과제활동에 적극성을 보이기 시작했다. 1년이 지나면서는 혼자 일어나 걷고 더러는 넘어지기도 했는데 오래 걸으면 허리가 아프다고 했다. 내원초기에는 자음정확도가 54%였으나 차츰 혀의 탄력과 민첩함이 개선되어 책도 잘 읽고 노래도 잘 불렀다. 1년 6개월이 지나자 이제는 걸어도 허리가 아프지 않을 정도가 되었다. 초기에 예상했던 어려움에 비하면 부모님의 헌신적인 노력으로 치료결과가 좋았다고 이해된다.

43. 부지런히 또래와의 차이를 줄여가는 소혜

소혜는 5세 2개월 때 한의원에 처음 내원했는데, 아주 다급할 때만 자기 요구를 말하고, 자발어가 거의 없었으며, 언어나 동작 모방을 안 하는 상태였다. 소혜는 분만 예정일이 2주 지난 상태에서 태아의 심장박동수가 떨어져서 제왕절개로 급히 출산했고 태변을 먹었다. 수두증은 아니었지만 돌 무렵 다른 아이들보다 머리가 1.5배 정도 컸고, 걷기와 대소변 가리기 모두 많이 늦었다. 3세 때 대학병원 소아정신과 검사에서 발달이 1년 6개월 지연 되었고, 인지는 또래의 70%정도, 언어는 50%미만이라고 평가되었다. 4세 때 언어치료를 6개월간 해서 부르면 대답하는 정도는 되었지만, 단어 단계로 올라가니까 잘 따라하지 않고 하기 싫어해서 치료를 중단했었다. 내원 당시 이발 기계 소리를 싫어해서 미용실에 가지 못하고, 코피를 자주 흘리며, 땀이 많고 땀 냄새도 심했다.

치료 2개월 후 코피 흘리는 것과 땀이 현저히 줄어들었다. 한약 치료 시작과 함께 언어치료도 재개하여, 치료 4개월 후가 되자 집중시간이 길어지고 차분해졌다. 언어모방도 잘하고, 간혹 2단어, 3단어 문장이 나왔다. 아직 발음은 부정확하고 발성하는 것이 힘들게 느껴지지만, 할머니 생신날 엄마 따라서 "할머니 축하합니다." 를 잘 말해서 모두 기뻐했다. 소리자극에 민감했던 반응도 줄어들어 드라이기를 약하게 해놓고 시작했더니 사용 가능하게 되었으며, 청소기 소리, 버스 뒷문 열리는 소리에도 별 반응이 없을 때가 생겼다. 치료 9개월 후엔 좋고 싫은 것에 대한 표현이나 요구 언어가 많아지고, 수세기, 간단한 더하기, 받아쓰기를 시작할 수 있게 되었다.

검사당시 나이		5세 2개월	6세 2개월
검 사 도 구		PEP-R	PEP-R
발달검사	발달연령	1세 8개월	2세 9개월
	발달지수	32.1%	44.6%
	모 방	2세 2개월	4세 5개월
	지 각	2세 3개월	2세 11개월
	소 근 육	3세 5개월	4세 5개월
	대 근 육	4세	4세
	눈손협응	2세 4개월	3세 4개월
	동 작 성	1세 7개월	1세 7개월
	언 어 성	1세 2개월	2.25세
사회성숙도검사(SMS)		2.79세(68%)	4.07세(75%)
자폐검사(CARS)		25점	23.5점

치료 1년 후 발달검사(PEP)를 다시 했는데, 12개월 이상의 발달 향상을 보여 발달지수가 많이 높아졌다. 엄마를 졸졸 따라 다니면서 여러 가지 일을 도와주며 질문도 늘었고, 책 읽기도 좋아해서 힘들어도 스스로 하려는 것이 아주 많아졌다. 발달에 가속도가 붙기는 했으나 아직도 또래와의 차이가 크기 때문에 학교 입학은 1년 유예하고, 치료를 더 열심히 계속하기로 했다.

소혜의 발달이 많이 늦음에도 불구하고, 어머니께서는 매사를 긍정적으로 생각하시고, 매달 진료 때마다 각 영역 별로 그 달에 있었던 주요한 변화를 꼼꼼히 정리해 오셔서 항상 함께 기쁨을 나누고 있다. 어머니의 열성에 감동할 뿐이다.

| 치료 13개월 째 어머니의 메모 중에서 |

거실 한 편에 커다란 칠판을 걸었어요. 그랬더니 신나게 놀아요. 생각나는 글자나 숫자도 마구 써보고, 자기 이름도 써보고... 그림도 실컷 그리고 해요. 다 그리면 지우개로 지우고 또 그려요. 처음에는 그림을 마구 휘갈겨 그리더니, 며칠 후에는 작은 것들을 그리고 있어요. 조그만 동그라미들을 그리고 또 그 안에 세밀하게 색칠을 하고 의자까지 갖다 놓고 올라서서 높은 곳까지 그림을 그려요. "뭐 그린 거야?" 물었더니

> "꽃밭"이라고 대답해서 정말 멋있는 그림이라고 했더니 눈을 반짝이며 좋아했어요……
> "엄마 사과 먹고 싶어요."해서 일부러 "소혜가 좀 가져올래?"했더니, 냉장고에서 사과를 꺼내서 씻어서 쟁반에 받쳐서 가지고 와요. 조금씩 엄마가 편해지네요...^^

44. 아빠 닮아 말이 늦은 게 아니었던 한빈이

5세 8개월에 내원한 한빈이는 왼손 오른손을 구분하지 못했고 뇌손상후유장애로 혀와 턱운동이 제한되어 발음이 부정확했다. 임신초기에 임신인 줄 모르고 감기약을 복용했고, 난산으로 태어나는 과정에서 태변을 삼켰으며 흡입분만으로 가까스로 태어났다고 한다. 아주 산만하고 이해력이 떨어졌는데 어려서는 마냥 아빠 닮아서 말이 늦는 줄 알았다고 했다. 걸음마를 17개월에 시작했으며 내원시 종아리가 당겨서 깔창을 댄 신발을 신고 있었다. 약물치료와 침구치료를 병행했는데 침구치료에 대한 두려움이 매우 커서 종종 힘들어했다.

첫 달이 지나자 책 읽어줄 때 집중력이 약간 길어졌다. 행동이 좀 더 차분해지고, 목소리가 높은 음에서 조금 내려왔다. 아는 글자들이 신문에 나오면 조합해서 기사 내용을 유추해보기도 했다. 탐구심이 늘었고, 학습의욕이 증가했다. 치료 3개월이 지나자 혀의 운동성이 나아져 아동이 하는 말을 알아듣기가 한결 수월해졌다. 1년 후 지능검사결과에서는 언어성 지능은 늘어난 반면 동작성 지능은 정체상태로 나왔다. 상황에 적절한 대화는 더 늘었고 농담을 이해하며 또 스스로 농담을 하기도 했다. 글씨 쓰기는 지속적인 연습으로 입학 전에 들쭉날쭉하던 크기에 비해 비슷한 글자크기로 줄었으며, 입술도 더 잘 다물게 되었다.

학교생활에서는 암산을 하고 학습도 잘하는 편이다. 언어검사 재검에서 수용언어의 수준이 크게 향상된 것으로 나타났다. 표현언어는 별 변화가 없었으나 인지, 이해력, 문제해결력이 향상되었고, 말을 논리정연하게 하는 변화가 뚜렷이 나타났다. 지금도 치료중이며 발음은 'ㅆ'을 제외하고는 정확하고, 사고력이 지속해서 개선되고 있다.

>> 언어평가 결과 <<

연령	6세 2개월	6세 9개월
PRES	통합언어 49개월	통합언어 59개월
	표현언어 45개월	표현언어 47개월
	수용언어 52개월	수용언어 70개월
구문의미 이해력 검사	39%	48%
언어문제 해결력 검사	75~77%	93~96%

45. 큰 수술들을 이겨낸 댄디워커 증후군 아동 도형이

도형이는 9개월 때 머리가 부어서 신경외과 진료를 받은 후 3차례나 뇌수술을 했다. 뇌종양제거 수술 후에 10개월 때는 1차 션트 수술, 션트에 염증이 생겨 12개월에 2차 수술, 14개월에 탈장 수술이 계속되었다. 걷기와 말하기 모두 20개월에 시작하여 매우 늦었으나 그 후에는 비교적 건강하게 자랐다.

2세 8개월의 발달검사에서 언어와 인지발달이 12개월 늦고 영역별 편차가 심하다고 들었으며 한의원에 처음 내원한 것은 3세 6개월 때였다. 동생의 출산과 입원으로 엄마와 떨어져 있은 후에 분리불안이 심해져 어린이집에 못 보내고 있는 상태였고, 변기 사용을 싫어해서 대변을 계속 속옷에 묻혔다. 진료실에서도 짜증과 울음이 심했고, 겁이 많아 키를 재는 것도 불가능했다.

한약으로 불안과 긴장을 줄이는 치료를 하면서 점차 변기 사용이 늘었고, 치료 9개월 후에는 대변 가리기에 완전히 성공하였다. 떼쓰고 울기 같은 감정기복도 점차 줄어들고, 치료 19개월 후인 5세 1개월에 언어치료실 평가 결과 수용언어와 인지는 정상 발달 수준이고 표현언어만 약간 늦다고 해서 언어치료와 조기교육을 종결하기로 했다. 한약 치료도 일단 종료하고, 정서문제나 건강문제가 발생할 때 다시 복용하기로 했다.

| 댄디워커 증후군(Dandy Walker syndrome) |

댄디워커 증후군은 제4뇌실 및 소뇌와 관련된 선천성 뇌기형을 말한다. 즉, 제4뇌

실이 팽창되고 소뇌의 중간부위가 제대로 형성되지 않는다. 이와 같은 복합기형은 수두증을 야기시키는 원인이 되고, 영아기에 나타나는 증상으로는 운동능력 발달의 지체와 대두증이 나타나며, 좀더 나이가 들게 되면 두개골 내압의 증가에 따른 짜증, 구토와 같은 증상 그리고 운동실조증과 안진(눈동자 떨림)과 같은 소뇌기능장애가 발생할 수 있다. 정상적인 지능발달의 예후는 동반기형의 정도에 따라 가변적이다.

46. 말이 늦었고 목소리도 거의 나오지 않았던 규원이

규원이는 어려서부터 잘 안 먹고, 안 자며, 설사를 많이 했다. 생후 2개월째 많이 토해서 돌 무렵 몸무게가 8kg이 채 안 되었다. 한의원에 처음 내원한 것은 3세 6개월 때였는데, 키는 3세 수준, 체중은 12.8kg으로 2세 수준 정도이며 매우 작고 약해 보였다. 7개월 전에 어린이집을 보냈는데 적응을 못해 중단하고, 언어치료실을 알아보았으나 치료실에서 건강체크부터 하라고 권유해서 내원하게 되었다. 초진시의 언어검사(SELSI)에서 수용언어는 3세 수준이었으나 표현언어는 1단어를 주로 사용하는 20개월 수준이었다. 받침 발음이 안되고, 모방을 시키면 첫음절만 따라했다. 말이 늦을 뿐 아니라 소리 내는 것 자체를 힘들어 하는 것으로 보였다.

한약 복용 후 1개월부터 바로 식사량이 늘고, 체력이 좋아져서 새로 언어치료실을 다니기 시작했는데도 그렇게 힘들어하지 않았다. 언어가 매우 빠른 속도로 늘어서 2개월 후 검사에서는 표현언어가 24-27개월로 늘었고, 치료 4개월 후에는 목소리가 너무 커지고, 하루 종일 말을 해서 아빠가 시끄럽다고 할 정도가 되었다. 치료 7개월 후에는 36개월 수준으로 되어, 7개월 만에 1년 6개월의 향상을 보였다. 언어치료실에서도 이렇게 빨리 언어가 늘어나는 아이가 없었다고 하였다. 치료 1년 후 유치원에 입학했는데, 잘 적응했고, 치료 14개월째에는 언어가 거의 또래 수준에 도달했다.

아직 체격이 작고 대근육, 소근육 운동이 떨어지며 쉽게 위축되는 일이 많아서, 정식 지능검사를 시행하고 치료를 좀더 지속할 것을 권했지만, 아빠가 반대하여 치료는 14개월로 종료되었다. 거리가 멀어서 침구치료를 자주 할 수는 없었지만, 내원할 때마다 침구치료를 했고, 엄마가 집에서 꾸준히 압봉을 사용하여 지압하고, 다리에 뜸을 떠 준 것도 치료에 도움이 되었다고 생각된다.

| 언어와 지능의 관계는? |

언어와 운동은 영유아기에 뇌발달 수준을 가장 손쉽게 판단할 수 있는 척도다. 지능이 낮은 아동의 성장기를 분석해 보면 언어발달과 걸음마가 느렸다는 특징을 보인다. 한국 및 외국의 연구에서도 언어발달과 지능이 서로 관련 있다는 보고가 있다.

해마한의원의 연구에 따르면 지능이 낮을수록 말하기 시작한 시점이 늦는 것으로 나타났다. 정신지체 아동(IQ 69이하)은 평균 23개월에, 지능부진 아동(IQ 70-85)의 경우 평균 16개월에, IQ 85이상인 안정범위 아동은 14개월경에 처음 말하기 시작한 것으로 나타났다.

그러므로 언어발달이 또래보다 늦다고 판단되면 언어 및 발달검사를 하여 조기에 발견해 조치해야하고, 유치원기 이후에는 지능검사를 통해서 아동의 인지적 특성을 파악하여 교육의 방법을 선택해야 한다. 언어검사 결과, 언어이해력이 정상이며 언어표현만 느릴 경우는 대개 예후가 좋고, 반대로 언어이해력이 또래보다 1년 이상 늦다면 나이가 들면서 지능의 문제를 초래할 가능성이 있다.

47. 경미한 뇌성마비아동 준호의 지능과 언어발달

준호는 병원에서 재활치료를 받던 중 집 근처 한의원에서 침구치료를 받은 후부터 운동기능의 개선이 눈에 띄게 이뤄졌다고 한다. 그러나 4세 5개월에 내원했을 당시까지도 균형 잡기가 어려워 더러 벽을 짚었다. 아동의 어머니가 임신 32주에 심한 스트레스를 받아 33주에 조산하였는데, 아기의 호흡기능이 약해 산소부족으로 뇌손상을 입어 우측 편마비장애가 발생했다. 갓난아이 때는 심하게 보채어 아주 까다롭게 자랐고 내원당시에도 무서움을 많이 타고, 걸핏하면 울었다. 간헐성 사시가 있었고 뇌손상의 후유증으로 인해 혀 운동이 제한되어 발음이 명료하지 않았으며 침을 흘렸다. 내원시 등이 앞으로 약간 굽은 자세로 서있었고, 공간에 대한 지각력이 떨어져 도형인식이 어렵고 글자와 숫자 인지가 현저히 떨어졌다.

　　인지와 언어발달을 향상시키기 위해 한약을 처방했고, 운동발달에 대해서는 집 근처 한의원의 침구치료와 병원의 재활치료를 병행토록 했다. 손사용은 차츰 마비측인 오른손으로 우세손을 바꾸어갔다. 치료 후 6개월부터는 평균대 걷기를 수행했고, 사람을 6등분하여 그리기 시작했으며 야뇨가 사라졌다. 9개월부터는 숫자공부가 진행이 되었고 침을 안 흘리게 되었으며 11개월부터는 대화가 자연스럽게 이어지기 시작하였다.

　　치료한지 1년 후에 1차 지능검사를 한 결과 평균하지능으로 평가되었다. 이후 평균범위까지 지적 능력이 향상되었고 3년 2개월 동안 지속해서 한약을 복용하고 그중 2년 6개월은 침구치료를 병행했다. 척추측만과 다리길이 차이는 침구치료와 재활치료로 전혀 표가 나지 않을 정도로 줄어들었으며 주의력도 조금씩 향상되었다. 유치원 다닐 때부터 초등학교 2학년 때까지 한약복용과 침구치료, 소아재활치료를 병행하면서 초등학교 2학년 때 드디어 뇌병변장애에 대한 장애카드발급이 더 이상 연장되지 못함을 담당의로부터 통보받았다.

>> 지능검사결과 <<

	5세 3개월	6세
검 사 도 구	K-WPPSI	K-WPPSI
전 체 지 능	81	94
동작성지능	76	90
언어성지능	92	100

신경심리검사

운동조절 및 시각-운동 협응력, 도형 유창성이 전에 비하여 나아졌다. 미세근육의 움직임이 좀더 유연해진 것이 관찰되기도 했는데 비언어적 과제 수행과 관련한 동작성 지능의 상승과 일치되는 결과로 보인다.

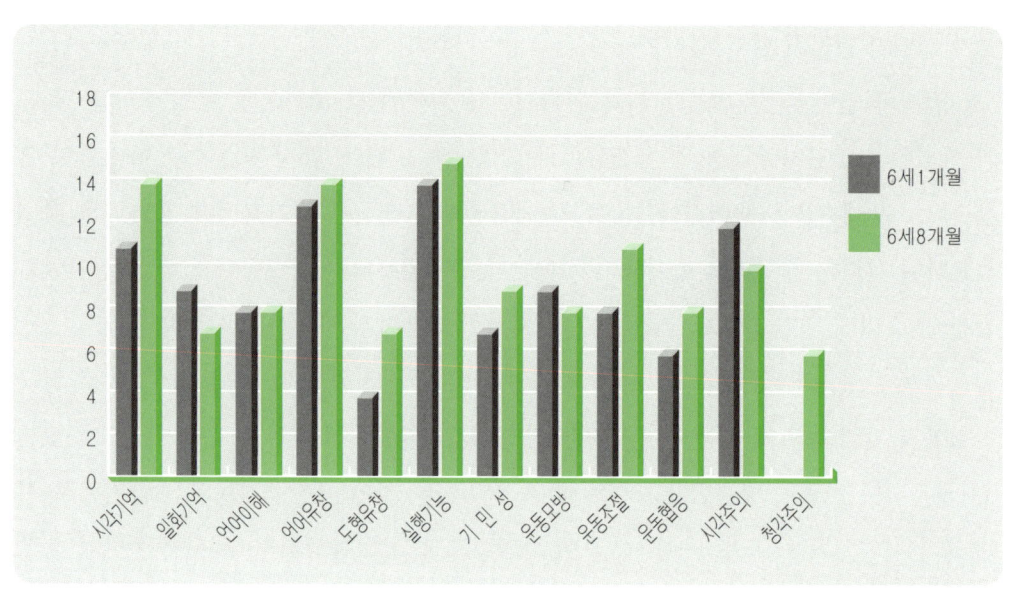

>> 주의력검사결과 <<

항목	1차 검사		3개월 후 2차 검사	
검 사 항 목	시각적 주의력	청각적 주의력	시각적 주의력	청각적 주의력
부 주 의	비정상	비정상	정상범위	정상범위
충 동 성	정상범위	경계선	정상범위	정상범위
반 응 시 간 평 균	비정상	비정상	비정상	비정상
반응시간 표준편차	비정상	비정상	경계선	비정상

| 뇌병변아동에게도 뇌발달이 필요한가? |

물론 필요하다. 뇌성마비아동은 운동기능에만 장애가 있는 것이 아니다. 전체 뇌성마비아동의 1/3이 지능이 낮아 정신지체에 해당되고, 또 11%는 간질발작을 한다. 중복장애로 사시질환, 시력저하, 조음장애, 청각장애, 학습장애, ADHD, 언어장애가 흔하다. 사시에 대해서는 교정이나 수술치료를 안과에서 받게 되며, 운동기능과 자세에 대해서는 재활치료와 침구치료를 받게 되고 인지와 언어발달에 대해서는 한약과 언어치료를 겸해야 하는 경우가 많다.

48. 말이 늘면서 반말을 했던 정신지체아동 강석이

생후 7개월부터 경기를 했었던 강석이는 5세 6개월에 내원할 당시 경기약을 4종류나 복용하고 있었지만 여전히 한 번 발병하면 경기를 하루에 7~8회씩 하였다. 평소 겁이 많아 낯선 사람을 무서워했고, 유치원에 처음 들어갈 때 머뭇거렸다. 첫 진료시에도 쑥스러워 하면서 엄마에게 매달리고 진맥을 하려고 하니 울어버리기조차 하였다.

치료 3개월이 지나면서도 여전히 경기를 했지만 발병 이후에 회복되는 시간이 단축되었고 발작횟수가 감소했다. 또한 식욕이 개선되어 또래 정도의 식사를 하면서 표정이 밝아졌고, 평소 손이 떨리는 것도 많이 감소했다. 글씨도 더 반듯해지고, 써주면 잘 따라서 썼다. 예전보다 글자를 알아가는 속도가 빨라지고, 쓸 수 있는 글자가 늘어났다. 수면상태 역시 개선되어 잠을 푹 잘 잤다.

치료 6개월이 지나면서는 경기가 없었고, 낯선 곳에서 불안해하는 것이 줄어들면서 생활상 불편감이 감소되었다. 상황에 적절한 언어 표현이 많이 늘었다.

치료 1년 무렵에는 쑥스러워하거나 산만하게 움직이던 행동이 줄면서 차분해졌고, 혼자서 퍼즐을 맞추면서 놀곤 했다. 상황에 맞지 않는 말을 가끔 했지만 언어가 많이 늘었다. 그러나 상황파악이 덜되어 남을 배려하지는 못했고, 아무에게나 "너 바보지?"라고 말을 하기도 했다.

기본적인 의사소통은 불편함 없이 가능하였다. 고집이 많이 세지면서, 학교에 갈 때 자기가 입고 싶은 옷만을 입고자 하여 고집 피우기도 하고, 과거에는 겁이 많아서 엄마 곁을 떠나지 않았지만 인지력이 개선되어 혼자 화장실 간다고 해놓고 건물 밖으로 나가 길을 잃어버린 적도 있었다.

치료 2년 무렵부터는 어른이나 누나 등 아무에게나 "너 죽을래!"하는 식의 반말을 자주 하곤 했었다. 예전에 목소리 조절을 못해서 지나치게 컸던 말소리가 작아졌다. 의사소통에 다소 어려움이 있지만 또래와 어울리려고 하고, 순영이라는 아이를 집에 데려오기도 했으며 친구들에게 과자를 잘 챙겨주었다. 학습에서도 국어책 읽기와 덧셈 뺄셈을 할 수 있게 되었다.

〉〉 지능검사결과 〈〈

검사당시 나이	6세 9개월	8세 8개월
검 사 도 구	K-ABC	K-ABC
인지처리척도	59	62
순차처리척도	76	90
동시처리척도	54	57

| Kaufman 지능검사
(K-ABC: Kaufman Assessment Battery for Children) |

기존의 Wechsler식 지능검사가 우뇌가 발달한 아동이나 우뇌 지향적 문화권에서 자란 아이들에게 불리하다는 한계점을 보완하고 교육적 처방을 좀더 용이하게 하는 목적으로 Kaufman에 의해 개발된 검사다.

K-ABC 지능검사는 만 2세 6개월~12세 6개월의 아동을 대상으로 한다. 신경심리학과 인지심리학 이론에 기초를 두고 있어, 인지처리 양식은 순차처리(Sequential processing)와 동시처리(Simultaneous processing)로 나뉘며 그 외에 인지처리과정 척도, 습득도 척도, 비언어성 척도로 구성되어 있다. 순차처리는 문제를 해결할 때 정보를 한 번에 한 개씩 시간적인 순서로 연속적으로 분석하고 처리하는 과정이고, 반면 동시처리는 자극을 전체적으로 통합하는 과정이다. 비언어성 척도는 동작에 의해 반응할 수 있는 검사만을 편성했기 때문에, 청각장애, 난청, 언어장애, 한국어를 못하는 아동의 지적 능력을 측정하는데 도움이 된다.

K-ABC는 문제해결과 관련된 일련의 기능을 지능으로 정의하고 사실에 관한 지식을 습득도로 정의하여 구분하고 있다. 인지처리과정 척도는 친숙하지 못한 문제 상황에서 아동이 융통성 있게 적절히 대처할 수 있는 유동성지능을 측정하며 이는 바로 아동의 현재 지적 능력 정도를 측정하는 것으로 보고 있다. 반면, 습득도 척도는 이미 습득한 지식과 기능을 반영하는 것으로 Wechsler 검사의 언어성 척도와 유사하다.

49. 경계선에서 평균 범위로 지능이 상승한 재욱이

재욱이는 5세 8개월에 처음 내원했는데, 3세 6개월 때 대학병원에서 1년 이상 언어가 지연되었다고 진단 받은 후 주 2회씩 언어치료를 받고 있는 상태였다. 엄마가 재욱이를 임신했을 때 임신중독증으로 고생하였고, 재욱이는 돌 전부터 약 2년간 방광요로 역류증 치료를 받기도 했었다.

내원 당시 설소대 수술을 한 상태였지만 발음이 부정확하고 인지발달이 1년 정도 지연되어 보였다. 운동발달은 정상수준이나 자신감이 적고 위축되는 편이었고, 내원 직전 틱 비슷한 증상이 있었다. 평소 과식하는 경향이 있고 자주 체해서 1달에 한 번 정도는 토했다. 복통을 호소하는 적도 많았고, 찬 음식을 먹으면 바로 설사하는 편이며 장염이 잦았다. 감기도 잦고, 비염으로 잘 가며, 입안이 헐 때도 있었다.

내원 1개월 후에 새로 유치원에 입학했는데 유치원에서 적응을 잘 못해서 어머니가 많이 속상해 하였다. 언어전달을 잘 못하고 같은 조를 따라서 버스 타는 것을 어려워했다. 치료 4개월 후 과식해서 체하거나 설사하는 일이 줄어들고, 감기가 덜 걸리며 유치원에도 잘 적응하게 되었다. 수 개념은 확실한데 수셈은 아직 어려워했고 언어가 많이 늘었으나 상황 설명을 길게 잘 하지는 못했다. 상황에 맞지 않는 말을 불쑥불쑥 하기도 했지만, 학습의욕은 왕성해졌다. 치료 1년 후인 유치원 졸업 발표에서는 아무 것도 못했던 작년과는 달리 아주 잘해서 가족이 기뻐했었다. 발음도 많이 좋아지고, 학습도 웬만큼 따라가서 유예하지 않고 초등학교에 입학하기로 결정했다.

학교생활은 예상보다 적응을 잘했으나 표현이 어눌해서 친구들이 알아차리는 정도이고, 선생님이 한 번만 공지하면 잘 못 알아들어서 그냥 오기도 했다. 4월 중순부터 수업 따라가는 것과 집에 내용 전달하는 것을 좀 힘들어했다. 4월 말에 친구들이 자기를 비웃고 무시한다고 하면서 학교가기 싫다는 말을 잠깐 하기도 했다. 그러나 여름방학 중에 많이 놀면서 훨씬 더 밝아지고, 자신감도 많아졌다. 체력이 아주 좋아지고, 2학기에는 학교생활을 잘 했다. 치료 1년 7개월 후의 2차 검사에서 지능이 많이 상승하여 평균 범위가 되었다. 특히 검사도구가 유아용에서 아동용으로 바뀌었음에도 불구하고 전체 지능지수가 27 올랐고, 특히 언어성 지능은 35나 오르는 현저한 지능향상을 보였다. 아직 언어성 지능과 동작성 지능의 차이가 크며, 소검사 항목에도 편차가 커서 치료를 계속하고 있다.

검사당시 나이	5세 10개월	7세 3개월
검 사 도 구	K-WPPSI	K-WISC-Ⅲ
전 체 지 능	70	97
동작성지능	77	91
언어성지능	68	103

재욱이의 경우는 엄마가 직장생활을 하고 퇴근 시간이 늦었기 때문에 학습도우미 누나가 매일 집에 와서 재욱이과 함께 놀아주고 공부도 했던 것이, 정서 안정과 학습에 도움이 되었다고 하였다. 또 친하게 지내는 사촌과 같은 학교에 입학해서 학교를 다닐 수 있도록 집을 이사했고, 재욱이가 다른 아이들보다 잘하는 만들기 등에 대해서 항상 칭찬을 많이 해준 것도 밝아지고 자신감이 생기게 하는데 좋은 영향을 주었다고 보인다.

| 웩슬러지능검사의 이해 |

● K-WISC-Ⅲ(Korean-Wechsler Intelligence Scale for Children-Ⅲ)와 KEDI-WISC

WISC는 미국에서 1949년에 제작되어 1974년에 WISC-R로, 다시 1991년에 WISC-Ⅲ로 개정되었다. 한국에서는 미국의 WISC를 바탕으로 K-WISC(이창우, 서봉연, 1974)가 제작되었다. 이어 1991년에 한국 교육개발원에서 KEDI-WISC를 개발하여 최근까지 사용되었다. 한국 웩슬러 아동지능검사(K-WISC-Ⅲ)는 미국의 웩슬러 아동지능검사-3판(WISC-Ⅲ)을 모체로 한 것으로 1998년부터 문헌연구, 예비연구와 표준화 연구가 진행되어 곽금주, 박혜원, 김청택에 의해 2001년에 출간되었다. KEDI-WISC와 비교해 K-WISC-Ⅲ는 언어성과 동작성 요인 외에 언어이해, 지각조직, 주의집중, 처리속도 등 4개의 지표점수가 추가되었으며 아이들이 검사를 좀 더 흥미 있게 느낄 수 있도록 검사재료와 실시 절차상에 변화를 주었다는데 차이가 있다.

> 웩슬러 지능검사는 언어성 지능(VIQ)과 동작성 지능(PIQ)으로 나누어 전체 지능(FIQ)을 산출한다. 지능검사는 축적된 지식을 측정하는 것뿐 아니라, 아동이 일상생활과 사회적 상황에 대처하는 효율성을 반영해준다.

50. 5년간 한약을 복용하고 있는 동규

동규는 내원 전 두 번의 지능검사에서 경증 정신지체수준의 지능지수가 나와 페니드를 복용 중이던 5세 1개월부터 인지와 언어발달을 위한 한약을 복용하기 시작했다. 갑작스런 경제적 어려움으로 유아 때 혼자 고립되는 상황에 놓여 불안감을 심하게 겪은 적이 있었고, 중이염으로 고막이 손상되어 수술을 받았다. 내원당시 발음이 어눌하고 손동작이 둔한데다 산만했다. 또 말귀를 잘 알아듣지 못해 엉뚱한 대답으로 둘러대거나 자신감이 없어 눈치를 많이 보았다.

치료를 시작하면서 언어와 인지가 차츰 늘어났는데 언어치료와 인지학습치료를 중간에 병행하게 되었다. 치료과정 중 두 번 지능검사를 실시했는데 경증 정신지체를 넘어 경계선지능으로 다시 평균하지능으로까지 계속 상승하였다. 7세 후반에 한 번은 진료실에서 "선생님 1000원만 주세요." 하길래 "왜?"라고 했더니 "딱지사게요."라고 대답을 했다. 그래서 "어떤 딱지를 사려고?" 물었더니 "코딱지요." 하면서 유머를 즐길 정도로 언어가 향상되었다. 둔했던 소근육이 나아져서 그림을 상당히 잘 그리게 되었는데 구도와 색감으로 보아 미술에는 타고난 감각이 있어 보였다. ADHD 치료를 위해 복용했던 페니드의 부작용으로 구역감, 구토, 염소똥같은 변비, 심한 방귀냄새와 식욕부진이 있어 학교생활에 어려움이 초래되었다. 이 증상의 다른 원인이 있는지에 관해 종합병원에 입원하여 여러 검사를 받았으나 아무 이상이 없어 결국 페니드를 중단하였다. 중단한지 며칠 후로는 부작용이 거의 다 없어져서 현재까지 잘 먹고, 잘 자고, 변비도 없이 건강상태가 양호하다.

>> 지능검사결과 <<

	5세 8개월	6세 3개월	6세 10개월
검사도구	K-WPPSI	K-WISC-III	K-WISC-III
전체지능지수	67	71	89
동작성지능지수	69	64	83
언어성지능지수	68	84	97

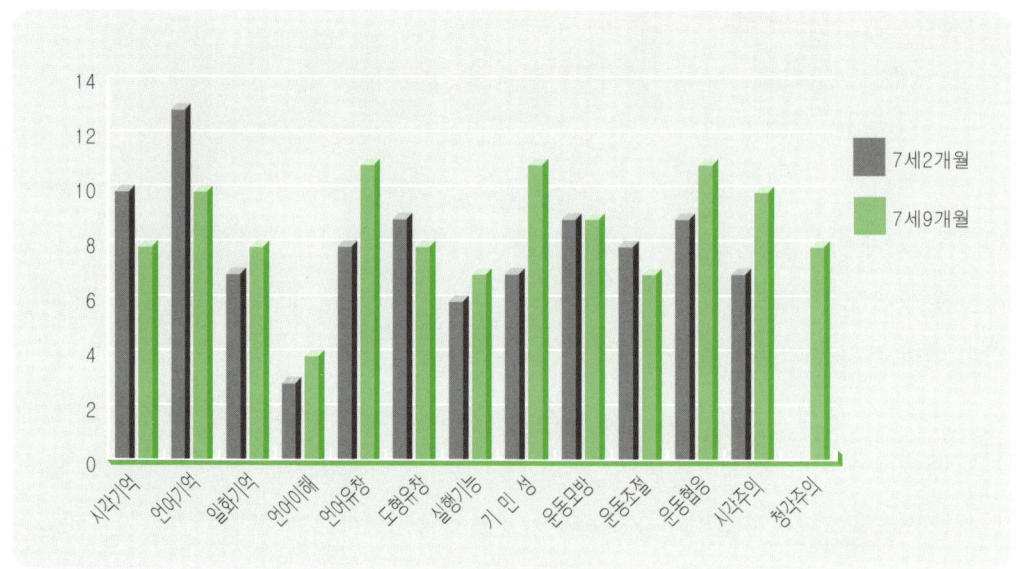

신경심리검사

청각적인 정보나 지시의 주의력이 다소 떨어지는 편으로 잠재적인 언어 이해능력에 비해 지시한 내용을 정확히 숙지하고 반응하는 것이 미숙한 편이었다. 2차검사에서는 주의력이 '평균하~평균' 정도로 양호해져, 생활전반에 영향을 미쳤던 주의문제는 다소 완화되었다. 소근육 운동의 기민성, 시각-운동 협응 능력 등에서 안정된 반응을 보이는데, 동작성 지능 변화와 맥을 같이하는 것으로 보인다.

| 한약을 오래 복용하면 간이 나빠지는가? |

결론부터 말하자면 그렇지 않다. 한약복용 전 1차 채혈과 한약복용 3개월 후 2차 채혈을 500명 이상 시행했다. 그 결과 상용하는 한약재로는 간독성이 발현된 예가 없었다. 특히 2년 이상 장기복용 아동들의 주기적 간기능검사 결과 마찬가지다. 따라서 한약을 오래 복용해서 간이 나빠질 우려가 있다는 것은 사실에 근거하지 않는 선입관이며, 오히려 약재와 체질적 특이반응에 의한 문제는 대부분 약복용초기에 나타나는 것으로 추정된다. 한약재는 크게 유독(有毒), 소독(少毒), 무독(無毒)인 약재로 구분되고, 처방은 구성 약재에 따라서 상품(上品), 중품(中品), 하품(下品)으로 구분된다. 뇌발달을 돕는 처방은 대부분 무독한 약재로 구성된 상품에 해당된다. 또한 독성이 강한 약재를 장기간 복용하는 경우는 거의 없고, 사용할 경우에도 독성을 제거시키는 법제 과정을 반드시 거친다.

51. 경계선지능에서 평균상지능으로 향상된 민이

또래에 비해 언어가 1년 이상 지체되어 친구들과 의사소통이 어려운 5세 5개월의 아동이었다. 두 돌이 지난 후 말이 늦어서 병원에서 검사결과 인지, 의사소통, 언어, 소근육발달 등이 지체되고 있다고 평가되어 언어치료를 받기 시작했다. 이후 뇌의 좌측에 언어개념을 형성하는 곳이 기능이 떨어져 있다고 하는 검사소견을 들었으며, 대소변도 36개월부터 가리기 시작했다. 만 4세 때 대학병원에서 지능검사를 받은 결과 경계선 상위수준으로 진단되었다. 다행히 내원 전 한 해 동안에 발달이 많이 향상되었다고 했다. 내원 당시 소리자극에 대해 극도로 불안해하는 증상을 보였고, 언어가 또래에 비해 1년 이상 지체되어 대화가 잘 안 되었다. 평소 기분에 따라 과제 수행의 좋고 나쁨이 극과 극으로 달라지기도 했고, 질문이 이해되지 않으면 동화책에 나온 얘기를 하는 등 엉뚱한 대답으로 둘러대었다.

치료를 시작한지 한두 달 후 엄마와 대화를 하려고 노력하는 모습을 보였으며 목소리가 조금 커졌다. 친구들 이름을 떠올리며 그 애가 왜 좋은지를 설명하기도 하는 등 말이 많아지고, 당찬 목소리로 말하기 시작했다. 동생이 소변 본 후 옷을 올리지 못하면 "내가 도와줄께"라며 우호적이기도 했다가 지하철을 타고 오면서는 "이건 내 의자야!"라고 하며 동생에게 자리를 양보하지 않기도 했다. 한 번씩 다른 사람을 건드려보기도 하고 더러는 듣기 싫은 소리를 하면 가서 때리기도 했다. 아직 언어가 유창하지 않아 행동으로 의사표현을 하다보니 공격적인 행동으로 비치기도 했다. 엉뚱한 말은 전보다 줄어들고 있었고 말하는 내용과 세련됨이 나날이 향상되어 동생이나 친구들과도 대화가 잘 되었다. 사건이 일어난 순서에 따라 그림을 순서대로 잘 배열했고 미술활동과 실험수업을 아주 좋아하고 집중력도 좋았다.

치료 중간에 침구치료를 너무 무서워하여 몇 번 시도하다가 포기하였다. 그림을 그리면 도시락 먹는 모습, 등산하는 모습 등 그림에 이야기가 있었고 스케치하는 수준이 뛰어났다. 치료 시작한지 4개월 후부터는 심하게 놀랬던 호루라기 소리에도 동요가 별로 없으며 듣기 싫을 때마다 괴롭다는 듯이 귀를 막던 행동이 사라졌다. 말이 아주 많이 늘었으며 동생과는 대화가 많아지고 자신감이 넘쳐 "이렇게 하는 거야, 알았지! 응, 하고 대답해야지."라는 등 자신의 주장을 분명히 했다. 질문을 자주 하고, 탐색도 잘하며 장래에 모델이나 화가가 되고 싶다고 했다. 시각적 이해와 판단은 양호하고 청각적 자극에 의한 이해능력은 다소 저하되어 있으나 기억력은 양호했다. 어머니가 민이를 바라보는 시각이 비로소 긍정적으로 돌아서기 시작했다.

6개월 후 말은 상황에 맞게 조금 더 잘하는 편이고 "수도물하고 샤워기 물하고 왜 같이 나와요?"라고 질문하고서는 엄마가 자세히 설명해주자 "엄마 최고!!!"라고 표현하였다. 초등학교를 유예해야 할지에 관해 고민하던 중 지능검사 결과를 참고키로 하여 결국 제 나이에 입학하게 되었다. 전에는 수학을 어려워했으나 지금은 수학을 재미있어 하고 빼기까지 잘하고 있다. 친구들에게 다가가 대화를 먼저 시작하는 모습을 보이며 일기를 쓸 때에도 접속사, 감탄사, 부사를 넣어서 다양하게 표현했다. 포크 대신 젓가락을 사용하고 학교입학을 한 이후로 더욱 성숙한 모습으로 잘 적응했다. 융통성을 보이며 긴장도 줄어서 치료 시작한지 10개월 만에 종결을 결정했다.

>> 지능검사결과 <<

1차 : 경계선지능, 2차 : FIQ 122

>> 전체 지능 지수의 분류 <<

IQ	분류	전인구 중 백분율
130 이상	최우수	2.3%
120~129	우수	6.7%
110~119	평균상	18.0%
90~109	평균	48.6%
80~89	평균하	15.3%
70~79	경계선	7.3%
69 이하	정신지체	1.8%

52. 말이 매우 늦고 울보였던 언어성 학습장애아동 태우

태우는 5세가 넘어서 처음 의미 있는 엄마, 아빠가 나올 정도로 언어 시작이 늦었고, 5세 3개월에 시행한 발달검사에서 2년 반 정도 발달지연으로 나왔다. 그 후 언어가 많이 늘긴 했지만 6세 5개월이었던 내원 당시 3-4단어 수준의 문장을 사용하며 조사를 많이 빠트리고, 상황에 적절하지 않은 표현이 많은 상태였다. 유치원에서 친구들과 같이 놀려고는 하지만 대화가 안 되었다. 고집이 심하고 타협이 잘 안 되며, 떼를 쓸 때는 귀가 아플 정도로 심하게 운다고 했다. 대근육, 소근육발달은 양호하며, 한글은 잘 읽고, 1-100까지 쓰기는 하나 아직 셈하기는 안 되었다. 땀을 많이 흘려서, 놀 때 머리와 얼굴이 땀으로 흠뻑 젖고, 손발이 축축했다. 편식이 심하고 잘 씹지 않고 급히 먹으며 우유, 물을 지나치게 많이 마셨다.

6세 6개월에 본원에서 처음 지능검사를 시행한 결과 언어성 지능만 지체 범위에 있었다. 치료 4개월 후 말이 많아지고 문장이 길어졌다. 내용은 맞는데 동사, 조사가 한 번씩 빠지는 정도이고, 유치원에서는 아이들과의 대화에서 아무 문제가 없다고 했다. 옛날에는 공부하자고만 하면 울었는데, 우는 것이 많이 줄었다. 책을 혼자 읽는데, 붙여읽기, 띄어읽기 모두 잘해서 학교는 유예하지 않고 그냥 일반 초등학교에 보내기로 결정하였다.

치료 6개월 후 언어성 항목만 부분 검사했는데 많이 향상되어 평균 범위에 들어갔다. 학교에 입학한 후 학교생활은 무난히 적응을 잘하고, 본인 말이 맞다고 우길 때 손이 먼저 나가는 일이 많았는데, 점차 줄어들었다. 치료 10개월 후, 1학기 초에는 못하던 줄넘기를 이제 잘하고, 태권도 다니면서 살도 많이 빠졌다. 편식과 땀이 줄었다. 아직 언어가 떨어져서 놀이할 때 아이들에게 놀림을 당하기도 해서 엄마가 속상하시다고 했다. 2학기 기말고사에서 국어는 70점이었으나, 수학 90점으로 잘했다. 미술을 잘하고 종이접기를 시켜달라고 졸라서 시작했는데 나름대로 아이디어를 내서 잘했다. 만화책을 많이 보고 책 사달라고 조르는 일이 많아졌다. 7세 10개월에 시행한 지능검사에서 언어성지능, 동작성지능이 다 평균범위로 상승하고, 사회성숙도 검사도 SQ 78에서 101로 높아졌다. 2학년 학교생활에도 잘 적응하므로 1년 7개월의 한약치료를 종료하고 학습치료만 하기로 했다.

검사당시 나이	6세 6개월		7세 10개월
검 사 도 구	K-ABC	K-WISC III	K-WISC III
전 체 지 능	95	안함	83
동작성지능	-	안함	89
언어성지능	-	63	82

태우의 경우는 말이 너무 늦어서 할머니, 할아버지께서 아이를 포기하고 동생을 하나 더 낳으라고 하실 정도였다. 그런 일 때문에 엄마가 스트레스를 많이 받아 몸도 아프셨고, 진료 도중에 눈물을 많이 보이시기도 했는데, 태우가 눈에 띄게 좋아지면서 엄마 얼굴도 함께 밝아지고 건강해지셨다. 또 태우에게 신경을 많이 쓰면서 두 살 위 누나가 소외감을 많이 느끼고 우울해 하기도 했는데, 장애 아동의 형제 관계에서 생기는 문제에 관한 상담과 가정지침 실천을 통해서 누나도 다시 명랑한 성격을 회복했다. 치료를 통해 장애 아동의 문제가 해결되는 것이 온 가족의 행복과 직결된다는 것을 절실히 느끼게 해 준 사례였다.

53. 정신지체에서 또래와 비슷한 수준으로 향상된 동욱이

이제 막 유치원에 들어간 5세 11개월 동욱이는 말이 느리고 발음도 부정확했다. 여기 저기 돌아다니며 가만히 있지 못하고 산만했다. 신생아 때부터 잠이 적어 늦게 잠이 들어도 새벽에는 잘 깨는 아이였다. 잘 먹고, 움직임이 많으며, 늘 땀을 많이 흘릴 정도로 활동이 왕성한 아이였다.

만 6세가 되어 유치원에 갔는데 과제나 활동을 체계적으로 수행하는데 어려움이 있고 작은 자극에 쉽게 산만해져 공부에 집중하지 못했다. 또한 발음이 잘 안되고, 동작이 현저히 떨어져 또래를 따라가지 못해서 검사를 해 본 결과 언어가 3세 반 정도로 지연되었다.

대학병원에서 검사한 결과 지능지수 70 이하의 경미한 정신지체 범주였는데, 부모님께서는 결과를 반신반의하셨고, 학교에 제 나이에 입학할 수 있을지 걱정이 많았다. 열이 많은 체질이라 열을 낮추어 산만함을 줄이고, 언어발달을 돕는 치료를 시작했다.

한약 치료를 시작한지 얼마 안되어 소리 지르는 것부터 없어지면서 집이 조용해졌다. 참을성이 늘면서 전에는 재미없으면 싫증을 내거나 졸았는데 한 시간 이상 지속적으로 문장을 쓰게 되었다. 더불어 말이 늘어나고 말더듬이 개선되었다.

치료 5개월 후에는 학습면에서도 변화가 많이 생겨 국어는 읽기, 쓰기를 어느정도 할 수 있고 일기 내용이 알차게 되었다. 수학은 덧셈 뺄셈이 빨라졌다. 다소 산만하고 부산스럽기는 하지만 물건을 잃어버리지 않고 집중력이 조금씩 늘었다. 그림그리기와 색칠하기도 좋아졌다. 또래와 어울려 노는 것도 개선되었다. 언어와 학습능력이 꾸준하게 개선되어 또래와 차이가 줄어들었고 지능검사에서도 경계선 범위로 향상 되어서 만 7세에 초등학교 1학년에 입학하게 되었다.

입학 후 부모님의 걱정과는 달리 말더듬이 줄었고 친구들과 자연스럽게 어울리며 적응하게 되었다. 입학 후에도 별도의 특수교육 없이 집에서 어머니가 꾸준하게 오랜 시간 반복 학습을 해주어서 일반반에서도 잘 따라갔다. 그 결과 알림장도 잘 써오고, 받아쓰기도 100점을 맞았다. 주의집중력이 더 좋아져 엄마하고 함께 공부할 때는 1시간 정도

유지되었고, 차츰 책도 혼자 읽게 되었다.

치료 2년째에 2학년에 진급하였는데, 한자시험에서 2등을 했고, 국어는 100점, 즐거운 생활 92점으로 반에서 1등을 하기도 해서 자신감을 가지게 되었다. 학교 웅변대회에 참가하여 나름대로 발표도 하고, 운동신경이 좋아져 국기원에서 품세도 받게 되었고, 줄넘기도 20~30회씩 하고 자전거도 잘 타게 되었다. 학교에 적응을 잘하여 선생님의 칭찬도 듣게 되면서 부모님께서 아이에게 희망과 자신감을 가지게 되었다는 내용의 글을 보내오셨다.

뇌발달로 언어, 행동, 학습이 향상되어 정신지체 범주에서 마침내 평균 범위로 향상된 사례다. 경과가 좋았던 이유를 살펴보면, 첫째, 부모님이 아동의 부정적인 면보다는 개선되어가는 긍정적인 면을 바라보았고, 둘째, 시골에서 자유분방하게 놀고 즐겁게 자랐던 것이 효과를 좋게 했던 것으로 보인다. 현재 초등학교 3학년이고, 학교생활에 무리없이 잘 따라가고, 또래관계도 별다른 특이한 점이 없다. 약간 산만하거나 부주의한 점도 좋아지고 있다. 다만 언어성지능과 동작성지능의 격차로 비언어성 학습장애소견이 있어 치료를 지속하고 있다.

	횟수	1차 검사	2차 검사	3차 검사
	나 이	5세 4개월	6세 5개월	8세 7개월
	검 사 도 구	K-WPPSI	K-WISC-III	K-WISC-III
지능검사	전 체 지 능 지 수	66	76	86
	언 어 성 지 능	71	80	97
	동 작 성 지 능	64	78	78
	언 어 이 해	-	81	94
	지 각 조 직	-	78	71
	주 의 집 중	-	79	97
ADS 시각평가	부 주 의	미 검 사	119	80
	충 동 성		64	82
	반 응 시 간 평 균		66	55
	반응시간표준편차		78	89

정신지체인의 적응능력

정신지체는 지능이 평균이하이면서 생활에서도 적응장애가 있으며 18세 이전에 발병한 경우를 말한다. 지능에 따라서 장애의 정도가 달라지는데 70-55는 경도, 55-35는 중등도 35미만은 중증정신지체라 한다. 적응의 장애는 대화능력, 자조능력, 집안에서의 생활, 사회생활 및 대인관계, 학습능력, 직장에서의 어려움이 나타나는 것을 뜻한다.

● 경증 정신지체의 적응능력

교육 가능한 범주로 정신지체인 중 85%가 여기에 속한다. 취학 전(0-5세)에는 사회적 기술과 의사소통기술이 발달되고, 감각운동 영역에 장애가 아주 적기 때문에 나중까지도 일반 아동들과 구별이 잘 안 된다. 청소년기가 지나면 초등학교 6학년 수준의 학습능력과 기술을 배울 수 있다. 성인기에는 자립생활에 필요한 최소한의 사회적 직업능력을 갖게 된다. 다만 익숙하지 않은 특별한 사회적 경제적 스트레스 상황에서는 보호자의 지도감독과 지원이 필요할 수 있다.

● 중등도 정신지체의 적응능력

교육적으로 '훈련할 수 있는' 수준이다. 초기 소아기에 의사소통 기술을 습득할 수 있으며 직업훈련에서 도움을 받을 수 있고, 중간정도의 지도 감독을 받아 자기관리를 할 수 있다. 그러나 성인이 되어도 초등학교 2학년 수준 이상을 넘어서기는 어렵다. 익숙한 지역사회에서 독립적으로 이동하는 것을 배울 수 있다. 청소년기에는 사회적 관습을 알지 못하기 때문에 친구관계 형성에 방해를 받는다. 성인기에는 보호소나 일반 작업장에서 지도 감독아래 숙련을 요하지 않는 작업이나 반 숙련 작업을 할 수 있다.

● 중증 정신지체의 적응능력

초기 소아기 동안 의사소통을 위한 언어를 조금 배우거나 때로는 전혀 배우지 못한다. 학령기 동안에 말하는 기술을 배울 수 있고, 기초적인 자기관리를 훈련받을 수 있다. 또한 간단한 한글이나 수셈은 반복학습을 통해서 일부 습득할 수 있다. 생활에 필수적인 몇 가지 단어는 연습 없이도 배울 수 있다. 성인기에는 아주 밀착된 지도 감독하에서 단순한 작업을 할 수 있다.

54. 사립체질환아동 준형이

팔과 다리가 흐느적거렸던 3세 6개월인 준형이는 또래들에 비해 약 2년 3개월 정도 말이 늦었고, 문을 여닫는 감각놀이에 빠져 있었다. 어려서 경기를 했는데 양약을 1년 6개월간 복용해서 완치되었고, 수면장애는 다른 한의원에서 한약을 복용한 이후에 안정되었으며 내원 당시 사립체질환으로 엘칸과 데카키논 등을 복용하고 있었다. 팔과 다리의 근육이 힘이 없고 물렁물렁해서 매달리기 같은 운동은 아예 불가능했다. 근력만이 아니라 운동수준도 또래들에 비해 조금 늦었고, 목소리가 기어 들어가 모기 소리만 했다. 얼굴에는 표정이 없었으며 눈맞춤이 짧고 머리카락이 누렇고 꺼칠했다.

치료를 시작한지 3개월 후 언어가 늘기 시작했으나 불안하면 환풍기가 있는 화장실을 꼭 가려고 했고, 친구들과 어울리길 거부하고 귀찮다는 듯이 밀쳤다. 6개월이 지날 무렵부터는 사물 이름을 대부분 알고 짧은 문장으로 말하였으며 숫자도 혼자서 20까지 세기 시작했다. 침대에서 두 발 동시에 뛰기를 스무 번까지 했으며 머리카락에 윤기가 생겼다. 7개월이 지날 무렵 다시 체크한 발달검사에서는 전 영역에 걸쳐 향상을 보였는데 특히 대근육과 소근육, 수용언어, 표현언어의 향상이 눈에 띄었다. 목소리가 커졌고, 감기에 덜 걸리며 식욕이 조금 나아졌다.

1년이 지날 무렵에는 질문에 대해 부분적으로 대답하기도 하고, 자신의 욕구를 말로 표현하기 시작했다. 집중력은 양호하여 학습에 별 무리가 없었고 숫자는 100까지 알고 30까지는 연필로 쓸 수 있게 되었다. 동생과는 서로 어울려 놀지만 양보는 잘 못한다. 다른 아이들이 말을 걸면 준형이가 도망을 갔었는데 어린이집에서 친구가 한 명 생겼다. 이 아동하고는 친하게 지내며 엄마에게 '속상하다'는 말을 할 정도로 자신의 감정을 말로 잘 표현했다.

치료한지 1년 6개월경 대학병원에서 혈액검사와 근육생검결과 정상으로 나와 그동안 복용해오던 엘칸과 비타민 영양제를 중단하게 되었다. 사립체질환이 완치가 안되는 것으로 알려져 있어서 이 같은 결과는 지금도 이해하기 어려운 점이 있다. 간혹 다른 친구들과 자신을 비교해서 좌절감을 느끼고 유치원의 학습과제활동에 부담을 느껴 힘들어 하는 모습을 보였다. 덧셈은 두 자리수까지 하며, 받아쓰기도 잘했다. 첫 해가 지난 후에는 사회성숙지수가 10정도 향상을 보였으며 6개월 후에는 사회성숙지수가 15 향상될 정도로 발달속도가 향상되었다. 2년이 지날 무렵에는 뺄셈도 하고 암산도 가능해졌는데 발달전반이 또래들과 비슷하게 되었다. 2년 7개월이 지나고 있는 최근에는 언어가 한 단계 더 도약해서 지나가다가 간판을 보면서 연상되는 것들로 말을 만들어 시끄러울 정도로 말을 많이 한다. 동생과 대화를 할 때 맞장구도 치고 사회성발달에도 긍정적인 변화를 보이고 있다.

>> 사회성숙도검사 <<

검사당시 나이	5세 3개월	5세 9개월
사회지수(SQ)	84%	99%

| 사립체질환이란? |

　미토콘드리아에서 에너지가 생성되는 과정에 차질이 생기면 에너지로 변환되지 않은 양분이 세포 안에 축적되면서 독소로 작용한다. 주로 뇌에 이상을 주는 질환으로 4,000명당 1명 꼴로 발생하며, 가장 흔한 증상은 간질과 발달장애이고 유아 때부터 근력 및 근긴장도 저하가 발생한다. 시력 및 청력 손상, 간과 콩팥과 관련된 질환, 호흡기 질환 등이 나타나는데 현재까지는 완치가 불가능한 질환으로 알려져 있고, 피로하게 되므로 자주 휴식을 취하고 비타민을 복용하여 증상을 완화하는 치료를 한다.

55. 윌리암스 증후군 아동 혜리

　손톱을 물어뜯고 고집이 아주 세며 사소한 일에 울음을 터뜨리던 혜리는 4세 8개월에 내원했다. 임신 9개월에 1.46kg의 저체중으로 태어났고 생후 5개월에 탈장수술과 설소대 수술을 같이 받았으며 16개월 이후로 혼자 걷기 시작했다. 평소 음식을 잘 씹지 않았고, 늘 먹는 종류의 음식만 먹으려 하고 대변이 굳었다. 언어가 또래들에 비해 더디게 발달하고 동작이 둔한 편이었는데 손으로 하는 여러 가지 활동에서도 세밀하지 않아 색칠하면 밖으로 튀어나갔다. 성격이 불 같아서 친구들과 어울리기 힘들었다.

　　진료 첫 날 아동의 얼굴을 살펴보고 종합병원 유전의학클리닉을 통해 염색체질환에 대한 검사를 받도록 권했으며, 이후 윌리암스 증후군으로 진단되었다. 언어발달을 위한 치료를 시작한지 3개월 후부터는 숫자를 잘 쓰고, 더하기도 조금 익히고 있으며 언어는 꾸준히 발달하여 "엄마, ○○ 좀 하면 안될까?" 하면서 자신의 욕구를 관철시키기도 한다. 6개월 무렵에는 그동안 잘 쓰지 못했던 글자쓰기를 잘하게 되었고, 그림은 전보다 나으나 완성도가 떨어졌다. 수는 일일이 헤아려 보고나서야 더한 총 갯수를 말했다. 야뇨는 만 6세가 지나도록 지속되었다.

　　6세가 지나자 젓가락을 사용하게 되었고, 6세 3개월부터는 야뇨가 현저히 줄어들어 거의 가리게 되었다. 공연을 볼 때나 언어치료를 할 때는 1시간도 잘 참고 기다릴 줄 알게 되었으며 치료 후 1년이 지났을 때는 색칠을 꼼꼼히 잘하게 되었다. 유치원에서 발표하는 단체 활동에서도 작년과는 달리 이탈하지 않고 자기 역할을 충분히 잘 해내었다. 학교에 입학한 후로 친구사귀기가 쉽지는 않았으나 착석도 잘하고 손톱도 덜 물며 점차 학교생활에 적응해서 받아쓰기를 100점 맞고, 수업 중 손들고 발표도 잘했다. 입학 초에는 자기 물건을 잘 챙기지 못했지만 점점 나아져서 2학기부터는 자기 물건을 잘 챙겨왔고, 도서관에 가서 읽고 싶은 책을 빌려오기도 했다. 윌리암스 증후군의 흔한 합병증인 폐동맥협착증은 내원초기에는 일반인의 70%였으나 현재는 일반인과 거의 비슷한 수준으로 넓어져 별도의 수술이 필요하지 않은 상태다.

검사당시 나이	6세	6세 10개월
검 사 도 구	K-WISC-III	K-WISC-III
전 체 지 능	53	59
동작성지능	51	39
언어성지능	64	75

| 윌리암스 증후군이란? |

2만 명 당 1명꼴로 발생하는 드문 병으로 7번 염색체의 장완이 소실된 것과 관련이 있다. 큰 입, 납작한 콧마루와 들창코, 약간 부푼 볼 때문에 얼굴이 요정과 같은 모습(elfin-face)이고, 대동맥 판막 상부 협착증, 불규칙한 치아 배열과 발육부전, 매우 부산스러움, 서혜부 탈장의 증상을 보인다. 낯선 사람과 지나치게 친밀함을 보이고, 지능이 낮으며 급격하게 화를 내거나 웃거나 우는 등의 감정 미숙을 보인다.

56. 어려운 일이 있으면 땀을 뻘뻘 흘리던 정신지체아동 상수

어려운 일이 있으면 혼자 구시렁거리거나 땀을 뻘뻘 흘리던 경증 정신지체아동 상수는 5세 7개월에 내원했다. 임신 중 경제적 어려움과 회사 문제로 어머니가 스트레스를 많이 받았다고 한다. 스스로 걷기 시작한 시기는 생후 17개월이었으며 대소변은 25개월과 30개월에 각각 가리기 시작했다. 성격이 무척 소심하고 감정기복이 심해서 기분이 좋으면 과도하게 흥분하고, 하기 싫은 것에 대해서는 달래기가 어려울 정도로 심하게 울었다. 내원당시 집중력이 떨어지고 상대방과의 눈맞춤을 피했다. 발과 다리가 차가웠고 체형은 하체가 약하고 머리둘레는 컸다.

소기증(少氣證)으로 보아 언어발달과 더불어 보기(補氣)하는 약재를 처방하였다. 치료 후 2-3개월이 지나면서부터는 인지치료시간에 의욕을 보이기 시작했고, 친구들과 하는 게임에서도 함께 참여해서 이기려고 하였다. 감각통합치료를 추천했으며 1년 정도 병행했다. 자신보다 1년 아래 학년과는 대화를 잘하는데 비해 같은 나이의 친구들과는 얼른 어울리지 못하고 부담스러워 하였다. 어려운 공부를 하게 되면 선생님이나 엄마 눈치를 봤으며 손으로 하는 과제활동이 느리고 둔했다. 다행히 꾸준한 연습으로 글쓰기와 그림그리기가 전보다 나아져서 화난 표정, 즐거운 표정을 그리고 머리카락과 손이나 발 같은 세밀한 부분도 묘사하기 시작했다. 간혹 그룹수업에서는 상대방 차례에 끼어드는 경우가 있고, 한번 주눅이 들면 회복하는데 시간이 오래 걸렸다. 기억력에서도 향상을 보여 읽거나 들어본 동화 내용을 잘 기억하여 다른 사람에 들려주었다. 9개월이 지날 무렵에는 또래 아이들에게 놀이 방법을 제안하면서 놀았고, 친구들과 함께 어울려 노는 것을 좋아하게 되어 같은 반 친구를 사귀어 집에 데려와 놀 정도이다.

어려운 과제를 보면 엄마에게 대신 해달라고 툴툴거렸는데 한약복용 후 1년이 지나면서부터는 "엄마 내가 잘하진 못하더라도 그걸 해보고 싶어."라고 말할 정도로 적극성을 보였다. 학교생활을 명랑하게 잘하고 있으며 자기 자리를 찾아 물건정리도 잘하고, 친구들과 함께 어울려 노는 재미를 즐기고 있는 중이다.

>> 언어검사 <<

검사도구		4세 9개월	5세 7개월	6세 1개월
PRES	수용언어	25개월	45개월	63개월
	표현언어	23개월	40개월	60개월
그림어휘력검사			검사수행 못함	6세~6세 5개월

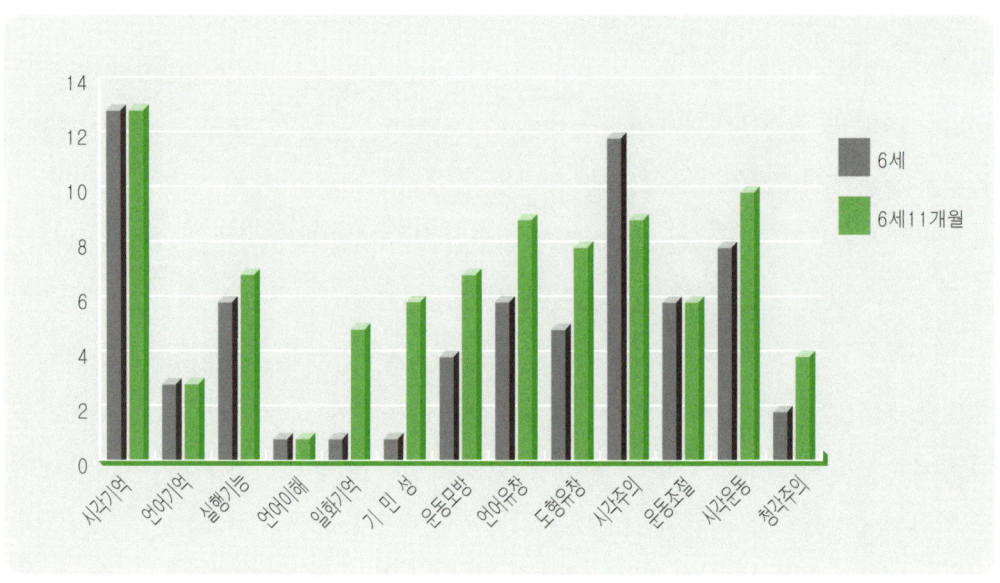

신경심리검사

시각-운동협응 능력이나 소근육 운동의 기민성, 운동모방 능력이 증진된 것으로 보아 미세근육의 조절 및 유연성이 증가된 것으로 보인다. 예전에 시간이 오래 걸리거나 미숙해 엄마의 도움을 많이 필요로 했던 작은 단추 끼우기, 가위질, 빵에 쨈 발라 먹기, 칼 사용 등 일상생활의 소소한 기능이 가능해졌다. 언어이해력에는 실제 별다른 변화를 보이지 못했으나 일화기억력과 언어표현의 유연성이 증가하면서 의사소통이 풍부해진 것으로 보인다.

| 임신 중 엄마의 심리적 스트레스를 어떻게 봐야 하는가? |

한의서에는 아기가 부모로부터 받은 선천적인 기혈(氣血)의 부족이 발달지연을 야기하는 원인으로 기록되어 있다. 또 아기들에게 생기는 여러 발달상의 문제가 임신 시 모체의 스트레스로부터 기인할 수 있음도 지적하고 있다. 부부간의 갈등, 시댁과의 갈등, 친정문제로 고민, 재판, 가정폭력, 돈 문제, 원하지 않는 아기의 임신, 우울증, 집에 강도나 도둑이 드는 사건 등등이 모두 태아에게 매우 좋지 않은 영향을 줄 수 있다. 행복하고 건강한 임신이 되기 위해서는 주변사람들의 배려와 본인의 마음가짐이 중요하다.

머리가 좋아진
100명의 아이들

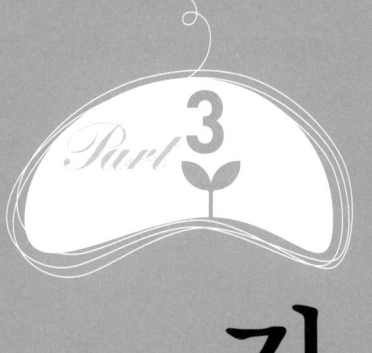

Part 3 저학년기

57. 경계선지능과 ADHD 진단을 받았던 찬주 | 58. 담력이 약하여 언어표현이 늦은 아동 준성이
59. 정서가 불안한 경계선지능아동 세정이 | 60. 형과 비교되는 학습부진아동 태환이
61. 운동능력이 떨어지고 동작성지능이 낮았던 아동 한비 | 62. 떼쓰기의 달인이었던 경계선지능의 한수
63. 친구들에게 다가서지 못했던 경계선지능아동 예진이 | 64. 말과 행동이 느렸던 경미한 정신지체아동 윤수
65. 행동이 느렸던 정신지체아동 채윤이 | 66. 인지불균형아동 장욱이
67. 틱 장애를 동반한 정신지체아동 진혁이 | 68. 중등도 정신지체에서 경계선지능으로 향상된 종민이
69. 동작성지능과 언어성지능이 30이나 차이 났던 학습장애 여원이 | 70. 지혜로운 부모의 행복한 아이 지나
71. 운동능력이 떨어진 정신지체아동 희영이의 지능향상 | 72. 과잉행동이 있던 1급 시각장애아동 도형이
73. 소뇌위축증(Juobert syndrome)으로 걷기 힘들었던 태경이 | 74. 자폐에서 ADHD로 진단명이 바뀐 상현이
75. 이유 없이 울거나 웃었던 자폐아동 형섭이 | 76. 8세까지도 말을 거의 못했던 자폐아동 동건이
77. 겁이 많았던 자폐증 지성이 | 78. 하루 종일 울었던 소두증 준석이 | 79. 틱 장애와 ADHD를 동시에 가진 호진이
80. 외설증을 가진 뚜렛 증후군 아동 재희 | 81. 전형적인 ADHD 아동 선균이
82. 자면서 깜짝깜짝 놀랬던 틱 아동 승현이 | 83. 부모의 다툼을 보고 놀라서 틱이 재발된 현지
84. 눈 깜빡, 어깨 으쓱, 킁킁거리는 복합 틱 아동 재욱이 | 85. 행동이 느리며, 산만한 ADHD 아동 범희

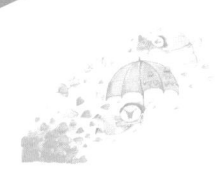

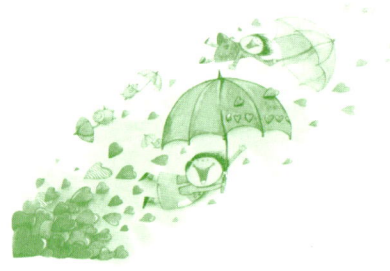

머리가 좋아진 100명의 아이들

3 저학년기

초등학교 1, 2, 3학년 시기로 이 때의 지능은 성인기 지능과 80%정도 일치한다. 유치원에 비해 엄격한 규율을 따라야하고, 여러 급우들과 함께 생활해야 하는 변화를 겪는다. 학교에 입학했다는 사실은 아이들에게 큰 자부심을 주는 경험이다. 이러한 경험을 통해 좀더 자신감을 가지게 되고 어른스러워진다. 언어 표현이 한층 정확해지면서 말이 많아지고, 동작이 빨라지면서 활동량도 늘어난다.

저학년기의 주의사항

학교생활의 적응은 아이들에게는 넘어야 할 큰 산이다. 선생님과 친구들, 학습량의 증가로 인한 스트레스때문에 틱 장애의 발생이 일생 중 가장 많은 시기이다. 눈을 깜박이거나, 의미 없는 소리를 반복해서 내는 경우 틱 장애를 고려해야 한다.

언어발달이 더디면 또래와 의사소통이 원활하지 못해 친구사귀기가 어렵고, 더러는 또래에게 따돌림을 당하기도 한다. 학습에 관심을 가지지 못하여 수업시간에 딴 짓을 한다거나 심지어 자리에 앉아 있지 못하고 이러 저리 돌아다니는 부적응 행동을 보이기도 한다. 어디까지가 일탈 행동인지, 정상적인 행동인지 자세한 검사를 받아볼 필요가 있다.

본격적으로 학습을 시작하게 되면서 인지와 언어문제들이 구체적으로 드러난다. 경증 정신지체의 경우 단순하고 반복 위주인 1, 2학년 수업은 따라가나 3학년 수업부터는 진도를 따라가지 못하거나 노력에 비해 성적이 저조한 경우가 많다. 일부 경계선지능의 경우는 틱이나 ADHD, 정서불안, 친구관계의 문제로 인하여 내원하는 경우가 있다.

57. 경계선지능과 ADHD 진단을 받았던 찬주

찬주는 초등학교 입학 직후인 6세 4개월에 형 따라 갔다가 받게 된 소아정신과 검사에서 경계선하단의 지능검사결과(전체지능 70)가 나왔으나, 이에 비해서 생활상의 적응도는 매우 양호했다(SQ=120). 부모님은 지능이 낮을 거라고는 전혀 생각하지 못했기 때문에 검사결과에 매우 당혹해 하면서 바로 한의원을 찾아왔다. 주의력검사(ADS)에서 부주의 70/충동성 67의 결과가 나와 페니드를 권유받아 복용을 시작한 상태였다.

찬주는 5.2kg의 거대아로 출생했으나, 초기 발달상의 특이점은 전혀 없었다. 약간 과식하는 경향이 있고 가벼운 아토피가 있는 것 외에는 체격도 양호하고 건강문제는 크지 않아보였다. 그런데 본인이 하기 싫거나 마음에 안 들면 시선을 다른 곳에 두고 절대 안하고, 본인이 하기 싫은 것에 대해서는 과도하게 산만한 것이 문제였다. 학습에서도 10 이상의 숫자배열은 헷갈리고, 덧셈 뺄셈이 잘 안 되었다. 단어 카드를 보여주면 통글자로는 읽는데, 낱글자를 잘 읽지 못했다.

한약 복용을 시작하면서 페니드는 바로 중단했다. 치료 3개월 후 자면서 이를 가는 것, 소변을 자주 보는 것이 없어졌으며, 이전보다 좀더 적극적으로 말하게 되었다. 이전에는 발음이 뭉개지는 경향이 있었으나 좀더 자신감 있게 이야기하고 발음이 또렷해졌다. 치료 10개월 후에는 형에게 질문해도 자기가 다 대답하고, 핵심을 정확하게 이야기하는 모습을 보였다. 명사는 잘 읽지만 조사, 동사는 잘 못 읽고 "모르는 글씨"라고 하며, 두 자리 수의 덧셈 뺄셈은 힘들어 했다. 치료 1년 후 지능검사에서 지능이 많이 향상되었으나, 주의력이 아직 부족하고, 읽기가 자유롭지 않아 치료를 지속하기로 했다. 치료 1년 6개월 째, 밥을 잘 먹지만 체중은 별로 안 늘었고, 키가 많이 컸다. 구구단 외우는 것을 잘 못했는데 엄마가 시키시니까 금방 외웠고, 글씨 쓰기에 비해서 과학 조립 같은 것은 잘한다고 했다. 치료 1년 9개월 후의 넵시 재검사에서도 많은 향상을 보여 치료를 종료하고, 그 후에는 체력이 떨어질 때만 한약을 복용하고 있다.

검사시나이	6세 4개월	7세 3개월
검 사 도 구	K-WISC-Ⅲ	K-WISC-Ⅲ
전 체 지 능	70	86
동작성지능	73	86
언어성지능	71	88

찬주의 경우는 학교 생활의 적응, 친구 사귀기 등에서 별로 어려움이 없었고, 매우 명랑한 성격이었다. 주의력 약을 복용하지 않았어도, 지능이 순조롭게 발전하면서 산만함의 문제가 많이 호전되었다. 그러나 만들기, 말하기에 비해서 글씨 읽기를 매우 어려워했고, 받아쓰기는 외워서 했지만 교과서를 자유롭게 읽는 것은 초등학교 2학년에 들어와서야 가능했다. 학습장애(읽기장애)가 의심되는 정도였으나, 늦게라도 읽기 문제가 해결된 것이 기억에 남는 아동이다.

| ADHD 치료약 다시 한번 생각해보기 |

1957년 ADHD 치료약으로 메칠페니데이트가 도입된 이래, 약물치료는 점점 늘어나 미국에서는 학령기 아동의 15-20%가 이 약물을 처방받고 있다고 한다. 한국은 그 정도까지는 아니지만, 최근 약물 복용이 급속히 늘어나고 있는 추세이다. 복용자수는 2002년 1만 6천 명에서 2006년 5만 3천 명으로 3배 이상 증가했고, 보험청구액은 같은 기간에 5억여 원에서 107억 5천여만 원으로 21배나 증가했다. 과연 페니드는 요즘 아이들의 문제를 해결해줄 기적의 묘약인가?

● 메칠페니데이트는 어떤 약인가?

페니드, 메칠펜, 콘써타, 메타데이트 등의 상품명으로 판매되는 주의집중력약, 과잉행동조절약의 성분은 중추신경흥분 작용을 하는 메칠페니데이트이다. 중요한 신경전달물질인 도파민과 비슷한 구조이며, 암페타민, 메스암페타민(속칭 히로뽕의 원료)등도 같은 계열의 물질들이다. 각성 효과가 뛰어나지만, 식욕저하, 수면장애 등의 부작용이 심해서 성장기의 아이들은 성장이 억제될 수 있다. 18세 이상 성인에게는 마약처럼 신체적 의존성까지 생기게 하므로 처방이 금지되어 있다. 집중력이 높아져 공부를 잘하게 하는 약으로 생각하여 수험생 자녀에게 어렵게 구해서 먹일 만한 약은 아닌 것이다.

● 약물의 장기적 영향에 대한 연구가 부족하다

미국 FDA는 ADHD 치료약을 사용하다가 심장발작, 고혈압 등의 문제로 사망한 사건이 미국에서만 51건이 보고되자 2006년 초 약물 사용 시 갑작스런 소아 사망위험에 대해 면밀히 관찰할 것을 촉구했다. 2007년에는 다시 약물 제조 판매회사들에게 심혈관계 및 정신계 부작용(환청, 조증 등)을 경고하기 위한 추가 조치를 취할 것을 지시했다.

더욱 중요한 것은 약물 복용이 성인이 되었을 때 어떤 영향을 줄 것인가에 대한 연구가 부족하다는 점이다. 미국 하버드 대학과 맥린 병원의 윌리엄 카레존 박사와 연구진은 사람의 사춘기 전 단계에 해당하는 쥐에게 한 군은 ADHD 약을 투여하고, 다른 군은 식염수만 주사하여 키웠다. 쥐가 성장했을 때 스트레스 하에서 행동업무를 포기하는 속도에 대해 시험했더니 ADHD 약이 투여된 쥐가 더 빨리 포기하는 것으로 나타났다. 어른 쥐가 되었을 때 보상성 자극에 대한 반응이 덜하고 스트레스에 더 반응한다는 연구결과도 있다.

미국 M.D. 앤더슨 암센터의 연구진은 3개월간 메칠페니데이트를 사용한 소아 환자 12명을 대상으로 조사한 결과 이들 소아에서 비정상적인 염색체가 되는 경우가 증가한 것으로 보고했다. 연구진은 실제 암 위험을 높이는지에 대해서는 추가적인 연구가 필요하지만, 장기간의 약물 사용에 대한 연구가 없는 상황에서 상당히 우려된다고 지적했다.

● 약물에 의존하기보다는 다른 대안을 찾아보자

부산스럽고 유별나다고만 생각되던 아이들이 ADHD라는 병명의 환자가 되고, 약물치료의 대상으로까지 된 것을 거대 다국적 제약회사의 판매 전략 때문이라고 분석하는 책들을 서점에서 쉽게 찾아볼 수 있다. 이들 제약회사가 약물의 효과에 대한 연구는 적극적으로 지원하지만, 약물 부작용에 대한 연구에 소극적이거나 압력을 가하는 것은 분명한 사실이다. 그러나 환경 오염, 식품 오염 등의 문제를 해결하고, 급변하는 현대 사회에서의 올바른 자녀 양육 방식에 대해 고민하기 보다는 손쉽게 약물로 문제를 해결하려는 소비자들의 책임도 크다.

전체 ADHD 아동 중 약물 치료가 효과 없는 비율이 20-30%에 달하고, 효과를 보는 경우에도 아동에 대한 인지-행동 치료와 부모 교육이 병행되었을 때 효과가 더 크다는 연구결과가 많다. 문제 행동은 줄이고, 바람직한 행동을 늘리기 위한 행동수정 방법과 기술을 부모가 배우고 실천하며, 부모-자녀 관계가 개선될 때, 우리 아이들이 ADHD의 굴레에서 진정으로 해방될 것이다.

58. 담력이 약하여 언어표현이 늦은 아동 준성이

언어이해는 또래들과 비슷한데 언어표현이 1년 정도 늦었던 준성이는 7세였는데, 부모가 느끼기에 무엇인가 부족한 아이였다. 임신 28주에 1.38kg의 체중으로 태어나서 다시 생후 25일에 수술을 받았고 인큐베이터에서 70일간 자랐다. 갓난아기 때 옹알이와 눈맞춤이 많지 않았으며 낯선 물건에 잘 놀래고 평소 코막힘과 가래가 잦고 목소리는 허스키하고 가늘었다. 내원 전 두 번의 지능검사에서 1회에는 경계선지능지수로, 2회째는 평균하 지능지수로 나왔으며, 평소 체력저하로 쉽게 지치고, 겁이 아주 많았다. 친척 중 한의사가 있어서 유아 때부터 적절한 투약을 해온 결과, 표현언어가 늦고 눈손협응이 다소 민감하지 않은 점 외에는 전반적으로 양호했다. 심(心)과 담(膽)이 허(虛)한 체질이 뚜렷하여 언어발달을 촉진하는 처방에 약재를 추가하여 치료했다.

치료시작 3개월 이후부터는 말을 조리 있게 하기 시작하였다. 운동능력이 향상되어 줄넘기 동작이 전보다 자연스러워져 10개까지 연속동작으로 줄넘기를 했다. 겁과 두려움이 줄어 지금은 자전거를 타고 공원의 어두운 화장실을 혼자 다녀올 정도로 담력이 생겼다. 부모의 적극적인 관심으로 적절하게 미술치료나 학습치료를 병행하였고 한약복용은 1년 4개월째 지속하고 있는데 앞으로 6개월 후 지능검사결과를 바탕으로 치료종결을 예상하고 있다.

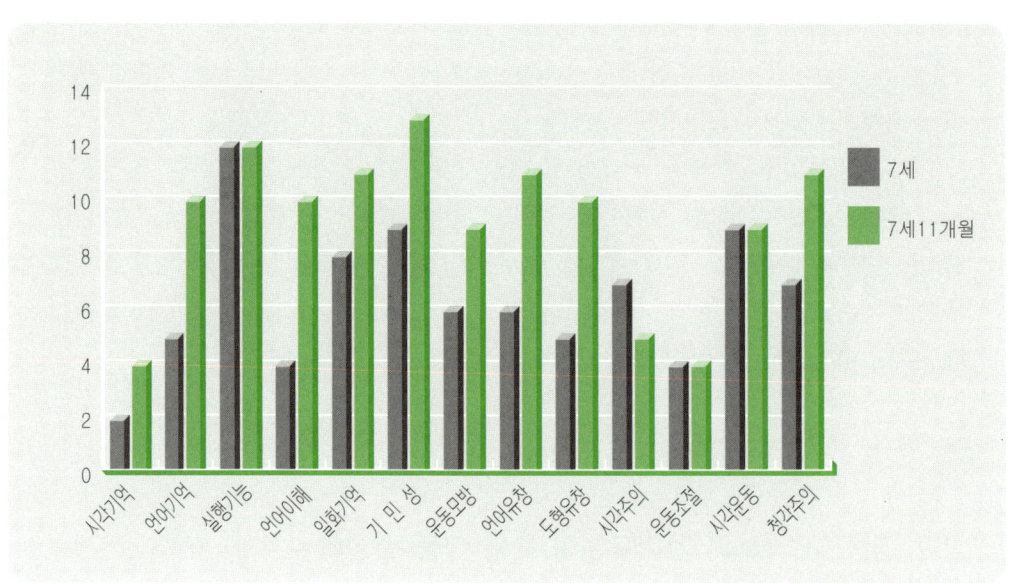

신경심리검사

실제 일상생활에서 의사소통 능력의 변화만큼이나 검사상에서도 언어능력의 변화가 두드러졌다. 과거에 비해 언어이해력, 글의 줄거리를 듣고 기억을 회상해 내는 일화기억 및 언어기억력에서 상당한 진전을 보였다. 소근육 운동능력의 기민함과 본 것을 그대로 모방해 내는 소근육 조절능력이 좋아지고, 시각-운동 협응 능력은 제 연령 수준의 수행을 보였던 편으로 대근육뿐 아니라 소근육 운동 능력이 양호해진 것으로 보인다. 청각과제에 주의력이 양호한데 비해 시각과제의 주의력은 부진한 편으로 과제의 유형에 따라 주의기복이 예상된다.

59. 정서가 불안한 경계선지능아동 세정이

7세 3개월에 내원한 세정이는 유치원 시기까지는 별다른 문제가 없었지만, 초등학교 1학년인데 학업에 대한 흥미가 많지 않고 기초학습 수준이 부족했다. 내원 한 달 전 지능검사에서 경계선 범위의 결과가 나왔다. 심리검사에서 부모와 애착이 약하고, 충동적인 면도 있으며 내면의 적대감, 공격적 욕구가 있다는 말을 들었다. 어려워 보이는 것은 쉽게 포기하고, 자신감이 없어서 학교 친구들과의 놀이에 잘 끼어들지 못했다. 세 살 위의 오빠나, 아파트 친구들과는 잘 지냈기 때문에 어머니께서 검사 결과에 대해 의외라고 생각하시며 많이 걱정하였다. 평소 다리가 아프다고 하면서 걷지 않으려 했고, 새벽에 한 번씩 깨서 다른 방으로 와서 자며, 손톱 물어뜯기가 오래 계속되어 손톱을 깎아준 기억이 없을 정도였다.

치료 5개월 후 다리 아프다는 말이 없어졌다. 잘 못하던 뜨개질도 하게 되고, 두발자전거를 2-3일 만에 배워서 잘 타게 되었다. 학교생활에도 특별한 일 없이 성적도 중상위권을 유지하며 일기의 내용을 다양하게 잘 썼다. 놀이치료 선생님도 많이 좋아졌다고 하고, 짜증이 줄어들었다. 뒤로 숨고 자신감 없어 하던 것도 점차 나아졌지만 아직 칭찬받는 데는 익숙하지 않아 쑥스러워 했다. 놀이치료를 처음에는 일 년 예상했었는데 경과가 좋고 안정된 모습을 보인다고 선생님이 일찍 종료하자고 하였다.

치료 8개월 후인 2학기 초에 방학숙제(꾸미기) 잘 한 것 때문에 상장을 하나 받아온 후 자신감이 더 많아지고 학교생활을 즐겁게 잘했다. 2학기 말에는 손톱 물어뜯기도 많이 줄어들고, 연기를 잘해서 친구들이 세정이를 코메디언이라고 부를 정도였다. 치료 1년 후 지능 검사에서 지능이 평균 범위로 상승하고, 사회성숙도 검사에서도 SQ 105로 나와서 치료를 종료하기로 했다.

검사시나이	7세 2개월	8세 3개월
검 사 도 구	K-WISC	K-WISC-III
전 체 지 능	73	93
언어성지능	79	99
동작성지능	71	89

세정이는 뭐든지 잘하는 3살 위 오빠와 비교되면서 스스로 위축된 것이 많았다. 엄마가 직장을 다니면서도 지방에서 꼬박꼬박 내원하였고, 학습이 좀 처지더라도 세정이가 좋아하는 활동을 많이 시키면서 장점을 살려 준 것이 치료에 큰 도움이 되었다. 정서가 안정되면서 지능이 많이 좋아진 경우라고 생각된다.

| 손톱을 물어뜯는 버릇, 어떻게 해야 할까요? |

손톱을 물어뜯는 행동은 단순한 습관으로 가볍게 여길 수도 있다. 일부 아동들은 뭔가에 긴장되어 있거나 싫증이 났거나 거부감을 경험했을 때 특히, 발달이 늦어 언어적인 표현이 미숙한 아동일수록 정서적인 불편감을 신체적인 표현으로 대치하여 나타내는 경우가 있다. 이러한 행동은 아동의 입장에서 긴장된 정서를 완화시켜주거나 자신을 조절하기 위한 수단으로 사용된다. 습관으로 고정될 우려가 있으므로 주의 깊은 관찰과 도움이 필요하다. 손톱 물어뜯기와 같이 반복적으로 보이는 습관을 교정하기 위한 몇 가지 방법을 소개한다.

1. 아동의 손톱 물어뜯기 행동을 나쁜 습관이라고 단정 짓고 못하게 하거나 자주 지적을 하는 것은 긴장감이나 부정적인 감정을 상승시킨다. 아동이 손톱 물어뜯는 행동을 통해서 어떤 만족을 누리려고 하는지, 어떤 심리적인 불편감을 표현하는 것인지를 관찰하면서 온정적인 태도를 갖는 것이 필요하다.
2. 행동 자체에 대해 잔소리를 자주 하기보다는 정서적인 불편감을 느낄만한 사건이나 상황들이 있었는지 유치원이나 학교에서 스트레스를 받을 일이 있었는지 고려해 보는 것이 필요하다. 무엇보다 부모로부터 사랑과 이해를 충분히 받고 있다고 아이가 느끼는지도 확인해야 한다.
3. 스스로 자제를 하도록 돕기 위해 아동이 손가락 물어뜯는 행동을 보이지 않을 때 긍정적인 피드백(칭찬이나 보상)을 주는 것이 지적하는 것보다 더 효과적이다.
4. 손을 움직여 할 수 있는 색종이 접기, 공놀이, 블록 쌓기 등 다양한 활동계획을 짜서 아동의 관심을 돌려주거나 손톱을 물어뜯는 것과 유사한 기분을 줄 수 있게 신체에 무해한 것으로 관심을 전환하는 것도 필요하다.
5. 고착된 반복 행동을 완화시키는 데는 격렬한 육체적 운동을 조금씩 하도록 강당이나 체육관에서 수영이나 달리기 등을 시키는 것도 도움이 된다.
6. 아동들은 자기 통제 능력이 미숙하기 때문에 외부의 통제가 도움이 될 수 있다. 아동과 논쟁을 벌이거나 꾸짖지 말고 손톱 물어뜯는 행동이 보이는 즉시 확신에 차고 단호한 어투로 제한하는 것이 도움이 되나 일관되게 반응해야 효과를 볼 수 있다.

60. 형과 비교되는 학습부진아동 태환이

소아정신과에서 ADHD진단을 받고 메칠페니데이트를 복용하던 중 심한 구토, 울음과 짜증, 무기력에 계속 시달려 3개월 만에 복용을 중단한 후 한약을 복용하려고 6세 11개월에 내원했던 아동이다. 경계선지능이었던 태환이는 매사에 자신감이 부족하고 목소리가 작았다. 강압적인 학습에 거부감이 있었고 공부할 때는 진땀을 흘렸고, 새로운 것에 적응이 잘 안되고 눈에 정광(精光)이 흐렸다. 언어치료를 권했으나 아동 자신이 언어치료실 다니는 것을 창피하게 여겨서 다니지 못하고 그냥 집에서 엄마가 학습을 도와주는 정도로 노력을 기울였다.

치료 2~3개월 후부터 아는 글자들을 자연스럽게 말하고 정서적으로 더 편안해져 표정이 밝아졌다. 노래를 가르쳐도 전보다 기억을 잘하고 학습에서도 외우는 속도가 더 빨라졌고, 질문이 많이 늘어나 하루에 여러 번 질문을 하며, 대답하는 대화가 자연스러워졌다. 치료 후 수개월이 지나도 친구를 사귀지 못했으나 1년이 지난 무렵부터는 친구들과 조금씩 어울려 놀게 되었다. 불안하면 간혹 손톱을 물어뜯으나 아빠께 이불도 펴드릴 정도로 배려를 잘하고 방학기간에는 특별활동 체험교실도 작년과는 달리 적극적으로 참여했다. 2차 냅시검사 이후에 이해력이 개선되어 전에는 10번 쯤 반복 설명해줘야 알아들었던 학습지를 요즘은 1~2회만 설명하면 다 알아들을 정도라고 하였다. 과제도 기분이 좋을 때는 아주 빨리 완료하는데 세 줄 정도의 문장은 읽고 혼자서 문제풀이를 했다. 겉으로는 별로 표가 나지 않지만 또래들에 비하면 언어가 조금 늦고, 성적이 우수한 형과 자주 비교되었던 이 아동은 8세 8개월까지 치료를 지속했다.

신경심리검사

> 주의집중력이 여전히 부진해, 언어지시를 주의 깊게 듣고 이해하는 능력은 아직 불안정한 것으로 보인다. 하지만, 단순한 언어과제의 기억력이나 인출능력 등이 나아진 편으로 실제 생활 가운데 학습을 받아들이는 것이 좀더 원활해 진 것으로 평가된다.

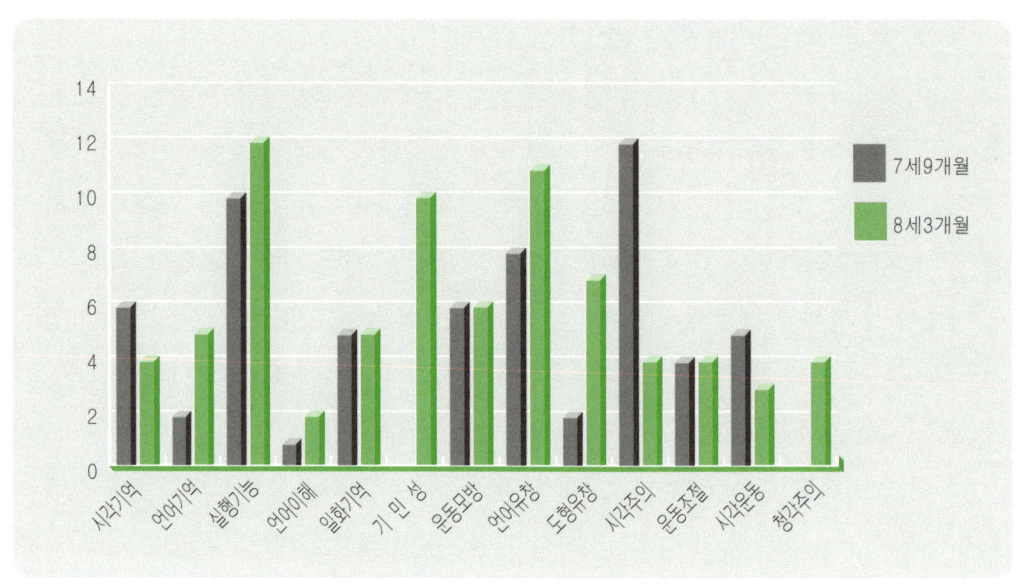

61. 운동능력이 떨어지고 동작성지능이 낮았던 아동 한비

7살 9개월이던 한비는 초진당시 묻는 말에 대답이 가능하였고, 언어이해와 인지력을 알아보는 간단한 검사로 보아 정신지체 3급으로 추정되었다. 그러나 추론을 요하는 질문에 답변을 못했는데, 지능검사결과 전체지능이 44로 정신지체2급 수준으로 나타났다. 검사 결과가 예상과는 달리 너무 낮게 나와서, 부모님께서 치료를 포기하려다 겨우 참았다고 하였다.

한비는 14개월에 걷기 시작하였고 16개월에 '엄마'를 처음으로 말했었다. 내원당시에 줄넘기, 자전거타기, 훌라후프 돌리기 등을 못할 정도로 운동능력이 떨어졌다. 그래서 약간만 높은 곳에 올라가는 것도 무서워했고, 젓가락질도 어설펐다. 100까지 물건 헤아리기는 가능하지만 수셈 능력이 낮아서 덧셈은 합이 7되는 것까지만 수셈이 가능하였다.

한약 치료 3개월이 경과하면서 나타난 주된 변화는 질문이 늘었다는 것이다. 과거에는 상황에 맞지 않은 엉뚱한 질문을 했는데 점차 상황에 맞도록 적절하게 질문했다. 또 같은 질문을 반복해서 물었던 것도 한 번만 묻는 것으로 끝났다. 덧셈도 두 자리까지 할 정도로 수셈이 많이 향상되었다. 글씨 쓰는 것이 서툴렀지만 시험은 더 편하게 보았다. 처음부터 이런 변화들이 빨리 나타난 것은 언어성지능이 상대적으로 양호했기 때문으로 보여진다.

치료 6개월 이후로 운동능력이 개선되어 단추를 잘 채웠고, 수저질도 더 능숙해지고, 가위질 능력도 좋아져서 곡선을 자르고, 컴퓨터 자판으로 글씨 쓰는 것도 잘했다. 또 전에는 경사진 곳에서 균형 감각이 없었는데 안정적으로 잘 걸어 내려가게 되었다. 도형 회전 문제를 어려워했지만 덧셈을 암산으로 하기도 했다.

치료 1년 경과시 자기주장이 심해지면서 부모님이 감당하기 어려울 정도로 반항을 한다고 했다. 자기 뜻을 끝까지 주장해서 엄마가 화를 많이 낼 정도 되서야 자제가 되곤 했었다. 운동 능력이 개선되어서 훌라후프를 재미있어 하게 되었다. 학교에서는 친구들 옆에 붙어 있기도 하지만 친구와 동일한 관심사항이 없어서 공감대가 형성되지 않아 함께 어울리기 어려웠다.

치료 일 년 반이 경과하면서 사촌들과 함께 어울려 놀기도 하고 친구들에게 전화가 오기도 하며 함께 놀러갈 정도로 사회성이 개선되었다. 줄넘기를 계속 연습하지만 연속 동작을 할 수는 없었다. 인지력이 발달되면서 자의식이 생겨서 말을 안 듣기도 하고 여전히 반항적인 태도를 보이기도 했다.

치료 2년 반이 지나면서 신체적으로 건강하여 과거보다 감기가 덜 걸렸다. 시험에 신경을 많이 썼는데, 성적이 낮으면 부끄러워하기도 하였다. 최근 수학 80점, 국어 65점을 맞아 왔고 주관식 문제도 풀 정도로 개선되었다. 가장 큰 변화는 살이 쪘다고 하여 본인 스스로가 식사 양을 줄일 정도로 자신을 조절할 수 있다는 점이다.

검사시나이	7세 9개월	10세 5개월
검 사 도 구	K-WISC-III	K-WISC-III
전 체 지 능	44	65
언어성지능	61	69
동작성지능	30	66
지 각 조 직	39	70
주 의 집 중	73	52

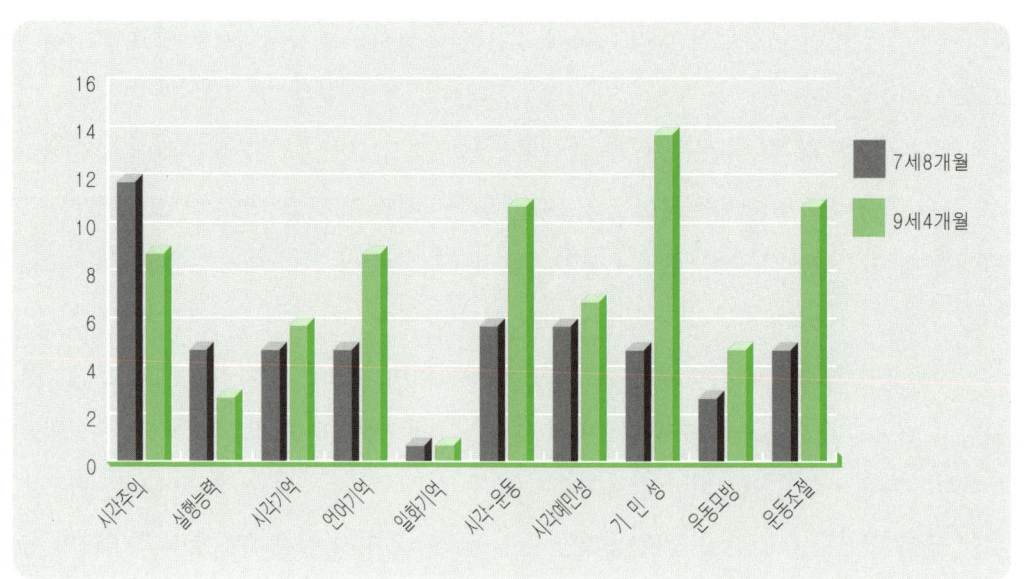

신경심리검사

시각-운동 협응력, 소근육 운동의 기민성, 운동 모방능력, 운동 조절 능력 등 비언어적 과제의 문제 해결능력이 상당히 양호해진 모습이다. 이러한 근본적인 운동기능과 조절 그리고 도형을 이해하는 능력이 나아지면서 동작성지능도 급진적인 변화가 있었던 것으로 보인다. 시각주의력은 상대적으로 떨어졌으나 평균정도로 양호한 수준이다.

| 언어성지능과 동작성지능의 불균형 |

일반적으로 언어성 지능과 동작성 지능의 차이가 15점 이상일 경우에 의미있는 차이가 있다고 본다. 전체 지능범주가 평균이어도 언어성지능에 비해 동작성지능이 두드러지게 떨어지면서 일부 영역의 학습 획득이나 사회적 적응에 실제적인 문제가 나타날 수 있다. 반대로 동작성 지능은 양호해 공간이나 지각적 이해능력이나 사회적 맥락을 이해하는 것은 양호하나 조리 있는 언어표현이나 언어 이해를 기반으로 한 학습이 원활하지 못한 경우도 있다.

두 경우 모두 지능이 정상범주라 할지라도 인지 발달이 불균형한 상태이므로 이러한 불균형한 발달을 그냥 간과할 경우, 학습이나 또래관계에 좌절감을 자주 겪으면서 자신에 대한 긍정적인 자신감이나 학습 동기를 잃게 되는 이차적인 문제를 보일 수도 있다. 이런 경우, 무엇보다 지능검사나 학습능력검사, 아동 신경심리검사 등을 통해 인지발달의 특성을 정확히 파악하는 것이 선행되어야 한다. 아동의 좋은 능력에 초점을 두어 충분한 성취감을 느끼게 하면서 이에 맞는 능력을 개발하도록 돕는 것이 좋다. 한편, 부진한 영역은 보다 체계적이고 전문적인 도움을 통해 불균형한 차이를 최소화 하는데 목표를 두어야 한다.

● **언어성지능과 동작성지능의 차이**

언어성지능 < 동작성지능	언어성지능 > 동작성지능
- 언어 이해력이 부진하다. - 언어표현에 조리가 없어 의사소통이 불편하다. - 기본적인 상식이나 수 개념이 부족해 학습 성취가 떨어진다. - 독서에 흥미가 없다.	- 시지각적, 시공간적인 정보전달체계의 제약으로 기하학, 공간개념을 요하는 학습의 이해가 어렵다. - 시각-운동 협응 능력이 부족해 정교한 소 근육 작업이나 그림그리기가 취약하다. - 정보처리 속도가 느린 편이다. - 사회적인 상황의 대처가 미숙하다.

62. 떼쓰기의 달인이었던 경계선지능의 한수

6세 4개월에 내원했던 한수는 종합병원에서 염색체 미세결절이 있다는 진단을 받았다. 지능검사에서 전체지능은 경계선지능에 속하면서 동작성지능과 언어성지능의 차이가 22나 되었다.

첫 진료시 한수는 계속 이리저리 움직이다가 전등 스위치를 꺼버리곤 했지만 말로 쉽게 통제되지 않았다. 평소 뭐든지 자기 맘에 들지 않으면 거부했고, 아침에도 학교 가기 싫다고 고집부리기 일쑤였다. 이 때문에 부모님께서도 어려움이 많았었다. 학교에서도 미술시간에 그림을 그리지 않았으면서도 다 그렸다고 하면서, 가만히 앉아 있기도 했다. 말할 때 발음이 약간 부정확했지만 의사소통에는 문제가 없었다. 학습은 수셈, 읽기, 쓰기 대부분 가능했지만 또래만큼 양호하지는 못했다.

신체적인 특징으로 손바닥이 딱딱하게 느껴질 정도로 건조한 상태였다. 한의학에서는 이를 혈(血)이 부족하여 신체 곳곳을 적셔주지 못한 것으로 본다. 또한 오래 걸으면 까치발이 나타났고, 학교에서 소변을 자주 보기도 했다. 피부의 감각이 매우 예민하여 새로 산 옷의 느낌을 견디지 못하여 늘 입던 옷만을 고집하였다. 늦봄까지 겨울옷을 입고 다닐 정도였다.

치료는 혈액의 생성과 순환을 촉진하여 뇌발달을 유도하고 화(火)를 줄여서 감정의 기복이 줄어들도록 하였다. 치료 일 년 후 지능검사를 하였는데 특히 언어성지능에서 많은 변화가 있었고, 이로 인하여 전체지능이 74에서 83으로 향상되었다.

검사시나이	5세 9개월	7세 2개월
검 사 도 구	K-WISC	K-WISC-III
전 체 지 능	74	83
언 어 성 지 능	66	85
동 작 성 지 능	88	85
사회성숙도검사	89	102

생활전반에서도 떼쓰기가 거의 없고 말로 설득하면 잘 따르는 편이다. 식사량도 많이 늘었고, 손발바닥이 건조하고 딱딱했던 것이 부드러워졌다. 과거에 있었던 까치발이 대부분 없어졌다. 아침에 짜증내면서 학교에 가지 않으려 했던 것도 많이 감소하였다. 요즘은 닌텐도 게임기에 푹 빠져 있다. 현재도 지능을 더 높이기 위해서 계속적인 치료를 하고 있는 중이다.

| 한약치료로 인지발달에 효과가 좋은 경우는? |

또래보다 언어발달이 많이 더딜 경우에는 인지발달속도 또한 함께 떨어지는 경향을 보인다. 치료경험을 통해서 볼 때 치료 효과에 영향을 미치는 요소는 첫째로 나이, 둘째로 아동의 발달이나 장애의 수준, 마지막으로 중복질환의 여부다.

어릴수록 뇌세포의 가소성이 좋을 때이므로 그 효과가 좋은 것으로 보여진다. 그 효과를 추정해 볼 때 7세 이전이 가장 좋고, 7-10세까지는 가능하지만 10세 이상인 경우 더디게 나타난다. 나이가 너무 어릴 경우 약을 복용하기 힘들어 치료가 어려울 때가 있을 수 있다. 만 나이가 15세 이상인 경우에는 인지발달보다는 우울, 불안, 말이 너무 많은 것 또는 공격적 행동문제를 치료하여 적응 능력을 늘리는 것이 중요하다.

또한 정신지체1-2급인 경우 발달속도가 더딘 경우가 많다. 다만 7세 미만인 경우 지능이 향상되어 장애등급의 개선이 가능한 경우가 있고, 정신지체3급 이상(지능지수 55 이상)인 경우 상당수가 뚜렷하게 개선되며 경계선지능의 경우는 더 많은 변화가 있다. 그러나 치료 시 간질 같은 중복질환이 있을 경우 치료의 효과가 낮아지는 경향을 보인다. 특히 인지발달을 저해할 수 있는 약물을 복용할 경우에도 마찬가지로 치료가 더디다.

63. 친구들에게 다가서지 못했던 경계선지능아동 예진이

3학년 초에 학교 수업을 따라가지 못해서 지능 검사를 받았는데, 지능지수가 경계선수준(IQ 70~80)으로 나와 그동안 말귀를 잘 못 알아들었던 원인을 비로소 부모가 이해하게 되었다. 생후 18개월에 걸음마를 시작했으며 대소변가리기는 다섯 살이 되어서야 가능했는데 부모님은 그냥 조금 늦되다고 생각했었다. 내원당시 친구들을 보면 같이 어울리고 싶어는 하나 선뜻 나서지 못하고 자신의 손톱을 물어뜯고, 평소 코가 자주 막히고 목소리가 작고 체력이 약했다. 이유 없이 짜증내거나 쉽게 화를 내면서도 겁이 많은 성격이었다.

우선은 언어이해력을 향상시키고 원기(原氣)를 보하기 위해 처방했다. 한두 달 후부터는 호기심을 가지고 궁금한 점에 대해서 이전과 달리 생각 있는 질문을 하기 시작했다. '콩 심은데 콩 난다.'는 속담을 상황에 맞춰 표현하고, 동생하고 싸울 때도 손부터 올라가지 않고 행동대신 말로 다투는 모습으로 바뀌어 갔다. 서너 달 후부터는 농담을 하거나 친구들에게 별명을 붙이려는 시도를 하고, 수학에 대한 이해력이 늘고 학습이 작년보다 수월해졌다. 현재 학교생활을 잘하고 있고 새로 친구를 사귀었으며 체력이 보통아이들 수준으로 회복되었고, 이해력과 학습능력을 향상시키기 위해 계속 치료중이다.

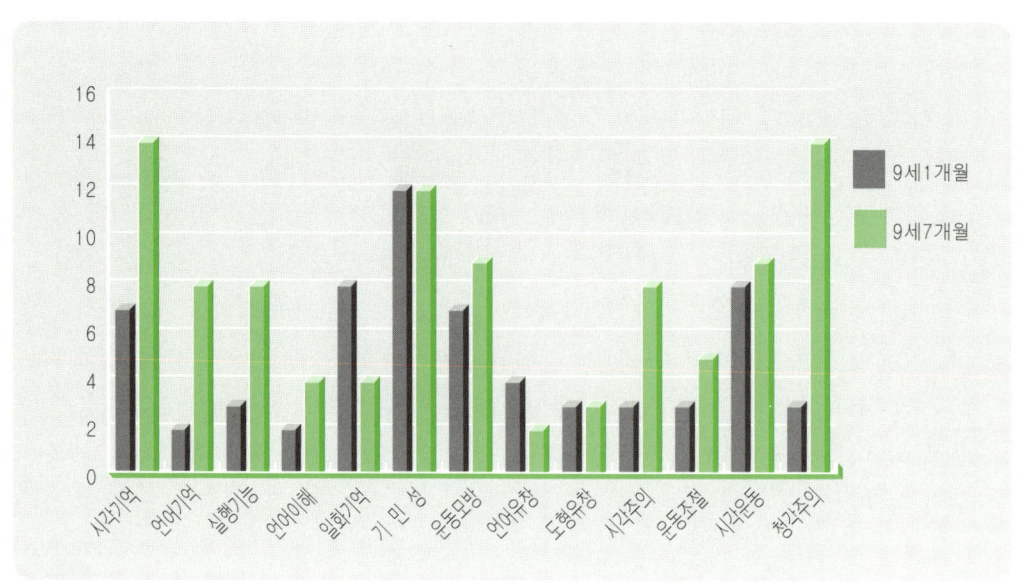

신경심리검사

시각기억력과 상황의 추론적 판단 및 계획실행과 관련한 전두엽 관리기능이 증가된 것은 상황파악능력이 개선된 것과 일치된 결과로 보인다. 양호한 시각주의에 비해 청각과제의 주의력은 여전히 부진해 일관된 주의유지는 아직 미숙할 것으로 보인다. 단순과제의 언어기억력은 상당한 진전을 보이나 언어이해력은 다소 상승된 정도여서 맥락을 이해하는 것이 아직도 일상생활의 전반에 어려움을 주고 있다. 언어이해력의 개선을 위해서 지속적인 치료가 필요하다.

| 경계선지능이란? |

IQ검사에서 70~79사이의 구간을 경계선지능범위라고 한다. IQ 69 이하는 정신지체장애에 해당되고, IQ 80-90은 평균하 범위 이상임을 말한다. 경계선지능지수인 아동의 상당수가 주의력이 짧은 특성으로 인해 ADHD로 진단을 받기도 한다. 지능이 평균에 비해 낮은 대다수의 아동이 주의력이 짧고 산만한 특성을 보이며 또한 정보처리 속도가 떨어지므로 학습을 어려워하고, 학교적응 시 불안이나 위축감이 동반된다.

64. 말과 행동이 느렸던 경미한 정신지체아동 윤수

초등학교 1학년인 윤수는 어눌한 발음과 문법에 맞지 않는 말투 그리고 느린 행동으로 입학 전부터 부모님이 학교생활을 잘 할지 걱정스러워했다. 어려서부터 말이 적었고 크면서 또래 아이들보다 언어발달이 느리고, 상황에 부적절한 말을 하곤 했다. 기운이 없어서인지 누워있기를 좋아하고 소근육 운동도 원활치 못했다. 이런 이유로 유치원 때 언어와 인지치료를 1년 3개월간 받은 경력이 있었고, 내원직전 병원에서 지능검사결과 경미한 정신지체로 나타났다.

내원 시 주된 문제는 앞에서 말한 언어와 운동능력 면에서 나타났고 이차적으로는 학습에서도 나타났다. 초등학교 1학년인데도 불구하고 말이 느려서 평소 2-3음절로 짧게 표현하고, 대명사 사용을 하지 않고, 조사도 자주 빠뜨렸다.

운동발달이 더딘 관계로 숟가락질과 젓가락질이 서툴고, 종이접기를 어려워하고 줄넘기를 못했고, 전반적으로 행동이 민첩하지 않고 느렸다. 매사에 의욕이 없고, 몸이 늘어지고, 걷기 싫어하면서 다리가 아프다고 자주 호소했다. 그 결과 친구들과도 잘 어울리지 못했다.

눈에 힘이 없으면서 수업시간에 집중하지 못하고 공부시간에 한눈을 팔거나 선생님의 지시를 따르지 못했다. 숙제 역시 자기 스스로 끝내지 못하고 도중에 딴생각에 빠지기도 했다. 받아쓰기도 많이 틀렸고 수학은 거의 손도 못 대는 형편이었다. 책을 읽을 때에 단어를 빼고 읽었으며, 읽은 후에는 내용을 기억하지 못했다.

어지(語遲)로 보아서 뇌발달을 돕는 한약치료로 언어 발달을 촉진하고 침과 뜸 치료를 병행하였다. 그 결과 말하는 속도가 빨라지고 발화량도 늘었고 사용하는 어휘도 증가하였다. 전에 하지 않던 "산타클로스 할아버지 있어?"와 같은 질문을 해서 부모님이 치료에 기대를 갖게 되었다. 아빠에게 핸드폰으로 전화를 걸어 재잘거리며 통화를 하기도 했다. 학습 태도도 변화되었고 스스로 일기를 썼다. 손동작이 개선되어 로봇 장난감을 조립하였고, 활발해지면서 활동양이 늘었다. 더불어 코 후비는 버릇이 없어졌다.

치료 8개월이 경과하면서 말하는 속도가 빨라지면서 대화가 자연스럽고 즉각적으로 이루어졌다. 학교에서 있었던 일을 집에서 적극적으로 표현했다. 문장도 예전보다 길어져 "엄마 내일은 선생님이 영화 본다고 과자 가지고 오래."와 같은 긴 표현을 하곤 했다. 글씨 쓰기도 계속 나아졌으며, 공작시간에 만들기가 정교해졌다. 부모님 보기에 눈치 있게 행동하고, 활발해지고, 집중력이 좋아져 학습태도가 개선되었다고 하셨다. 주관식 문제도 나름대로 풀 수 있었고 받아쓰기도 100점을 받았다.

1년간 지속된 치료 이후 재실시한 지능검사결과, 전체지능이 66에서 81로 의미 있게 향상되었고 특히 동작성지능이 개선되었는데 이는 일상생활에서 무기력한 행동이 줄어들고 소근육 운동과 상황파악능력이 개선된 결과와 일치했다. 부모님의 헌신적인 노력과 긍정적인 태도, 아낌없는 격려가 치료의 큰 부분을 담당했다.

	만 6세 10개월	만 7세 11개월
검 사 도 구	K-WISC-III	K-WISC-III
전 체 지 능	66	81
언 어 성 지 능	74	73
동 작 성 지 능	63	94
사회화지수(SQ)		91

65. 행동이 느렸던 정신지체아동 채윤이

초등학교 1학년이었던 채윤이는 받아쓰기와 공부는 어느 정도 하지만, 말이 서툴고 그리기나 운동을 잘 못하며 다소 엉뚱한 면이 있던 아이였다. 어려서부터 비디오를 너무 좋아하였고, 3세부터 언어발달이 또래에 비해서 약간 느렸으나 부모님이 이를 대수롭지 않게 여겼다. 유치원에서도 순하게 행동하고 말수가 적었지만 한글학습은 별 무리 없이 따라갔다.

초등학교에 입학 후 받아쓰기, 알림장 써오기, 수셈은 잘 했지만, 표현력이 떨어지면서 말하는 중간에 "틀려도 되요?"라며 묻거나, 수업시간에 눈치 없게 친구와 떠들기도 하였다.

손기술이 떨어져 미술시간에 만들기나 그리기 과제수행이 서툴렀다. 운동 기능도 떨어져 운동회에서 율동을 못 따라하고 자전거 페달 돌리는 것이 미숙했다. 친구들과 어울려 노는 것이 잘 안되어 부모님은 정서나 사회성에 문제가 있다고 생각하여 내원하였다.

그러나 진료 결과 정서와 사회성 저하보다는 지능의 문제로 추정되었다. 실제 지능 검사에서도 경미한 정신지체 범주로 나타났다. 학습이 어느 정도 가능했기 때문에 부모님들이 인지적인 발달이 더딘 결과라는 것을 쉽게 받아들이지 못하였지만, 아이의 부족한 점에 관심을 가지고 도와주었다.

치료가 진행되면서 호기심이 늘어 질문이 늘어났는데 전에 안하던 "텔레비전, 과연 이게 뭘까?"라는 질문을 했다. 또한 컴퓨터반 적응을 잘하여 분당 200타까지 자판을 치게 되었다. 그리고 과거에는 자발적으로 그림을 그리지 않았지만 치료 이후에는 스스로 그림을 그리기도 하였다. 자신감이 늘면서 반 친구들이나 부모님에게 자신의 생각과 느낌을 이야기 했다.

치료 1년이 경과하면서 쉬는 시간에 아이들이 장난을 걸면 적절하게 대응할 줄 알게 되었고, 그 결과 친구들과 어울려 활달하게 놀기도 했다. 동생과 놀아주기도 하고 울면 달래기도 하였다. 공부는 여전히 잘 따라가는 편이며 1학년 초에 비하여 학교생활 전반이 개선되었다.

최근 외국으로 이민을 가면서 치료가 중단되었는데, 의외로 외국생활에 잘 적응하고 있다고 하였다. 아이가 말도 잘 하고 과거에 싫어했던 야외활동을 좋아하여 배드민턴이나 야구를 좋아하는 아이로 자란다는 소식을 전해주었다.

검사당시 나이	7세 3개월	8세 3개월
검 사 도 구	K-WISC-III	K-WISC-III
전 체 지 능	64	73
언어성지능	71	79
동작성지능	63	71
사회화지수	69	78

66. 인지불균형아동 장욱이

정신지체 진단을 받고 내원한 장욱이는 7세 6개월의 초등학교 1학년이었다. 수업시간에 집중하지 못하고 잘 할 때와 못 할 때의 시험 성적 차이가 너무 커서 원래 가진 능력을 가늠하기가 어려웠다. 또래보다 어려보이는 말투를 사용하고 발음이 좋지 않았으며 자신의 뜻대로 되지 않을 때는 고함을 지르고 얼굴 표정을 이상하게 짓는 등의 행동으로 인해 또래 관계가 좋지 않았다.

소아정신과에서 받은 KEDI-WISC(아동용 웩슬러 지능검사) 결과 전체지능 68, 언어성 지능 58, 동작성지능 85로 경미한 정신지체 수준이었다. 소아정신과에서는 산만하다 하여 ADHD로 진단하고 중추신경흥분제인 페니드를 복용하도록 하였지만, 아이의 식욕과 수면 습관이 나빠지고, 멍한 표정을 짓는 경우가 많아지고 체온이 올랐다 내렸다 하는 등의 부작용으로 몇 달 만에 복용을 중지하고 한방치료를 시작하게 되었다.

어려서부터 잠을 잘 자지 못하고 배변 습관이 나빠서 기르기가 어려웠다고 하며, 낯가림이 없었고, '엄마', '아빠'를 의미 있게 말 한 시기가 26개월(전체 아동의 95%가 15개월 이내가 정상)이었던 점 등 발달지연의 소견이 의심되었다.

신체적으로도 잠 잘 때 식은땀이 상당히 많이 나는 등의 증상이 있었으며, 배변을 하지 못해 응급실에서 관장을 한 경력이 있을 정도로 배변 습관이 좋지 못하였다. 정서적으로는 감정의 기복이 심하고, 무슨 일이든 자기 마음대로 하려 해서 또래관계가 힘들었다. 또한 주의력이 부족하여 10분 이상 학습을 지속하지 못하는 경우가 많았다.

한약을 복용한지 3개월이 지나면서 인지치료, 언어치료 등의 특수교육에서 예전보다 집중하는 시간이 늘어나며 반응의 속도가 점차 빨라진다고 보고 되었다. 언어 또한 발달하기 시작하여 사용하는 단어수가 늘어나고 문장의 길이가 길어지기 시작하였다. 예전보다 대화가 훨씬 수월해졌고 타협이 잘 되기 시작하면서 떼를 쓰는 등의 문제행동들도 점차 줄었다.

치료를 시작한지 19개월 경 2차 검사를 하였는데, 1차 검사보다 어려워진 K-WISC-Ⅲ 검사결과에서도 전체지능 80, 언어성지능 69, 동작성지능 97로 나타났다. 여전히 불균형을 보이나 전체 지능에서는 약 12, 언어성지능은 11, 동작성지능은 12가 상승되어 경미한 정신지체범주에서 평균하지능으로 올라 치료를 종료하였다.

검사시나이	5세 4개월	9세 1개월
검 사 도 구	K-WISC	K-WISC-III
전 체 지 능	68	80
언어성지능	58	69
동작성지능	85	97

| ADHD와 감별해야 하는 질환들 |

ADHD와 마찬가지로 아이들을 산만하게 만들고 공격적으로 만드는 질환들이 많으므로 반드시 구분해서 치료해야 한다. 아이들은 자신의 상태에 대해 표현하는 기술이 부족하여 신체적·정신적 문제나 충격에 대해 모두 산만한 행동으로 표현하기 때문이다.

대표적으로 지능이 부족한 정신지체의 경우 학습에 흥미를 느끼지 못하여 산만하게 되고, 언어능력의 발달이 뒤떨어져 또래와 어울리지 못하고 공격적인 방법으로 의사를 표현하는 경우가 많다.

신체 건강의 문제로 산만하게 되는 경우도 많은데, 잠을 잘 자지 못한 경우, 충분한 영양이 있는 식사를 하지 못한 경우도 아이들의 행동이 변한다. 또한 심리적인 충격으로 인해 행동이 변하는 경우가 있는데, 외상 후 스트레스장애(post traumatic stress syndrome)나 소아우울증이 ADHD와 유사하게 주의집중에 곤란을 보일 수 있다.

67. 틱 장애를 동반한 정신지체아동 진혁이

내원 당시 초등학교 2학년 아동으로 고개를 끄덕이고 눈을 깜빡이는 등의 틱 증상이 주된 증상이었다. 아이의 성격은 밝은 편으로 친구를 좋아하기는 하지만 놀이의 규칙을 이해하지 못하고, 언어의 이해력이 부족하여 엉뚱한 대답을 하고 자기가 하고 싶은 말만 하는 등의 행동으로 인해 또래와 어울리는 것이 힘들었다. 방과 후 집에서의 행동도 무기력하여 항상 누워서 TV만 보거나, 블록놀이만 하고 바깥에 나가지 않으려고 하였다. "어제 뭐하고 놀았어?" 같은 일상적인 질문에도 쉽게 울음보를 터뜨리고 불안한 모습을 보이기도 하였다. 내원 2년 전에 실시한 심리검사 결과 K-WPPSI에서 전체지능 67로 경계선지능의 범주에 속하였으며 언어성지능 65, 동작성지능 75로 나타났다.

이 아동의 발달과정을 살펴본 결과, 첫 걸음마가 20개월(정상아동의 경우 12개월 이내), '엄마, 아빠'라는 말의 시작은 36개월(정상아동의 경우 12개월 이내), 소변을 가린 시기가 만 6세로 발달이 전반적으로 느린 것을 알 수 있었다.

신체적으로는 코피가 자주 나서 항상 말라붙어 있고, 목소리가 작고 불분명하며, 지나치게 물을 많이 마시는 습관과 함께 음식을 너무 많이 먹으려고 하는 등 식사 습관이 좋지 못하였다. 또한 조금만 움직여도 심하게 땀을 흘리고 잠잘 때도 식은땀을 많이 흘려 옷이 젖을 정도였다. 낮에도 소변을 지리는 경우가 많았으며 야뇨도 잊을 만하면 다시 나타나서 부모님의 애를 태웠다.

한약 복용을 시작하자마자 소변을 지리는 일이 줄고 야뇨증도 거의 나타나지 않았다. 치료가 계속되면서 틱 증상도 훨씬 줄었을 뿐만 아니라 말을 또박또박 하기 시작했고 목소리가 훨씬 커지기 시작했다. 질문에 적합한 대답을 하기 시작했고 답하는 데 걸리는 시간도 훨씬 짧아져서 대화가 수월해졌다. 신체적으로도 훨씬 건강해져서 밤에 식은땀을 흘리는 경우가 거의 없어졌으며 코를 고는 것도 줄었고, 식욕을 스스로 조절하는 것이 가능해져서 배가 부르면 식사를 그만 두는 등의 자제력이 생겨나기 시작했다. 정서적으로는 불안한 모습이 많이 안정되어 낯선 사람과도 긴장하지 않고 이야기를 나눌 수 있게 되었고 쉽게 우는 버릇도 사라졌다. 또한 바깥에는 전혀 나가지 않으려던 아이가 해가 지도록 친구들과 어울려 노는 등 생활에서도 많은 변화가 있었다.

치료를 시작한지 10개월 후 실시한 K-WISC-Ⅲ 결과 전체 지능은 77로 10이 상승하였으며 언어성지능은 84로 무려 19나 상승하였고 동작성지능은 변동이 없었다. 현재는 치료를 종료한 상태이며 틱 증상은 약하게 나타나는 경우가 있으나 다른 사람은 거의 알아볼 수 없는 정도로 호전되었다.

검사시나이	5세 10개월	8세 10개월
검 사 도 구	K-WPPSI	K-WISC-III
전 체 지 능	67	77
언어성지능	65	84
동작성지능	75	75

68. 중등도 정신지체에서 경계선지능으로 향상된 종민이

말이 또래보다 많이 늦고 산만해서 내원한 7세 종민이는 중등도 정신지체로 진단받고 학교 입학을 유예한 상태였다. 3세 무렵에 겨우 모방어 비슷하게 첫 말이 터졌고 이후로 언어치료와 감각통합치료 등을 계속 받아왔었다. 내원 직전 언어검사에서 언어이해는 32개월, 언어표현은 30개월 수준으로 또래보다 3년 이상이 느려 간단한 단어 위주로만 말했다.

6세 6개월 지능검사에서 전체지능은 50 이하(언어성지능 46, 동작성지능 54)였다. 평소 흥분된 상태로 행동이 산만하고 가만 있지 못하며, 놀이도 서툴러 다른 아이들과도 잘 어울리지 못했다. 음식을 과식하고, 몸에 열이 많아서 땀이 많았다. 어지증(語遲證)으로 보아 언어발달을 돕고 전반적인 뇌발달을 향상시키면서 열을 낮추는 한방치료를 시작하였다.

2-3개월 경과하면서 부모님이 느끼기에 정신없이 산만했던 과잉행동이 줄어들고 차분해졌다고 했다. 언어도 전보다 조금씩 늘어서 간단한 단어로 표현하던 수준에서 엄마 말에 적절하게 맞장구를 치거나, 문장에서 단어 수가 늘기 시작했다. 맥도날드, 치킨, 공부 등 여러 가지 생활 속의 이야기를 늘어놓았다. 떼쓰기가 줄고, 화장실에 혼자 가서 용변을 보았다. 친구들과도 조금씩 어울려 놀 줄 알게 되고, 놀다가도 그만 하라고 지시하면 곧바로 따르게 되었다.

반 년 정도 치료 후에 키도 크고, 몸의 열과 땀이 줄어들었다. 한글도 조금씩 따라서 읽고, 행동이 차분해져 새 학기에 초등학교 입학을 고려하게 되었다. 입학 후 특수반보다는 일반반에서 적응하도록 하였는데, 특별한 문제행동이 없고 학교 규칙에 잘 적응하였다. 학교에 다니면서 꾸준히 언어가 늘었고, 1부터 100까지의 숫자도 세고, 덧셈, 알림장, 간단한 받아쓰기도 하나씩 따라가게 되었다.

치료 10개월 무렵에 언어발달상황을 체크한 결과 만 4-5세 수준 정도로 초기에 비해 1~2년 늘었다. 전화번호를 기억하기도 하고, 자기 신변에 관한 이야기나 학교에서 있었던 일들을 말할 정도가 되었다. 부모님이 걱정했던 것에 비하면 큰 무리 없이 학교생활을 따라갔고, 2학기에는 국어 본문을 이해하고, 지시대명사, 지시어 등을 구체적으로 구분하기도 했다. 또래만큼 덧셈, 뺄셈도 가능해지면서 단순 계산도 어느 정도 하게 되었다. 행동이 전반적으로 차분해져서, 피아노를 배우게 되었다고 한다.

1학년 때 병원에서 지능검사를 다시 받은 결과 예전의 중등도 정신지체장애 범주(IQ 50이하)에서 경미한 장애~경계선(IQ 70 전후)범위로 개선되었다. 치료 초기 말도 잘 못하고, 모든 발달이 너무 느려서 중증 장애로 걱정이 많았던 아이였는데, 1년 반 동안 한방치료를 하면서 행동이 차분해져 언어, 인지, 학습과 적응능력이 꾸준히 좋아졌다. 2학년에 올라가서도 특수반이 아닌 일반반에서 조금 더디지만, 나름대로 잘 적응하고 있다.

69. 동작성지능과 언어성지능이 30이나 차이 났던 학습장애 여원이

3학년이던 여원이는 동작성지능과 언어성지능간의 차이가 30이었고, 수학을 특히 어려워했는데, 이 과목만은 공부를 열심히 해도 성적이 좋지 않았다. 유치원에 다녔을 때 담임의 무관심으로 아이들 사이에서 6개월 이상 왕따를 당한 적이 있어 그 후로는 거부에 대한 두려움이 컸다. 위축되어 자신의 생각과 행동을 활발하게 펼치지 못한 반면 수업 중 자신만의 생각에 빠질 때가 많았고 내성적이었다. 친구들과 거의 어울리지 못했으며 자주 혼자 중얼거렸다. 자신감이 없어서 진료시간에 몇 가지 간단한 질문에도 대답하는 목소리가 들릴까말까 하는 정도로 작았으며, 진맥할 때보니 손톱을 하도 물어뜯어서 피부가 하얗게 일어났을 정도였다.

치료 첫 달의 변화는 자신의 일을 스스로 해결하려는 의지와 노력이 보였다는 점이었다. 수학을 어려워하나 다행히 그다지 싫어하진 않고 꾸준히 공부했다. 3-4개월 후부터는 몇 년 동안 물어온 손톱을 물어뜯지 않게 되었다. 학습에서도 진전이 있어 전보다

문제를 빨리 풀고 행동도 민첩하게 했다. 그리고 그림의 내용과 기술이 향상되고 색감이 화려해졌다. 5-6개월에는 수업 시간에 발표를 잘하고, 다른 어른들께 물어보는 것에 대한 두려움이 없어졌다. 그러나 또래아이들 사이에서는 유독 스스로 외톨이가 되어 지내면서 말로만 "4학년에 올라가면 좋은 친구를 사귀어야지!"라고 했다. 9개월 무렵에는 친구들에 대해 갖는 부담과 두려움이 줄었고, 표정이 명랑해지고 풍부해졌다. 수학전문학원의 견해는 이 아동이 문제해결능력이 좋다고 평가되었으며 퍼즐 맞추는 속도가 무척 빨라졌다고 하였다. 그 후 목소리가 더 커졌으며 짝궁과 잘 어울리게 되었는데 "이젠 친구들이 두렵지 않다"고 말했다.

1년 1개월 동안 치료하면서 가장 큰 변화는 두 지능간 차이가 30에서 15로 줄어든 점 외에 친구집에 놀러가고, 생일초대를 받았던 친구와 다른 친구 세 명이 같이 어울려 다니며 온갖 수다를 떠는 학생이 되었다는 점이다. 약물치료를 종료한 후에는 임상심리실을 통해 또래아이들과 친해지고 갈등을 해소하기 위한 사회기술훈련프로그램을 3개월 했다.

>> 지능검사결과 <<

검 사 도 구	1차 검사(8세 6개월)	2차 검사(9세 11개월)
	K-WISC	K-WISC-III
전체지능지수	100	113
동작성지능지수	84	103
언어성지능지수	114	118

>> 주의력검사(ADS)결과 <<

1차 때는 ADHD로 진단을 받았으나 2차 검사에서는 부주의, 충동성, 반응시간평균, 반응시간 표준편차 등 전항목에서 정상범위를 보였다.

>> 정서검사 <<

불안 소견이 해소되었다.

70. 지혜로운 부모의 행복한 아이 지나

초등학교 3학년이었던 지나는 학습내용을 잘 이해하진 못해도 의욕적으로 학습활동에 참여하는 아동이었다. 아기 때 옹알이가 별로 없었고 말을 늦게 시작했으며 걸음마도 늦게 시작해 오지증을 보였고, 3세 때 한 번은 음식을 먹다가 목에 걸려 기도가 막혀 10분정도 의식을 잃은 적이 있었다. 가끔 변을 옷에 묻히기는 했지만 학교생활을 명랑하게 잘 하고 있었다. 4학년 가을까지 한약복용을 지속하였는데 시골에 있다보니 특수교육을 받을 기관이 없었으며 부모님도 두 분 다 직장생활을 하느라 따로 도시에 있는 치료실을 다닐 상황이 되지 않아 부모님이 직접 아동의 교육을 맡으셨다.

한약복용 후 수학과 국어성적이 향상되었다. 곱셈은 두 자리수 곱하기가 되었고, 나눗셈은 암산을 하였다. 처음에는 암산하는데 5분 정도 걸렸는데 차츰 줄어 1분 내외면 암산을 다하게 되었다. 또 전에는 친구들이 말하면 무조건 "응"하고 긍정했는데 지금은 "아니야, 그건 민수 때문이야."라며 자신의 생각을 설명하게 되었다. 4학년이 되어서도 규칙적으로 운동하고 공부하면서 한약복용을 지속했다. 어려운 4학년 수업을 웬만큼 따라갔고, 아동의 성격이 낙천적이고 성실한데다 부모님 역시 긍정적이면서 아동에게 필요한 생활지도와 학습을 매우 체계적으로 잘 진행하셨다. 혼자 도서관에 가서 읽고 싶은 책을 골라오고 또 반납하는 등 여느 아이들처럼 잘 지냈고, 부모님은 지나의 수준에 맞춰 학교 공부를 여러 단계로 세분하여 매일 규칙적으로 20분 공부하고 20분 쉬는 방식으로 총 3시간씩 반복학습을 시켰다. 사회성숙도 검사에서 자조능력은 모든 면에서 좋았으며, 1년 전에 비해 의사소통능력, 이동능력, 자기관리, 사회화능력에 진전이 많았다.

>> 지능검사결과 <<

검 사 도 구	9세 5개월	10세 5개월
	K-WISC-III	K-WISC-III
전체지능지수	49이하	49이하
동작성지능지수	51이하	51이하
언어성지능지수	42	64

>> 사회성숙도(SMS) 검사 결과 <<

	9세 5개월	10세 5개월
사회화연령	6세 2개월	8세 8개월
사회화지수	65	83

| 지능검사 믿을 만한가? |

흔히 지능지수가 예상보다 낮으면 부모님들이 크게 실망한다. 아이 컨디션이나 검사실의 낯설음을 이유로 IQ가 낮게 나온 이유를 설명하기도 한다. 물론 지능지수가 인간의 모든 지적 능력을 다 대변해주는 것도 아니고 100% 맞는 것도 아니므로 수치에 지나치게 민감할 필요가 없다. 주의력뿐 아니라, 수행태도, 과제의 흥미수준, 신체상태 등 실제로 다양한 외적 요인들이 지능검사에 영향을 미치기 때문에 오차가 있을 수 있다. 그러므로 지능 지수라는 수치 자체로 이해하기 보다는 지능범주로 이해하는 것이 좀더 바른 해석이다. 그리고 각 소항목별 편차 및 동작성지능지수와 언어성지능지수간의 차이에 대해서 관심을 가질 필요가 있다. 121명의 아동들에게 K-WISC-III를 일정한 시간 간격을 두고 두 번 반복해서 실시한 결과, 상당한 안정성을 지니는 것으로 보고 된 바 있어 지능검사는 신뢰도와 타당도가 꽤 높은 검사임에 틀림없으므로 결과를 부정하지 말고, 냉정하게 검토하고 고민하는 기회로 삼아야 한다. 다만 실생활에서의 적응능력이 지능지수와 꼭 일치한다고는 볼 수 없으므로 실생활의 적응력을 꾸준히 키워주는 생활관리가 중요하다.

71. 운동능력이 떨어진 정신지체아동 희영이의 지능향상

17개월에 걸음마를 시작할 정도로 운동발달이 더디었던 희영이는 10세경 한의원에 방문할 당시 손가락 사용이 서툴고 느렸으며 또래 아이들도 다 할 수 있는 줄넘기를 하지 못했다. 또한 손발의 협응 운동이 떨어져 달릴 때 팔 흔들기가 어려워 빨리 뛰지 못했다. 행동모방이 느려서 태권도 품세나 율동을 느리게 따라 했었다. 다만 균형감각은 좋아서 인라인이나 자전거 타기는 잘하는 편이었다.

치료 6개월 경과 후 식욕이 개선되면서 식사량이 늘었고, 늘 트고 갈라졌던 입술이 깔끔해졌다. 특히 운동능력 면에서 두드러진 변화가 일어나 활동 시 다른 아동과 비슷한 속도로 뛸 정도로 민첩해졌다. 그 결과 학교에서 점심시간에 친구들과 함께 축구를 즐기기도 하고 말뚝박기 놀이를 할 수 있어서 또래와 어울려 노는 기회가 많아졌다. 달리기 할 때도 팔을 원활하게 잘 흔들게 되면서 보폭이 커졌고, 운동회에서 예전에 비하여 빨리 달리게 되었다. 크리스마스 때 율동 시 박자를 놓치지 않을 정도로 모방이 빨라졌다. 또한 소근육 운동을 알아보는 섬세한 운동의 속도 또한 빨라졌다.

그러나 민첩성과 시지각 협응을 요하는 공기놀이와 줄넘기가 아직 안되었다. 아코디언 연주를 하기 위한 호흡과 손의 협응이 떨어져 한 곡을 끝까지 연주하지 못하고 작은 레고를 맞추는 것도 어려워 하지만 집에서 고스톱을 배워서 즐기곤 한다.

문장에 대한 이해력이 많이 개선되어 학습은 2학년 수준의 학습지를 푸는데 문장으로된 간단한 수학문제를 풀고 있다. 단순 암기는 잘하는 편이지만 내용을 빨리 잊어버리고 전반적인 이해력이 떨어진다.

지능의 변화는 내원당시 K-WISC-Ⅲ로 했던 검사에서 전체지능 40, 언어성지능 48, 동작성지능은 33으로 정신지체 2급 수준으로 나타났다. 치료 6개월 후 재검사를 하였는데 전체지능은 52, 언어성지능은 59, 동작성지능은 51로 증가하였다.

치료 1년 반 후 3차 검사에서는 전체지능 46, 언어성지능 54, 동작성지능 48로 나타나 2차검사보다 더 낮아졌다. 이 아동은 외국에 거주한 관계로 경과관찰과 진단에 애로사항이 있었지만 동작성지능의 경우 33에서 48로 상승하였고 분위기 파악하는 능력이나 운동능력이 향상되었다.

검사시나이	9세 11개월	10세 5개월	11세 4개월
검 사 도 구	K-WISC-Ⅲ	K-WISC-Ⅲ	K-WISC-Ⅲ
전 체 지 능	40	52	46
언어성지능	48	59	51
동작성지능	33	51	48

| 한의사는 어떤 진찰을 하는가? |

형색맥증을 합일하여 진단하고 치료한다. 형(形)이란 외형적인 변화를 관찰하는 것으로써 키가 큰가 작은가 또는 살이 쪘는지 말랐는지를 살피고, 목체(木體), 금체(金體), 화체(火體), 수체(水體)와 같은 체형의 특징을 관찰한다. 두 번째로 색(色)의 변화를 통해서 오장(五臟)의 기능변화를 관찰한다. 흰색은 폐의 기능, 붉은색은 심장의 기능, 누런색은 비위의 기능, 검은색은 신장의 기능 그리고 푸른색은 간장의 기능을 반영한다. 위에 기술한 희영이의 경우 색의 변화가 중요했는데 일 년 만에 3차 검진시 얼굴에서 붉은 색이 많이 나타났고, 이는 심장의 기능 항진으로 몸에 열이 많이 발생한 결과였다. 이 부분은 오랜 기간의 관찰과 숙련도가 필요하여 부모님이 관찰하기 어렵다. 그리고 진맥(診脈)을 통해서 음양(陰陽)을 구분하고 마지막으로 증상과 아동의 행동 특성을 파악한다.

72. 과잉행동이 있던 1급 시각장애아동 도형이

8세 때 내원했던 도형이는 형태만 약간 구별할 정도의 시력을 가지고 있는 1급 시각장애인이었다. 당시 학교 기숙사에서 생활을 하고 있었다. 한의원에 온 이유는 너무 산만하여 움직임을 줄일 목적이었다. 움직임이 많아서 진료실에서도 계속 돌아다녔고 문 밖으로 나가려고 하였다. 부모님 말에 따르면 먹을 때 외에는 하루 종일 쉬지 않고 움직인다고 하였다. 또한 위협적으로 말을 해야만 행동이 통제가 된다고 하였다.

남의 말에 집중하거나 따라하는 것이 없었고 본인이 원하는 것을 들어주지 않으면 끝까지 말로 보채기도 하였다. 언어이해력이 떨어져서 "어디야!", "누구랑 왔어?" 정도의 간단한 질문에 한 단어로 표현할 정도였지만, 한 번 더 자세하게 물어보면 대답을 못했다. 또한 소변을 수시로 보고 야뇨도 있었다. 전반적으로 언어발달이 느리고 인지력이 낮았지만, 시각장애와 지나친 움직임 때문에 구체적인 검사는 어려웠다.

치료 3-4개월이 지나면서 움직이는 양과 속도가 감소하였다. 그 결과 행동이 말로 제지되었고, 지시 따르기도 나타났다. 또한 두 단어로 된 문장으로 말을 하기 시작했고 언어표현도 많이 늘었다. 야뇨증과 소변을 자주 보는 것도 차츰 개선되었다.

치료 6개월이 경과하면서는 엉뚱한 행동은 없어졌다. 움직이는 양이나 속도가 많이 줄어들어서 수업이 가능할 정도가 되었다. 엄마와 20분 이상 집중해서 퍼즐을 풀기도 했고, 실로 구슬 꿰기도 가능해졌다. 과거에는 물건을 무조건 입으로 가져갔는데 손으로 탐색을 하기도 했다.

| 정신지체아동의 학습과 기억의 특징 |

정신지체아동은 학습과정에서 사고, 주의력, 기억, 언어적 기능과 같은 인지능력이 저하되거나 느린 특징을 보인다.

● 정상아동과 정신지체아동의 학습의 차이

1) 발달결함이론: 정신지체아동이 정상인과 동일한 발달단계를 거치지만, 정상수준에 도달하지 못한다는 이론이다.

2) 학습결함이론: 정신지체아동은 발달지체만 주된 원인이 아니고 그 이상의 정신적 과정에 구체적인 결함을 동반한다. 신경계통의 손상으로 기억력, 주의력, 자극의 정보를 조직화하는데 어려움을 겪기 때문에 학습과 기억에 문제가 나타난다고 보는 관점이다.

● 정신지체 아동의 학습저하 특징

1. 정신지체아동은 어느 한 가지 또는 여러 가지의 학습에 어려움이 있지만, 다른 종류의 학습에서는 아무런 문제가 없을 수도 있다. 그러므로 비교적 잘 하는 것, 뛰어난 것을 도와주어 능력을 최대한 발휘하도록 하는 것이 중요하다. 학교 교육에서 필요한 수리나, 언어, 논리 외에도 다중지능이론처럼 예술지능, 도덕지능, 영적지능, 신체지능, 창의성, 상상력 등 다른 영역에서 잘하는 부분이 있을 수 있다.
2. 학습 효과에 미치는 요소는 지각, 기억, 동기, 매개과정, 언어, 주의력, 집중력 등의 다양한 면이 있다. Zeaman, House(1963)같은 학자는 지체아동과 정상아동의 학습 실험결과의 차이를 평가하는데 있어서 학습속도 그 자체보다는 주의, 집중력의 과정이 중요하다는 증거를 발견하였다.

3. 정신지체 아동은 무엇인가를 배우는데 있어서 많은 시행착오가 있어, 꾸준하고 지속적인 학습이 중요하다. Kolstore(1970)은 만일 한 어린이가 지능지수가 50이라면, 이는 정상아동의 학습속도의 절반수준에 해당되는 것으로 지체아가 12년이 아닌 24년, 즉 2배에 해당되는 오랜 기간의 학교수업을 받는다면, 지체아동도 고등학교 수준의 교육을 마칠 수 있다고 주장하고 있다. 그러나 이와는 달리 현실적으로는 학습속도뿐만 아니라 능력에 한계를 가지고 있다는 것이 보편적인 견해다.

4. 정신지체 아동의 학습결함 중 주의력이 중요하다. 학습 내용과 관련 없는 것들에 주의를 집중하면서 시간을 소비하며, 적절한 학습과 정보를 입력하기 어려워 한다.

5. Fisher와 Zeaman(1973) 등은 정신지체아동의 성적이 부진한 이유로 정신지체 대상자가 어느 특정 반응과 보상을 기억하는데 어려움을 들고 있다. 또 다른 것은 성적의 차이가 주의집중력의 차이와 다양한 면을 종합 추론할 수 있는 능력의 영향을 받는다고 한다.

6. 정신지체아동은 특히 단기 기억력에 결함을 가지고 있는데 이는 신경계가 완전하지 않아 기억흔적이 급속히 사라지기 때문이다. 그래서 정신지체 아동은 일련의 숫자, 문자 학습에서 암송을 하는 기술이나 방식이 취약하다. 비슷한 것을 묶어서 기억하거나, 연상시켜서 회상하는 능력이 약해서 또한 암기능력, 단기기억 능력이 떨어진다.

7. 정신지체 아동과 정상아동의 학습속도는 비슷하지만 정신지체인은 자극이 잘못된 것으로 판명된 이후에도 오랫동안 적절치 못한 자극에 집착하여 보다 많은 시행착오를 거친다. 그러므로 일반 아동에 비해서 더 많은 반복교육이 중요하다고 할 수 있다.

— 정신지체아 교육의 원리와 실제, Robert Ingalls, 김정휘 옮김, 교육과학사 —

73. 소뇌위축증(Juobert syndrome)으로 걷기 힘들었던 태경이

10세가 다되어가던 무렵에 한의원에 내원했던 태경이는 4세 때 병원에서 MRI검사 상 소뇌위축증으로 진단을 받았다. 24개월째 "엄마, 아빠"라고 말하기 시작했었지만 걷지 못하고 있었다. 전체적인 발달지연으로 타 한방병원에서 7년간 한약을 복용하던 중 한의원에 내원하였다. 초등학교 2학년에 다니고 있었고, 내원하기 몇 개월 전 받았던 심리검사에서 전체지능 40으로 정신지체2급 수준이었다.

소뇌의 기능이 떨어지면 주로 운동기능이 떨어지는데, 태경이가 내원당시에도 엄마가 손을 살짝 잡아 주면 혼자 15걸음 정도 걸을 수 있었지만 중심을 잡지 못해 비틀거렸고 움직이는 속도가 느렸다. 또한 안구진탕으로 눈동자가 수시로 흔들렸다. 평소 말수가 적고 움직이는 것을 싫어하여 주로 앉아서 놀기를 좋아했다. 식욕이 좋아서 과식하는 편이었으며 배가 자주 아프다고 했다. 야뇨증이 있어서 병원약을 복용 중이었다.

치료 6개월 간의 경과는 움직임이 활발해져서 과거에 비하여 활동력이 많이 늘었다. 30분정도 혼자 서 있기고 하고, 평지는 10분정도 걷기도 하였다. 계단과 경사진 곳에서도 약간만 거들어주면 잘 걸을 수 있었다. 스스로 화장실도 가려 하고, 말을 과거보다 더 많이 하고, 질문도 많이 하지만 과거와 달리 필요한 것 위주로 묻곤 했다. 과식이 줄어 식사량도 적절히 조절하여 먹었다. 과거에 비하여 글 쓰는 것이 개선되어 받아쓰는 속도도 빨라지고 있다. 또한 책 읽는 것도 개선되었다. 시력이 향상되었고, 눈이 한 쪽으로 몰리는 것도 줄어들었다.

치료 2-3년 이후에는 학교 교문에서 교실까지 혼자 걸어갈 수 있었고, 쉬는 시간에는 혼자 복도를 걸어다니기도 했다. 과거에 심했던 안구진탕이 감소하여 눈동자가 흔들리던 증상이 대부분 줄었다. 설겆이나 커튼 치는 것 같은 집안 일을 돕기도 하고 아는 사람에게는 수다를 많이 떨지만, 낯선 사람에게는 말을 안 하는 편이었다. 아직까지 손톱을 물어뜯고, 야뇨증이 있다. 학습은 수학은 2학년 수준의 문제를 풀고, 국어는 4학년 교과서를 읽고 이해할 정도였다.

| 소뇌의 기능 |

몸의 균형과 조절, 근육통제 및 절차적인 운동기억을 통제한다. 주로 고전적 조건형성 반응과 일반적인 여러 인지과제의 수행에 필요한 기억에 중요한 역할을 하고 있다. 손상을 입으면 갑자기 움직이거나 협응이 안되거나 부정확한 움직임을 보이게 된다.

74. 자폐에서 ADHD로 진단명이 바뀐 상현이

7세가 지났는데도 아직 유치원에 다녔던 상현이는 경미한 정신지체를 동반한 자폐 장애였다. 행동이 산만하고, 눈맞춤이 안 되고, 다른 사람과 상호작용이 없어 늘 혼자 놀던 아이였다. 언어발달이 느려서 24개월 무렵에 "엄마, 아빠"라는 말을 시작했고, 3세까지 하루 종일 영어비디오 보기를 좋아했고, 대변은 네 살이 지나서 가렸다.

병원의 자폐검사(CARS)에서 33점으로 중간정도의 자폐로 나타나 발달장애 장애진단을 받았고, 산만한 행동 때문에 집중력을 향상시킬 목적으로 중추신경 흥분제인 콘써타를 복용하였다. 주된 문제는 신체의 사용, 물체사용, 미각·후각·촉각 반응 및 사용, 언어적 의사소통에서 중간정도의 비정상으로 나타났다. 병원의 지능검사에서는 전체지능(K-WPPSI)이 66이었는데 언어성지능은 62, 동작성지능은 76이었다. 언어치료실의 언어검사결과 만 7세 경인데도 수용언어는 47개월, 표현 언어는 45개월 수준으로 2년 이상 지연된 것으로 나타났고 일상생활에 관련된 대화가 겨우 가능할 정도였다.

내원 전까지 언어, 학습, 사회성 향상을 위해서 복지관 등에서 언어치료, 심리치료, 놀이치료 및 감각통합치료를 꾸준히 받았었다. 행동문제는 원하는 물건을 갖지 못하면 나이에 맞지 않게 떼를 쓰면서 울고 보챘는데 말로 달래지지 않았다. 이런 이유로 콘서타를 복용하면서 식욕이 많이 떨어졌다.

자폐아동의 행동문제는 여러 가지로 해석할 수 있지만 한의학에서는 담음(痰飮)을 그 원인 중 한가지로 본다. 치료는 담음을 제거하면서 언어와 인지발달을 돕도록 하였다. 한방치료 후 점차 식욕이 늘었고 언어도 조금씩 늘어나서 눈치가 생기게 되었다. 차

즘 차분해지고 타협할 줄 알게 되었다. 전에는 친구가 자기 장난감을 만지면 억지로 뺏었는데 바로 뺏지 않고 참을 수 있게 되었다. 또한 환경이 바뀔 때 불안해하고 무서워하는 것이 심했는데 차츰 줄어들었다.

6개월여 후 초등학교에 입학하였는데 주의력이 개선되고, 상호작용이 좋아져 고집이 줄면서 학교생활태도에서 선생님이 행동문제를 거의 느끼지 못했다고 했다. 수업시간에 30분정도 집중을 하고, 수학문제를 풀며, 미술시간에 도깨비 그림을 정확히 그리기도 하였다. 언어 면에서도 변화가 있어서 질문에 적절하게 대답을 하고, 같은 말을 반복하는 상동어가 줄어들었다. 10개월 후에는 상호작용이 더욱 늘면서 받아쓰기 100점을 맞기도 하였다.

치료 1년 이후에 다시 했던 자폐검사(CARS)에서 21점으로 자폐증상이 대폭 줄었다. 물체사용, 변화에 적응, 정서반응, 미각·후각·촉각반응 및 사용, 비언어적 의사소통 등이 정상 범위로 나타났다. 사람과의 관계, 정서반응, 청각반응, 두려움과 신경과민, 언어적 의사소통 등이 가벼운 범주로 나타났다. 엉뚱한 말을 하거나 혼자 중얼거리는 것은 거의 없어졌고, 상대방과 의사소통능력도 많이 늘었다.

언어는 6-7세 수준으로 자기 이야기를 하게 되었다. 정서적으로 안정되어 화내거나 짜증내는 것도 거의 줄었다. 전반적으로 건강상태는 양호해지고, 편식도 줄고 밥도 잘 먹었다.

2년 째 치료하면서 사회성이 좋아져서 아이들과 사귀어 친구 두 명을 집으로 데리고 온 적도 있었다. 수업시간에 소리지르는 문제행동이 없어졌다. 학습을 꾸준히 하지만 응용 문제는 여전히 힘들어하나 엄마가 옆에서 도와주면 집중을 잘했다. 일기도 나름대로 쓰게 되었다.

계속 다니던 병원에서 재검사 결과 지능은 평균하 범위(IQ 80-90)로 상승했고, 자폐검사에서는 이상소견이 감소하여 발달장애로 재등록이 되지 않았으며, 주의산만으로 인한 ADHD와 정서문제 등으로 진단이 변경되었다고 부모님이 전해 주셨다.

| CARS(Childhood Autism Rating Scale) |

CARS(Childhood Autism Rating Scale)검사는 자폐증이 의심되는 모든 연령군을 대상으로 실시가 가능하며 자폐의 진단 및 증상의 정도를 파악하는 선별검사로 활용된다. 이 검사는 R. J. Reichler & E. Schopler에 의해 제작되었으며 우리나라에서는 김태련, 박량규에 의해 1996년 번역되었다. 표준화된 검사도구는 아니며 보호자의 보고를 통한 면담 과정으로 평가가 이루어진다. 총 15개 문항으로 구성되어 있는데, 사람과의 관계, 모방, 정서, 상동행동, 물체사용, 변화에 대한 적응, 시·청·미·후·촉각 반응 및 사용, 두려움, 언어, 비언어적 의사소통, 인지, 활동수준 등이 있다. 교육진단 검사(PEP) 실시결과와 높은 상관을 보여 검사의 타당성이 인정되었다. 결과 해석은 총점이 15-29.5는 자폐증 아님, 30-36.5는 경증-중간정도의 자폐증, 37-60은 중증 자폐증으로 판단한다.

75. 이유 없이 울거나 웃었던 자폐아동 형섭이

8세에 초등학교 입학을 앞두고 내원한 형섭이는 말을 잘 못하고, 나이에 비해 체격이 컸고, 웃음이 많았던 발달장애아동이었다. 행동이 산만하여 진료실에 들어오자마자 여기저기 뛰어다니고 손뼉을 치고 눕기도 하였다. 어려서부터 말이 약간 늦었고 주위 아이들과 어울리지 못하여 26개월에 병원검사 결과 자폐증과 중증정신지체로 진단을 받았고 언어, 미술치료, 재활치료 등을 받았었다.

내원 시 8세였으나 세 단어 이하로 말을 하여 수용언어는 3세 이하, 표현 언어는 1세 8개월 수준이었으나 간단한 덧셈과 뺄셈을 할 수 있었다. 비디오를 보면서 플레이와 되감기 버튼을 수시로 누르는 상동행동을 반복했고, 특히 텔레비전 광고 바뀔 때 불안한 듯 턱을 치고 손을 흔들고, 상황에 부적절하게 울거나 웃는 행동이 있었다. 특히 한 번 울면 몇 시간씩 울곤 하였다. 큰 소리를 지르며 뛰어다니고 공격적인 면도 있었다. 이처럼 산만하여 집중이 안되고 눈맞춤도 없고 다른 사람에 무관심했다.

감정의 변화가 많으므로 안신(安神)을 시키면서 뇌발달로 언어와 인지발달을 돕는 한약치료를 하였다. 치료 후 1-2개월부터 차분해지면서 박수치고 여기저기 뛰는것이 줄어들었다. 큰 소리 지르는 것이 줄면서 언어가 늘어나 "아빠! *월 *일, 해마한의원 가자."라는 등의 긴 문장을 말로 한 적도 있었다. 정서적으로 안정되면서 이유 없이 웃거나 우는 정도가 조금씩 줄어들기 시작했다.

치료 3-4개월이 지나면서는 덧셈과 뺄셈이 더 늘었고, 가끔 세 단어를 연결하는 정도로 언어가 늘었고, 미래와 과거에 대한 내용을 말하기 시작했다. 몇 시간씩 이유 없이 울기도 하지만 웃거나, 돌아다니는 것은 줄면서 다른 아이들을 모방하여 따라하는 행동이 늘었다.

치료 6개월경의 교육진단검사(PEP)에서는 모방, 도형, 시각적 추정능력 등이 7세 수준으로 나타났다. 2-3자리의 수셈도 가능했고, 도형과 색깔도 잘 파악했다.

언어능력도 향상되어서 3단어 이상의 문장을 사용하면서 서툴지만 전치사나 조사도 사용했다. 철자가 틀리기도 했지만 '아파트 바로 앞에 있는 학교' 등을 받아쓰기도 하고, 연습하면 100점을 맞기도 했다. 우는 것도 줄어들어 몇 분 이내에 진정되었다. 치료 9개월경에는 발음이 정확해지고 국어, 수학 과목에 관심을 더 많이 가졌고, 수업시간에 돌아다니고 소리지르는 것이 거의 없어졌다.

치료 1년 정도 경과하면서 2학년으로 진급하였다. 언어능력이 향상되면서 "안 할 거야!", "다리 아파요.", "샤브샤브 먹으러 가요."라고 하면서 자기 의사를 표현했다. 또한 형용사나 부사도 사용하였고 언어수준이 계속 향상되었다. 과식과 편식이 줄면서 다양하게 먹게 되었으나 아직 비만한 편이었다. 전화번호를 기억하고, 물건 세기도 가능하였고, 불러 주면 일기를 쓰게 되었다. 그 전보다 잠을 푹 자게 되었고, 짜증이 많이 줄었다.

1년 3개월 간 한방치료를 하면서, 산만함과 과잉행동 등 문제행동이 줄고 이유 없이 웃거나 웃던 정서문제가 안정되면서 전반적으로 많이 차분해졌다. 언어는 그날 있었던 경험을 이야기하기도 하고, 연속극을 보면서 대사를 따라 외워서 말하기도 하였다. 2학년으로 올라간 후 부모님이 부족한 학습을 많이 도와준 결과 수학은 곱셈, 나눗셈이 가능해지고 80점정도 맞았다. 미술에서도 사물을 정확하게 따라 그릴 수 있게 되었고, 또래 아이들에게 관심이 생겨 같이 어울려 놀기도 하였다.

76. 8세까지도 말을 거의 못했던 자폐아동 동건이

7세 4개월에 내원한 동건이는 거의 말을 못하고, 이곳저곳 산만하게 돌아다니며 눈맞춤이 안되던 자폐아동이었다. 쌍둥이로 태어났으며, 6세경에야 겨우 대소변을 조금씩 가릴 만큼 늦었고 언어 및 사회성 발달은 거의 일어나지 않았다. 정신과에서 자폐장애와 중증 정신지체장애 진단을 받았다. 자폐(CARS)검사는 31점으로 경증자폐로 나왔다. 시각 운동 협응력은 2세 11개월 수준이었고, 사회성숙도(SMS)는 만 3세 1개월(SQ 44) 수준으로 나타났다.

만 5세부터 특수 장애 어린이집에 다녔으며, 언어치료와 여러 특수치료를 병행하였다. 평소 식사량이 적었고, 허약해서 감기에 잘 걸리고, 잠을 잘 못자고 까다로운 편이었다. 행동이 산만하여 집에서도 늘 이리저리 돌아다녔고, 지루하면 갑자기 큰 소리를 지르기도 했다. 소리에 민감하여 형이나 누나가 다투는 소리에 울기도 하고, 갑자기 화를 내면서 자기 귀를 세게 때리기도 하였다. 또한 아무거나 입에 넣거나 옷을 깨물거나 씹었다. 의미 없는 말을 혼잣말로 오랫동안 중얼거리기도 했다.

치료 후에 차츰 식사량이 늘었다. 과거에는 집이 아니면 대변 가리기를 못했지만 혼자서 화장실을 찾아가서 스스로 대변 처리를 하게 되었다. 상황에 맞는 말을 하게 되면서 놀이치료 선생님에게 의미 있는 말을 한두 마디씩 하게 되었다. 작년에는 크리스마스가 뭔지도 몰랐는데 치료 후 무대 위에서 크리스마스 행사에 나름대로 참여하게 되었다. 무서움이 줄어들고 어린이집에서 생활태도도 나아지고 자신감이 생기게 되었다

1년 간의 치료로 감기에 덜 걸리게 되었고, 식욕이 늘어 그 전보다 잘 먹게 되었으며 키와 몸무게가 늘었다. 새로 접하는 모든 것에 거부감이 있지만, 반복해서 자극을 주면 곧 익숙해졌다. 의미 없이 혼자 중얼거리는 것이 감소한 동시에 두 단어를 연결하여 말할 정도로 언어가 늘어났다. 예를 들면 "가자.", "먹고 싶어.", "물 주세요.", "나도 줘." 등을 상황에 맞게 또렷하게 표현하였다. 치료실에서도 사물을 대응, 분류, 변별하고 형태와 배경을 이해하고 수용하게 되었다고 한다. 기계적이기는 하지만 1-10까지 수세기를 따라하며, 리듬에 대한 패턴을 이해하고 모방이 가능했다. 그 전에 장난감이나 상징 놀이가 없었지만 차츰 장난감에 대한 관심이 생겨서 인형세트에 관심을 보이고 차를 밀

면서 놀기도 하였다. 발달이 더딘 편이지만, 조금씩 언어표현이 가능해지면서, 부모님도 아이를 기르는 것이 편해지고, 조금씩 희망을 가지게 되었다.

77. 겁이 많았던 자폐증 지성이

9세 때 내원한 초등학교 2학년 지성이는 생후 20개월 무렵부터 불러도 반응이 없었고, 언어모방이 다섯 살 무렵에야 나타났으며 일곱 살이 되어서야 '엄마'라고 말을 했었다. 초진 당시에도 자발어는 거의 없었고, 말을 하더라도 발음이 어눌했고, 편식과 변비가 심했다. 44개월에 종합병원에서 자폐성향이 있다는 소견을 받았다.

지성이는 몇 달씩 같은 그림을 반복적으로 그렸다. 개별학습은 가능하지만 단체수업에 집중을 못했다. 한 문장 정도는 읽고 이해하지만 두 문장 이상 되면 의미파악에 어려움이 있었다. 특히 겁이 많아서 사소한 일에도 손등을 깨물어 옹이가 박혀있을 정도로 불안감을 많이 느꼈다.

치료 6개월이 경과하면서 행동이 개선되어 학교생활이 안정적으로 이루어졌다. 특히 반향어가 줄면서 적절한 단어를 선택하여 표현할 수 있었고, 40분정도 집중을 했으며 운동회 때 단체 활동 네 가지를 수행할 수 있었다. 큰 소리가 나도 무서워하지 않아서 손등 깨무는 행동이 함께 줄었다. 지난 학기와 천지차이로 변했다 할 정도로 학교생활이 개선되었다는 부모님의 얘기를 들었다.

치료 8개월 후에는 관심의 폭이 넓어졌다. 학교 비품에 관한 질문을 하면 교실에 있는 사물을 구체적으로 표현을 했다. 예를 들자면 도움반 교실에 있는 '피아노', '컴퓨터', '덤블링', '교무실', '교문' 등에 관해서도 표현을 하였다. 지성이를 6년째 가르친 음악 선생님과는 평소 대화와는 달리 질문도 했다는 보고가 있었다.

치료 일 년 후부터는 편식이 줄어들어 음식을 다양하게 먹게 되었다. 집중할 때는 혼잣말이 없고, 단체활동에서 표가 나지 않게 행동을 하며, 힌트를 살짝 주면 글로 표현을 하고, 묻는 말에 대답을 더 잘한다. 또래와 소극적이지만 어울려 놀기도 하였다.

신학기가 되어 불안해 하기는 했지만 과거에 비하면 장난도 늘었고 그림도 더 다양하게 그렸다. 수업 시간에 만든 비행기를 집에 가지고 와서 소중하게 여기면서 스스로 관리를 하기도 하였다. 불안감이 감소한 결과로 손등 깨무는 행동이 거의 없어지면서 손등에 딱딱한 옹이가 풀렸다. 필요하면 부모님께 말로 도와달라고 요청하기도 했다. 또한 설명을 알아듣고 이해하는 것이 개선되었으며 세 자리 덧셈도 할 수 있게 되었다.

검사시나이	9세 3개월	10세 3개월
검 사 도 구	K-ABC	K-ABC
인지처리척도	55	66
순차처리척도	63	65
동시처리척도	58	72
습 득 도	51	52

| 겁 많은 것도 체질이다 |

불안이나 두려움은 자신의 몸을 보호하기 위해서 필수적인 것이다. 높은 난간, 뜨거운 불, 날카로운 칼을 무서워하기 때문에 우리는 늘 주의를 기울여 다치지 않는다. 그러나 이런 두려움과 겁이 지나치다면 아동의 발달과 생활전반적인 적응능력을 저하시킨다.

한의학에서 신장(腎臟), 담(膽), 간(肝)의 기능이 약하면 겁이 많을 수 있다고 본다. 예로부터 담력이 약하다, 간이 부었다는 말들은 사람의 두려움이 체질과 관련 있다는 한의학 이론에서 나온 것들이다.

78. 하루 종일 울었던 소두증 준석이

7세 때 내원했던 준석이는 머리 크기가 작은 소두증이면서 신체적으로 성장이 느려서 체중과 키도 작았고, 전반적인 발달이 100일 된 영아수준정도였다. 내원한 이유는 울음이 너무 심한 것이었다. 잠만 깨면 눈물을 흘리면서 칭얼대거나 소리 내서 우는 것이 하루 일과였다. 다만 노래를 틀어주거나, 휠체어에 태우고 돌아다니거나, 엄마가 말을 해줄 때만 약간 진정되었다. 그리고 경기약을 복용하고 있지만 수시로 약한 경기를 하고 있었고, 좌 반신이 뇌성마비로 거의 못 움직였다.

치료 초기에는 한약 복용 때문에 어려움이 있었다. 시간이 흐르면서 잠을 자는 시간이 조금씩 더 길어지고, 집에서는 울음이 약간 감소하기도 했다. 3-4개월이 지나면서부터는 우는 정도가 70%정도 줄어들었다. 하지만 언어치료실이나 물리치료실에서의 울음은 여전했다. 과거에 비하여 감기는 덜 걸리고 장난감에 약간씩 호기심을 보이기도 했다.

이 아동은 뇌발달을 돕더라도 인지나 운동의 발달에 획기적인 변화가 기대되지 않아서 가정생활에 가장 큰 어려움인 울음을 치료목표로 진료하였다. 장애를 개선하는데 있어서 욕심을 부리자면 한도 끝도 없다. 그러므로 치료의 한계와 목적을 정확하게 설정하는 것이 불필요한 경제적·심적 부담을 줄이는 방편이 된다. 부모의 마음 같아서야 조금만이라도 효과가 있다면 계속 하고자 하는 마음이 있으시지만, 다른 형제자매를 생각해서 치료의 목적을 정확하게 하는 것이 중요하다. 이 아동의 울음 자체가 너무 심해서 가정 분위기가 심각하게 나빠졌으므로 꼭 개선해야 할 증상이었다. 6개월이 지나면서부터는 확실하게 좋아져서 우는 것이 별로 없고, 웃음이 늘어났다. 치료실에서도 불안해하는 것이 줄고, 반응도 더 빨라졌다. 이후로 2개월 정도 더 치료하고 나서 울음이 대부분 없어졌고, 다만 낯선 장소에서 약간 울고, 살짝 징징대는 정도였다. 생활에 큰 어려움이 없어서 치료를 종결하였다. 일 년 반 후 우는 것이 다시 심해졌으나 3개월 정도의 추가 치료 후 대부분 소실하고 치료를 종료하였다. 지속적으로 한약을 복용하면서 치료했다면 인지든 운동이든 더 개선되었겠지만, 그 변화가 투입된 노력에 비하여 많지 않을 것임으로 치료를 종료하였다.

| 감정과 정서는 어디서 생기고 조절될까? |

어떤 자극에 의해 일시적으로 생기는 강렬한 기쁨, 슬픔, 분노, 공포 등의 '감정'은

주로 자율신경계와 대뇌의 변연계의 작용으로 알려져 있다. 밖에서 들어온 정보는 뇌의 시상하부를 거쳐 변연계에서 정보가 통합되고, 자율신경로를 통해 하행하여 신체에 여러 가지 변화를 일으킨다. 흥분을 하면 심장박동이 증가하고, 혈압이 올라가며, 얼굴이 붉어지거나 창백해지고, 땀이 분비되며, 동공이 커지는 것이 그 예이다. 시상하부-뇌하수체 축을 통해 갑상선과 부신피질에서 분비되는 갑상선 호르몬, 부신피질 호르몬이 이 과정에서 중요한 역할을 한다.

대뇌의 변연계란 고차원적 사고를 담당하는 대뇌피질과 생명현상의 기본을 담당하는 뇌간 사이에서 중간다리 역할을 하는 것으로 편도체, 해마, 뇌궁, 중격, 유두체 등의 구조들로 구성되어 있다. 편도체는 주로 본능적인 공포와 관련되어 있어 편도체를 제거한 동물은 공포심이 없어질 뿐 아니라 성격도 온순해지고 식욕과 성욕에도 변화를 나타낸다. 학습과 기억을 담당하는 해마가 변연계의 일부라는 것에서 감정과 기억이 밀접한 연관이 있다는 것을 알 수 있다. 강렬한 감정이 일어났던 상황은 훨씬 더 선명하게 오래 기억되고, 즐거운 기분으로 공부할 때 학습 능률이 오르는 것도 그 때문이다.

'정서'는 감정에 비해 더 장기적으로 유지되는 기분 상태를 가리키는 것으로 외적 자극보다는 내적 요인에 의해 결정된다고 볼 수 있다. 지속되는 우울감, 불안감 등은 일회적 사건보다는 인체 내의 호르몬 균형이 깨어지는 것, 세로토닌 등 특정한 신경전달물질이 결핍된 것이 원인으로 생각되고 있다. 과거의 경험에 의해 왜곡된 인지가 고착화하는 것(예: 나는 모든 일에서 실패할 거야, 엄마는 또 나를 버리고 가버릴 거야.)도 정서장애의 중요한 원인이므로, 정서장애의 치료를 위해서는 약물치료뿐 아니라 새로운 경험에 의해 새로운 인지 도식을 만들어 내고 기억시키는 인지치료도 많이 활용되고 있다.

79. 틱 장애와 ADHD를 동시에 가진 호진이

내원당시 초등학교 3학년으로 두꺼운 안경을 낀 귀여운 인상의 아동이었다. 수면상태, 음식습관, 대소변에 큰 문제없이 건강한 아이였으나, 눈을 깜박이고 고개를 흔드는 등의 틱 증상이 있었다.

초등학교 1학년 가을에 틱 증상이 나타났으며 2학년 초 새로운 수학학원에 다니면서 틱 증상이 본격적으로 심해졌다. 지나치게 긴장하는 경우가 많았는데, 새로운 학원에 다니는 경우, 처음해 보는 운동을 할 경우, 낯이 익지 않은 친구와 함께 수업을 하게 되는 경우에는 영락없이 틱 증상이 심해졌다. 직장 때문에 떨어져 사는 아버지가 집에 와도 긴장해서 틱 증상이 나타날 정도였다.

호진이는 언어나 걸음마 등의 운동발달이 모두 제 나이에 이루어져서 발달의 문제는 없었으나, 2세까지 할머니가 양육하셔서 허용적인 환경에서 자랐고, 자신의 뜻대로 되지 않을 경우는 쉽게 흥분하며 폭발하는 등 감정의 기복이 심하였다. 소아정신과에서 ADHD로 진단을 받고 페니드를 복용하고 있었으며, 좌우뇌기능의 불균형으로 뉴로피드백 훈련을 받기도 하였다. 또한 사회성이 부족하다는 이유로 사회성프로그램에도 참여하고 있었다.

한약으로 틱 증상을 치료하여 약 3개월이 지났을 때는 주의력도 조금씩 개선되어 페니드의 복용을 줄이기 시작하여 복용하지 않는 날이 점차 늘기 시작하였다. 틱 증상도 나타나지 않는 경우가 많았으나 학원에서 새로운 레벨로 승급하거나 학교에서 체험학습을 가게 되는 경우에 틱 증상이 나타나곤 했고 1주일 이내에 대부분 사라졌다. 어머니가 야단을 치면 금새 울고 적절한 대응을 하지 못했던 아이가 "다음부턴 안 그럴께요."라고 이야기하며 능글맞아지는 등 성격의 변화도 나타나면서 틱 증상은 거의 나타나지 않게 되었고 치료시작한지 11개월 만에 치료를 종료하였다.

| 지능검사에서의 주의력 |

주의력은 크게 과제의 종류에 따라 시각주의력과 청각주의력으로 구분하며, 주의지속 시간에 따라 단기주의력과 주의지속력으로 구분하기도 한다. 지능검사에서는 〈숫자 따라 외우기〉과제와 〈산수〉과제로 주의력을 평가하는데, 두 영역 모두 수를 다루는 능력과 즉각적인 회상능력과 관련이 있다. 숫자과제는 짧은 시간 동안에 주의를 얼마나 잘 기울이는지를 평가하는 반면, 산수과제는 정신적인 노력을 기울여 과제를 수행하고자 하는 집중력과 관련된다.

> 근본적인 주의문제가 없더라도 정신적인 노력을 기울이는 데 수행동기가 떨어져 있는 아동의 경우에는 집중력이 부진한 것으로 보고되기도 한다. 주의집중력이 전반적인 지능검사 수행에 영향을 미치는데, 실제로 지능이란 이러한 주의력을 어떻게 효율적으로 관리하고 유지해서 과제를 완수해 내는지에 관심을 두기 때문에, 주의집중력도 지적능력의 한 요인으로 본다.

80. 외설증을 가진 뚜렛 증후군 아동 재희

틱 장애 중에서도 1년 이상 운동 틱과 음성 틱이 동시에 나타나는 것을 뚜렛 증후군이라고 따로 이름 붙이는데 치료하기가 쉽지 않다. 뚜렛 증후군으로 내원한 재희는 당시 초등학교 2학년이었으며 1학년 말 식중독에 걸려 고생한 이후 틱 증상이 시작되었다. 틱 증상은 눈의 흰자위가 다 보일 정도로 심하게 움직였고, 어깨와 목을 심하게 움직여서 통증을 호소할 정도였다. 팔뿐만 아니라 다리도 마음대로 움직여서 의자에 앉아서도 공을 차는 듯한 행동이 나타났다. 쉴 새 없이 목을 울리는 소리를 내었고, 심지어는 욕을 하기도 했으나 전혀 자신의 의사와는 상관이 없었다. 틱 증상 가운데 자신의 뜻과는 상관없이 손가락이나 소리로 욕을 하는 경우를 외설증이라고 하는데, 아주 심한 증상의 하나이다.

건강 상태는 비위의 기능이 너무 항진되어 식사량이 지나치게 많았고 식사 후에도 금새 배 고프다고 호소하는 경우가 잦았다. 몸에 열이 많아서 얼굴이 붉고 조금만 움직여도 비 오듯이 땀을 흘리고 집에서는 옷을 다 벗고 지내려고 할 정도였다.

비위의 열을 내리고 틱 증상을 완화시키는 처방을 사용하여 신체의 건강이 개선되면서 틱 증상도 함께 줄기 시작했다. 항진되었던 식욕이 정상으로 돌아왔고 땀도 이전보다 적게 흘리기 시작하면서 겨울이 되어도 추위를 모르고 얇은 티셔츠 한 장만 입던 아이가 '춥다'라는 표현을 하기 시작했다. 음성 틱이 먼저 사라졌으며 다리-팔-어깨의 순서로 증상이 완화되기 시작했다. 눈동자를 심하게 움직이던 틱 증상은 사라지고 눈을 깜박이는 증상으로 바뀌었으며, 이 증상도 점차 사라지기 시작했다. 성격도 온순해져서 또래와 싸우는 일이 급격히 줄었다. 치료를 시작한지 1년 만에 종료하였다.

81. 전형적인 ADHD 아동 선균이

초등학교 2학년인 선균이는 주의문제와 과잉행동 때문에 한의원에 내원하였다. 진료실에서도 가만히 앉아 있지 못하고 여기 저기 돌아다녀서 정신이 없을 정도였다.

어려서부터 잘 먹지 않고 잠을 푹 자지 않았으며 칭얼거리는 일이 잦았다. 생후 28개월부터 어린이집을 다녔으나 말이 늦고 이해가 부족해 또래와 어울리지 못했다. 7세 때 언어검사 결과 4세 수준으로 나와 언어치료, 놀이치료 등을 오래 받았다. 초등학교 입학 전 심리검사결과 지능은 100정도였으며, ADHD로 진단받아 양약을 복용하던 중 한의원에 내원하였다.

내원 직후의 지능검사에서는 전체 지능이 평균하 범위였고, 사회적인 맥락을 이해하고 예견하는 능력이 많이 떨어져 있었다. ADS 검사에서는 시각 자극에 대해 반응 속도와 정보 처리가 조금 늦은 편으로 나타났다. 신체적으로는 식욕이 적고 트림을 자주 하였으며 목소리가 작아 상초(上焦)에 허열(虛熱)이 있는 상태로 진단되어 이에 맞는 한약을 처방하였다.

치료를 시작하면서 우선 식욕이 늘어 편식습관이 없어졌다. 또한 대화가 많아지고 또래에 대한 관심이 늘면서 친구들과 잘 어울리게 되었다. 양약을 복용하지 않아도 잘 집중한다고 치료실 선생님들의 칭찬이 늘어났다. 이후 1년여 간의 치료를 계속하였는데 스스로 하는 일이 늘었고 산만한 행동도 상당히 줄어들었다. 언어성지능만 초기 84에 비해서 95로 향상이 있었고, 사회화지수는 86에서 99로 상승되면서 또래 연령과 유사한 정도의 적응능력을 보였다. ADHD의 증상을 판별하기 위한 단축형 코너스 척도에서도 내원 당시 17점에서 치료 종료 시에는 8점으로 정상 범위를 회복하여 치료를 종결하였다.

ADHD란?

ADHD(Attention Deficit Hyperactivity Disorder)는 주의력결핍/과잉행동장애의 약자로 산만하거나 행동이 거칠어서 일상적인 활동, 학교생활 또는 학습에 방해가 되는 질병이다.

남자 아이에게 더 많이 나타나는 ADHD는 보통 주의력이 부족하여 물건을 자주 잃어버리고 쉽게 흥분하고 충동적인 성향을 나타내는 것이 특징이다. 자기주장이 강하여 또래 관계에서도 어려움이 많고, 공부할 때 집중력이 떨어지고 쉽게 산만해지므로 학습의 효율이 저하된다.

보통 3~8%의 아이들이 ADHD를 가지고 있다고 하나 나라와 지역 별로 유병률에 많은 차이를 보이는데, 어릴 때부터 학습을 중요시하고 통제된 생활을 많이 하는 우리나라의 경우 초등학생의 13% 이상이 ADHD 증상을 가지고 있다는 조사도 있다.

82. 자면서 깜짝 깜짝 놀랬던 틱 아동 승현이

초등학교 1학년인 승현이는 겉으로는 밝아 보였지만, 눈을 깜박거리는 틱 증상이 계속 되어 내원하였다. 어머니가 직장생활을 하여 친할머니가 주로 키우셨고 중간에는 놀이방에 맡겨진 때도 많았다. 6세 때에 눈을 깜박이는 증상이 나타나기 시작해서 곧 사라졌으나, 7세 가을부터는 다시 증상이 나타나기 시작했고 8세가 되면서 눈에 띌 정도로 심하게 되었다.

편식이 심하여 인스턴트 음식만 먹으려고 하고 자주 헛구역질을 하였다. 수면에도 문제가 있어서 잠을 깊이 자지 못하여 하룻밤에 4~5번씩 깨기도 하였다. 심하면 새벽에 깨어서 벽에 자기의 머리를 치기도 하는 등의 문제 행동도 있었다.

오장(五臟)이 허약하고 겁이 많은 아이였으므로 심기(心氣)를 보충하고 안신(安神)시키는 한약을 처방하였다. 또한 침구치료를 병행하였는데 처음에는 "쿵쿵"거리는 소리를 내던 음성틱이 사라졌으며 겁이 줄어들고 식욕이 좋아지게 되었다. 3개월 정도의 치료로 눈을 깜박이고 코를 실룩이는 운동 틱도 없어져서 자신감이 많이 늘어나게 되어 치료를 종결하였다.

| 잠은 뇌의 보약 |

대부분의 사람은 일생의 1/3을 잠으로 보낸다. 즉 평균 수명이 70세라면 거의 20년이 넘는 기간을 잠으로 소비하는 것이다. 그럼에도 불구하고 수면이 인체에 미치는 영향에 대하여 과학적으로 밝혀진 바는 많지 않다. 분명한 점은 수면이 인체에 대단히 중요한 것이고 특히 뇌와 매우 깊은 관련이 있다는 것이다.

● 뇌세포의 성장과 휴식을 도모하는 잠

과연 잠은 인생을 소비만 하는 것인가? 결코 그렇지 않다는 것을 여러 연구 결과를 통해서 알 수 있다. 잠을 충분하게 자면 기억력이 증진되고, 낮에 흡수한 정보들이 정리, 분류되어지고, 뇌의 전두엽으로 혈액이 더 많이 공급된다는 등의 많은 연구 결과들이 이를 입증하고 있다. 특히 신생아는 하루에 20시간 정도를 잠으로 보내는데, 이 시기에 뇌의 무게가 급증하면서 뇌세포간의 시냅스 회로가 복잡하게 연결된다는 점에서 수면이 아동 뇌발달에 얼마나 중요한지 짐작할 수 있다.

● 뇌로 원기가 집중되는 수면시간

한의학에서는 수면과 각성상태를 원기의 흐름으로 설명하고 있는데, 그 흐름이 외부로 향하여 피부나 눈구멍, 콧구멍 또는 손끝 발끝 등으로 발산되면 잠에서 깨게 되고, 반대로 원기의 흐름이 내부로 흘러 오장이나 뼛속 그리고 뇌로 모이게 되면 잠을 자게 된다고 설명하고 있다. 그러므로 몸의 원기를 발산시키는 양기가 강한 체질은 잠이 적고, 원기를 수렴시키는 음기가 강한 체질은 잠이 많아진다고 설명한다. 결국 잠이란 에너지를 효과적으로 사용하기 위한 인체의 자연스러운 현상으로, 소아 때는 잠을 많이 자야 신체적인 성장과 더불어 뇌의 발달이 촉진되며, 성인이 되어서는 잠을 통해 뇌와 몸의 휴식을 취하게 된다. 그러므로 낮잠보다는 음기가 쉽게 모이는 어두운 밤에 잠을 자는 것이 좋다.

● 야제(夜啼)증은 아동 뇌발달의 적

부모님들은 아이의 밤낮이 바뀌어 한두 번 이상 고생했던 경험들이 있을 것이다. 쉽게 잠이 못 들거나 또는 잠자는 중간에 깨서 이유 없이 울거나 보채는 아동이 적지 않게 있다. 이것을 한의학에서 야제증(夜啼症)이라 하는데 초저녁에 못자는 것을 전반야제(前半夜啼)라 하여 심장에 열이 많아서 발생되는 것으로 본다. 주로 갑자기 뭔가에 놀라듯이 심하게 울면서 온몸에 식은땀을 흘리면서 보채다가 새벽녘쯤에 잠이 든다. 이런 아동은 성격이 아주 예민한 아이로 자랄 수 있다. 새벽에 놀라 깨는 것을 하반야제(下半夜啼)라고 하는데 이는 배가 너무 차서 발생되는 것이다. 주로 새벽쯤에 깨서 울지만 그 소리가 크지 않고 칭얼대듯이 보채고 평소 식사량이 많지 않거나 설사를 하고 손바닥에 푸른 기운이 많은 것을 볼 수 있다. 이런 아동은 음식의 흡수력이 약하여 신체적으로 허약하게 자랄 가능성이 많다. 그러므로 한 번 깨서 30분 이상 못 자고, 이런 현상이 월 5회 이상 그리고 3개월 이상 지속된다면 한의사의 진단을 받아보아야 한다.

83. 부모의 다툼을 보고 놀래서 틱이 재발된 현지

진료실 밖에서도 '끅~ 끅~' 하는 소리가 들릴 정도로 심한 음성 틱을 가지고 찾아온 현지는 귀엽게 생긴 초등학교 4학년 아이였다. 음성 틱 외에도 어깨를 들썩이고 가끔 팔을 90° 높이로 들어올리는 운동 틱이 있었다. 2학년 때 잠시 눈을 깜박이는 증상이 있었으나 곧 없어졌다고 하였는데, 최근에 엄마와 아빠가 큰 소리로 다투는 모습을 보고 난 이후부터 음성 틱과 운동 틱이 동시에 나타나기 시작했다.

상황에 대한 파악이 조금 느리고 언어에도 논리가 없는 모습이 있어서 심리검사를 실시한 결과, 지능이 평균하 범위(IQ90-80)로 나타났다. 심리 검사를 하는 도중에 틱 증상이 나타나서 문제를 푸는데 방해가 되었던 것을 감안하면 평균 정도의 잠재지능이 있는 것으로 생각되었다. 다혈질인 아버지로 인해 평소에 긴장을 많이 느끼고 부정적인 생각이 내면에 잠재되어 있고 틱 증상으로 인해 자신감도 상당히 떨어져 있는 상태였다.

신체적인 건강 상태는 큰 문제가 없었으나 목에 가래가 낀 것 같이 답답해서 헛기침을 해봐도 별 소용이 없었다고 호소했다. 이것은 한의학에서 매핵기(梅核氣)라는 증상으로 목에 매실이 걸린 것처럼 답답한데, 뱉어도 뱉어지지 않고 삼키려 해도 삼켜지지 않는 증상으로 보통 심리적인 스트레스를 많이 받는 여성에게 흔한 증상이다. 또한 홧병을 앓게 되면 자주 나타나는 증상 중 한 가지다.

매핵기(梅核氣)에 사용되는 처방을 복용한지 열흘이 되지 않아서 음성 틱이 감소되기 시작하였다. 소리의 크기가 많이 작아지고, 하루에 몇 번 정도로 횟수가 줄었다. 약 3달 후에는 운동 틱이 점차 줄어들기 시작하여 팔을 들어올리는 증상이 없어져서 겉으로 보기에는 전혀 틱 증상을 확인할 수 없게 되어 치료를 종료하였다.

84. 눈 깜빡, 어깨 으쓱, 큼큼거리는 복합 틱 아동 재욱이

초등학교 3학년인 재욱이는 틱 증상으로 정신과에서 약물 치료를 받았으나 큰 호전이 없어 한의원에 내원하였다. 재욱이는 진료실에서도 머리를 계속 돌리고 눈을 깜박거리면서 어깨를 으쓱거리는 틱 증상을 하였다.

4세 때부터 눈을 깜박거리고 어깨를 으쓱하면서 "큼큼"거리는 소리를 내었는데 별다른 치료를 하지 않은 채 초등학교에 입학하였다. 심리적으로도 안정되어 있었고 지능 검사에서도 평균범위에 속하여 인지적인 문제도 없었다. 친구관계나 가족에게 불편감은 없었으나 겁이 많고 의욕이 없는 편으로 약간은 위축된 면이 있었다. 또한 코너스 척도로 평가한 주의력에서도 21점으로 주의가 산만한 편이었다.

심비(心脾)가 허약한 것으로 나타나 한약으로 치료를 시작하였는데, 음성 틱이 조금씩 줄어들었으나 양약을 끊으면서 화를 내고 불안정한 모습을 잠시 보이기도 했다. 이전보다 잠을 푹 자게 되면서 차츰 눈을 깜박거리고 몸을 움직이는 횟수가 줄어들면서 운동 틱은 거의 없어지기 시작하였다. 틱 증상이 줄어 들면서 친구들과 어울리는데 자신감이 생겼다. 4개월여의 치료로 대부분의 틱 증상이 소멸되었으나 가끔 틱 증상이 나타날 때 짧게 한약을 복용하면 곧 회복하는 모습을 보였다.

| 단축형 코너스 부모평정척도란? |

코너스에 의해 개발된 ADHD를 위한 부모질문지 중 가장 널리 사용되는 것으로, 3세-17세 아동들에게 활용된다. 정상아동과 ADHD아동을 선별하거나 치료 효과 판정에 유용하다. 품행장애, 불안, 학습문제, 심신상의 문제, 충동성/산만성 그리고 과잉행동에 관한 48문항을 10문항으로 축약하여 점수를 산출한다.

85. 행동이 느리며, 산만한 ADHD 아동 범희

초등학교 1학년인 범희는 주의가 산만하여 소아정신과에서 ADHD로 진단받아 주의력 약을 5개월 이상 복용하였으나 증상이 여전하였고, 몸도 비교적 허약하여 한의원에 내원하였다. 행동은 항상 느렸으며 주의가 산만하여 책, 알림장을 자주 잃어버리고 선생님의 지시에 따르는 것도 힘들었다. 과잉행동은 별로 없었으나 가끔 심하게 화를 내었고, 상황에 맞지 않는 이야기를 반복해서 주위 사람들을 힘들게 만들었다.

초등학교 입학 전 ADS(주의력검사) 검사 상 시각자극에 특히 부주의한 편이었으며, 주의 집중의 기복이 심하여 잘 할 때와 못 할 때의 차이가 컸다. 지능 검사에서 전체 지능은 110으로 평균상 범위였다. KPI-C로 평가한 인성 검사에서는 자존감이 낮아서 새로운 상황에 스트레스를 많이 받았고 또래관계가 원만하지 못해 불안감과 피해의식이 많았다.

기혈이 허약하였으므로 식욕을 돕고 신체적인 건강을 도와주면서 보심안신(補心安神)하는 처방과 함께 침구치료를 시작하였다. 점차 알림장을 잘 써오고 학습태도나 생활태도가 좋아지기 시작하였다. 자기 스스로 하는 행동이 늘었고 식욕이 좋아지게 되었다. 정서적으로 편안해지고 자신감이 생기면서 친구들과 잘 어울려 다니기 시작했고, 학교 성적이 많이 올라갔다. 초기의 증상들이 대부분 좋아져서 치료를 종결하였다.

| ADHD의 인지 특징 |

일반적으로 ADHD를 포함한 정서장애 아동들의 지능은 일반아동과 비교했을 때 평균 8~10정도 떨어지는 것으로 보고되고 있으나, ADHD 아동 중에서도 높은 지능을 가진 아동이 많다. 또한 지능이 높을수록 ADHD의 증상 중 충동성이 덜한 것으로 나타났다.

ADHD 아동은 서술식의 문제를 푸는데 어려움이 있고, 학습에 흥미가 없는 경우가 많아서 주의력이 개선되면 지능이 더 상승할 여지가 있는 것으로 보인다.

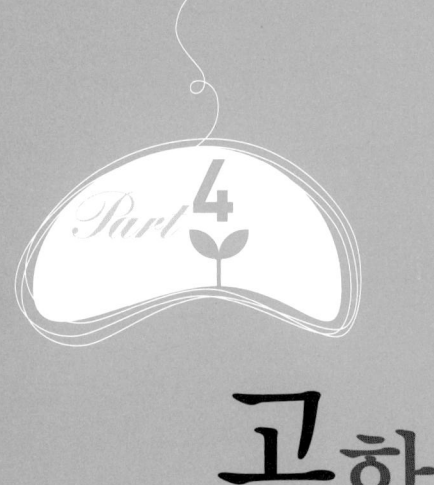

고학년기

86. 수학 성적이 올라간 초등학생 소영이 | 87. 분노를 참지 못했던 ADHD 아동 태웅이
88. 말이 서툴고 아이들과 잘 못 어울렸던 아이 민섭이 | 89. 불안감이 줄고 주의력이 좋아진 ADHD 아동 윤관이
90. 전두엽 실행기능이 좋아진 무준이 | 91. 비언어성 학습장애아동의 사회성 향상, 현준이
92. 웃음이 많고 집중시간이 짧았던 자폐아동 은성이 | 93. 동작성지능과 언어성지능의 차이가 60 이상인 자폐아동 남준이
94. 자주 토했던 염색체이상 종훈이 | 95. 동생과의 경쟁 때문에 틱이 생겼던 지호

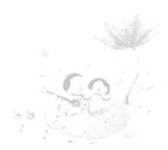

머리가 좋아진
100명의 아이들

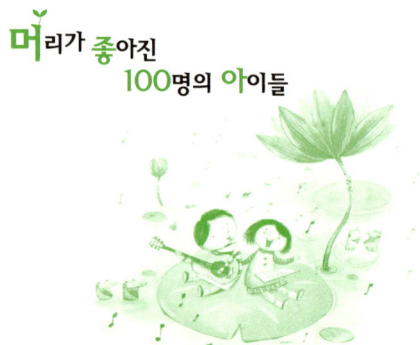

4 고학년기

초등학교 4학년부터 6학년까지 아이들은 자발성과 독립성이 많아지고 개성이 뚜렷해진다. 논리적인 사고력이 발달하게 되고 표현력이 완성되어 가면서 어른스러워지는 시기이며, 초등학교 5, 6학년이 되면서 2차 성징이 나타나 사춘기에 접어들고 반항이 늘어나기도 한다. 언어와 인지에 문제가 있는 경우에는 고학년의 학습 내용을 따라가기가 힘들다. 학교생활에는 적응이 되어 수업시간에 돌아다니지 않지만, 공부에 흥미를 느끼지 못하고 수업내용을 이해하지 못해 멍하게 있는 경우가 많고 집에서도 공부를 하지 않으려는 경향이 있다.

86. 수학 성적이 올라간 초등학생 소영이

또래아이들에 비해 이해가 늦고, 수학과목이 2년 정도 뒤쳐진다고 하여 9세에 내원하였다. 조금 산만하고, 머리가 자주 아프며 어지러움을 호소했는데 한약을 2개월 정도 복용한 후 집중력이 개선되어 치료가 중단되었다. 그 뒤 콘써타를 복용하여 주의집중력이 더 나아졌으나 구역감이 너무 심하고 식욕부진으로 인해 중단하면서 2년 후 다시 한약을 복용하게 되었다. 이 아동의 특징은 주의집중에 기복이 있어서 불안정한 점과 수학과목을 어려워하는 것이었다. 아동의 체질과 뇌발달을 고려한 한약처방을 복용하고 별도로 수학과목에 대한 과외를 받아 75점~90점 수준을 유지하였다. 3-4개월 후에는 수학을 오히려 잘하고 사회과목을 어려워하였다. 1차 넵시검사에서는 인지영역별 뇌기능의 편차가 심했음을 볼 수 있었고, 2차 검사에서는 이러한 편차가 줄어든 한편 안정된 주의유지에는 아직 미흡함이 남아 있음을 확인했다. 1차에서 특별히 낮은 점수를 받았던 기능에서 유의한 향상이 눈에 띄었다.

> ### 신경심리검사
>
> 1차 검사에서는 소검사별 편차가 컸던 점에 비해 2차 검사에서는 이러한 차이가 줄어든 것으로 보인다. 이는 언어이해력, 운동 모방능력 등에서 진전을 보인 것에 기인한다. 시각-운동 협응 능력, 운동 조절 능력 등이 모두 평균범주이긴 하나, 1차 검사에 비해 부진해진 것은 소영이가 과제를 수행하는데 조심성이 높아 수행시간이 오래 소요된 것과 관련이 있었다. 소영이에게 실수나 수행에 대해 편안한 마음을 갖도록 어머니께도 조언을 드렸다.

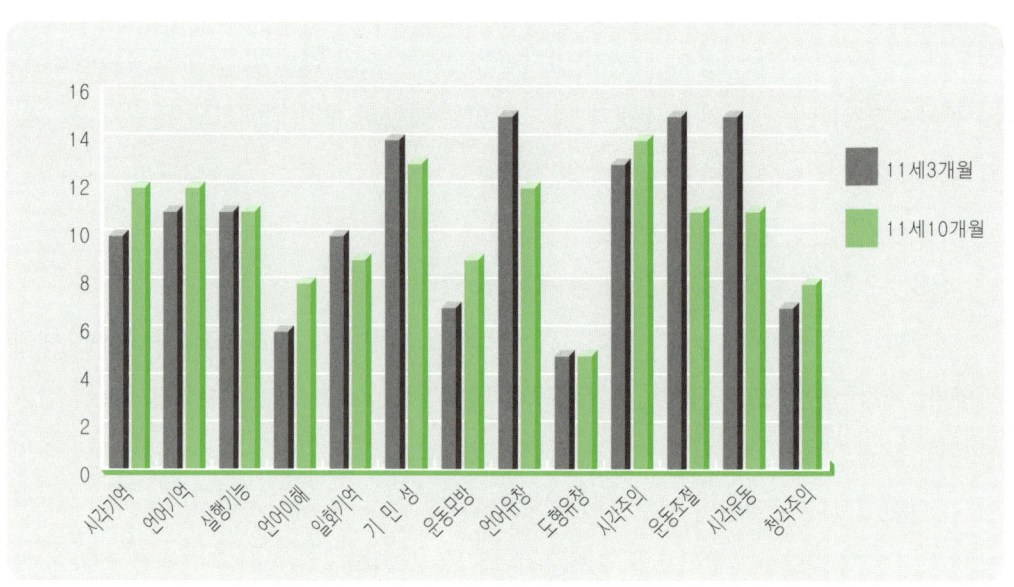

| 한약과 양약의 복합투여에 대하여 |

약 500명의 부모님들이 작성한 설문지와 진료기록부를 통해 의약품 복용력을 조사한 결과 한약치료 아동 중 양약과 한약을 복합투여한 비율이 약 1/4정도 되었고, 중추신경흥분제(methylpenidate)를 포함한 향정신성약품이 가장 많았으며, 항경련제(Valproate, Topriamat, Lamotrigine, Carbamazepin, Oxicarbazepin, Clonazepam, Phenytoin, Vigabatrin, Zonisamide, Levetriacetam), 항우울제(Fluvoxamine maleate, Fluoxetine, Mirtazapine) 순이었다. 기타약물로는 Pyridoxine HCL(비타민 B,C), Baclofen(근이완제) L-carnitine(심혈관계약물), Ubidecarenone(심부전치료제), Beriztropine(항파킨슨약물), Saccharomyces cerevisiae hansen CBS(정장제), 상세불명의 감기약, 항생제 등이 있었다. 복합투여로 인한 문제점은 거의 경험할 수 없었으나 항생제, 항결핵제, 항경련제와 복합투여할 때는 주의를 기울여야 하며, 약물상호작용에 대해서도 주의깊은 관찰이 필요하다.

87. 분노를 참지 못했던 ADHD 아동 태웅이

10세로 초등학교 4학년 때 내원했던 태웅이는 초등학교 1학년 때부터 ADHD 진단을 받은 후 양약을 복용해오고 있다. 출생 시 특이소견이 없었지만 언어발달이 약간 느렸다. 유아기 때 엄마의 직장문제로 보모가 자주 바뀌었고, 외갓집에서 2년간 키워서 엄마와 지내는 시간이 거의 없었고, 여섯 시간씩 떼쓰는 경우가 자주 있었고 까다로웠다고 한다. 한의원 내원 전에 정신과병원에서 양약을 복용하면서 놀이치료 및 언어치료를 6개월간이나 시도하였으나 아동이 전혀 참여하지 않아서 중단 후 한의원에 내원하였다.

주된 문제는 유치원 때부터 난폭하고 단체 생활에 적응을 못한다는 것이었다. 쉽게 화를 내고, 화나면 기물을 부수기도 하고 소리를 지르곤 했다. 현재도 수업에 전혀 참여하지 않고, 불러도 못 듣는 척하면서 반응을 전혀 하지 않았다. 타 병원에서 지능검사를 시도했으나 자발적인 참여가 없어서 검사자체가 불가능했었다. 당시도 콘서타를 복용 중이었다. 밤에 불을 끄면 무서워하고, 간혹 자면서 소변 실수를 하기도 하였고, 식사량도 적었고 또래들보다 체구가 작았다.

치료 3개월이 지나면서부터는 식욕이 증가하였고, 밤에 소변 실수하는 것도 감소하였다. 가장 큰 변화는 얼굴 표정이 밝아졌고 말을 걸면 대답을 한다는 것이다. 방학 때 뭐하고 지내는지 물었는데 "그냥 놀아요!"라고 대답을 했었다. 방학 중에는 콘서타를 복용하지 않아도 별 탈이 없이 생활을 했다. 또한 잠을 잘 때 불을 끄고 자고, 집안 모임에도 참여가 가능해져서 가족들과 함께 노래방에서 노래도 부르고 즐겁게 어울릴 수 있었다고 한다.

방학이 끝난 후 개학을 하여 학교 적응에 어려움이 나타나 양약을 다시 복용했었지만, 과거에 못했던 심리검사가 가능해질 정도로 반응을 많이 보이기 시작했다. 어머니가 도와주면 국어 문제를 대부분 풀 수 있었고, 혼자서도 반 정도는 스스로 풀 수 있었다. 이런 행동의 변화로 심리검사를 하게 되었다. 지능검사 결과 정상범위인 언어성지능에 비하여 동작성 지능은 30정도 낮아서 전체지능이 경계선범주였다(IQ 80-70). 또한 집중력이 떨어지고, 충동성이 높고, 다른 사람의 감정을 이해하는 능력이 떨어지는 것으로 나타났었다.

이후로 8개월 정도 치료가 지속되었다. 겨울방학이 시작되면서 양약도 완전히 중단하였다. 외부 활동을 싫어하여 주로 집에서만 생활을 하였고 산만한 태도를 보이긴 했지만 책은 장시간 읽었다. 또한 소근육을 사용하는 것이 떨어지므로 글씨 쓰기나 종이접기 같은 것을 잘 못했는데 점차 글씨 쓰기를 덜 싫어하고 속도도 빨라졌었다. 정서적으로는 많이 밝아져서 간혹 인상을 쓰긴 하지만 웃음도 많아지고, 까불기도 하고, 노래를 부르기도 했다. 부모님이 가장 걱정하는 문제는 과거에 장기간 복용했던 중추신경흥분제의 영향인지 또래에 비하여 키가 너무 작다는 것이다.

88. 말이 서툴고 아이들과 잘 못 어울렸던 아이 민섭이

초등학교 4학년인 민섭이는 3학년 때 지능검사결과 IQ 70 이하로 나왔고 내원 직전 받았던 2차 검사에서는 56으로 더욱 지능지수가 낮아져 내원하게 되었다. 말이 서툴고 발음도 좋지 못하여 다른 아이들과 어울리기 힘들었다. 쉽게 흥분하였다가 금새 토라지는 등 감정 기복이 심했고, 같은 질문을 여러 번 반복해서 부모님을 피곤하게 만들었다.

할머니가 양육했던 민섭이는 말이 늦었고 24개월이 되어서야 걸음마를 시작했다. 이후에도 언어와 운동의 발달이 느렸지만 어머니와의 애착 형성이 안돼 생긴 문제로 생각하고 언어치료, 음악치료 등을 학교에 입학할 때까지 계속하였으나 큰 변화가 없었고 시험성적은 전반적으로 50점대였다.

치료를 시작하면서 우선 안색이 좋아지고 언어가 많이 늘었다. 자기의 의사를 정확하게 표현하기 시작하면서 친구들과 어울리기 시작하였다. 공부에 대한 욕심도 생겨서 과학 시험에서는 80점을 받아 오기도 해서 주위를 놀라게 하기도 했다. 부모님께서도 공부에 대한 욕심을 버리고 아이의 수준에 맞게 학습을 시키면서 부족한 부분을 꾸준히 보충해 주었다.

1년 4개월여의 한방치료를 통해 언어가 발달하고 학습태도, 또래 관계가 나아지는 등 생활 속에서도 변화가 있었을 뿐만 아니라 5학년 때 실시한 지능검사에서는 전체지능, 동작성지능, 언어성지능 모두가 상승되었다. 한방치료 이전에는 시간이 지날수록 지능이 하락하는 양상을 보였던 것과는 뚜렷한 차이가 있었다.

검 사 도 구	10세 4개월 K-WISC-III	11세 6개월 K-WISC-III
전체지능지수	56	67
언 어 성 지 능	69	82
동 작 성 지 능	45	56
사회화지수(SQ)	77	88

89. 불안감이 줄고 주의력이 좋아진 ADHD 아동 윤관이

초등학교 4학년인 윤관이는 틱 장애 때문에 한의원에 내원하였다. 주된 틱 증상은 목을 울려 "음음~"거리는 소리를 내고 눈을 찡긋거리는 것이었다. 주의력 역시 부족했고 정서적으로도 불안한 모습이 역력했다. 학교에서 실내화와 옷을 잃어버리고 오는 날이 많았고, 처음 해보는 일 앞에서는 멍하니 넋이 나가고, 시간관념이 없어 학원 수업시간에 예사로 지각했다. 이러한 생활 태도 때문에 야단을 자주 맞으면서 윤관이는 부정적인 감정이 많아지게 되었다.

　　어머니의 직장생활로 보모가 키웠으나 잠을 잘 안자고 키우기가 까다로운 편이었다고 한다. 소아정신과에서 ADHD로 진단받았지만, 재검결과 ADS(주의력 검사)에서는 주의집중에는 문제가 없는 것으로 나타났고 지능은 평균하 지능의 범주에 속하였다. 다만 성격 및 정서 검사에서 정서적으로 미성숙하여 타인의 감정을 읽지 못하고 자기의사만 고집하는 충동성이 강하게 나타났다.

　　심기(心氣)가 허약해서 발생한 정충증(怔忡症)과 건망증을 다스리는 한약으로 치료를 시작하였다. 점차 짜증을 덜 내었고 불안한 모습이 줄어들어 정서적으로 안정되면서 식욕이 좋아지고 더불어서 비염도 좋아졌다. 틱 증상이 감소하고, 주의력이 향상되면서, 물건을 잃어버리는 횟수가 줄었고 성적이 많이 올랐다. 또래 관계가 좋아진 것은 물론이다.

　　약 1년여의 치료 후에 실시한 지능 검사에서도 전체지능은 이전보다 11이 상승하였고 동작성지능과 언어성지능도 함께 상승되었다. K-PIC 검사를 통한 인성검사에서도 불안과 우울이 감소되어 치료를 종결하였다.

나이	9세 4개월	10세 3개월
검 사 도 구	K-WISC-III	K-WISC-III
전 체 지 능	94	105
언어성지능	99	104
동작성지능	91	105
언 어 이 해	94	98
지 각 조 직	84	103
주 의 집 중	103	109

검사시기		4학년	5학년
K-PIC	VDL 언어발달	63	47
	PDL 신체발달	63	57
	ANX 불안	73	61
	DEP 우울	71	59
	SOM 신체화	52	37
	DLQ 비행행동	61	58
	HPR 과잉행동	66	69
	FAM 가정문제	64	72
	SOC 사회성	65	59
	PSY 정신증	63	16
	AUT 자폐증	75	58

(※60이하는 안정범위, 60~70은 문제성향이 있는 것으로 해석함)

| ADHD와 틱장애 |

틱 장애란 근육이 순간적으로 움직여 눈을 깜박이거나 고개, 어깨 등을 움직이는 증상이 나타나는 질환으로 심한 경우에는 소리를 내기도 한다.

ADHD를 가진 아동의 약 50 %이상이 틱 장애를 함께 보이며 틱 장애를 함께 가지고 있는 아동을 치료하는 것이 더 어렵다고 알려져 있다. ADHD 때문에 틱 증상이 생기는 것인지, 혹은 틱 장애로 인해서 주의력이 떨어지는 것인지는 아직 분명하진 않지만, ADHD 치료제의 부작용으로 틱 장애가 발생하거나 심해지는 경우가 있으므로 주의해야 한다.

| 정서 검사의 소개 |

● **정서 검사의 목적**

병원에 가서 우리가 심리검사를 받는다고 하면 일반적으로 지능검사와 정서 평가를 받게 된다. 정서 평가는 단순히 아동의 정서 상태가 어떠한지를 객관적으로 살펴

보기 위한 것 외에 아동의 사고유형, 현실을 인식하는 방법, 대인관계 방식, 자아 개념의 수준, 가족 및 부모-자녀 관계에 대한 이해, 스트레스 수준, 문제행동 등 다양한 측면의 인격 특성에 대한 정보를 제공해 준다. 때문에, 정서 평가의 목적은 첫째, 개인 스스로 자기 이해를 도와 일생생활의 적응을 높이는데 있으며 둘째, 현재 경험하는 정서 상태나 개인의 성격 유형을 파악하여 문제를 진단하고 치료 계획을 세우는데 있다.

● 정서 검사의 방법

정서 검사는 보통 7~8가지 이상의 검사 도구가 사용된다. 대략 1시간 반 정도의 검사 시간이 소요되며 주변 사람들의 객관적인 보고나 주관적인 느낌, 수행 중 보인 태도 등도 평가의 중요한 요소가 된다. 한 개인의 성격 특성을 평가하는 것은 다양한 측면이 고려돼야하는 과학적이고 종합적인 과정이다. 그러므로 TV 매체 등에서 호기심을 자극하기 위해 아동이 그린 그림 몇 장을 보고 정서를 분석하는 등의 접근은 바람직하지 않다.

● 정서 검사의 종류

정서 검사는 객관적인 성격 검사와 주관적인 투사 검사로 크게 나눌 수 있다. 세부적으로 살펴보면 객관적인 성격검사는 주어진 문항에 "예, 아니오"로 답하는 구조화된 질문지 형식을 사용하여 실시 및 채점이 편하고 객관적인 기준이 마련되어 있다는 장점이 있다. 이에 대표적으로 사용되는 검사가 다면적 인성검사(MMPI)로 중학생 이상의 문장이해능력이 있는 경우에 실시가 가능하다. 이외에도 부모의 관찰을 통해 아동의 특성을 객관적으로 평가하기 위한 검사로서 한국 아동인성검사(KPI-C), 아동 청소년 행동평가 척도(K-CBCL), 사회성숙도 검사(SMS) 등이 있다. 반면, 투사 검사는 구조화된 틀 없이 자유롭게 반응하는 방식으로 자신의 의도대로 편향되어 나타날 수 있는 객관적 성격 검사의 약점을 보완하여 의도되지 않은 내면의 성격특성을 반영하는데 도움이 된다. 대표적인 검사로 로샤 검사, HTP(집-나무-사람 그리기) 및 KFD(가족화 그리기) 등의 그림검사도 이에 포함될 수 있다.

90. 전두엽 실행기능이 좋아진 무준이

초등학교 5학년인 무준이는 이해력이 부족하여 시험 성적이 좋지 못하였으며 친구들과 잘 어울리지 못하여 한의원에 내원하였다. 어려서부터 말이 늦었던 이유로 검사를 한 결과 지능이 약 70으로 경계선 영역이었으나 한의원에서 K-WISC-Ⅲ로 다시 검사한 결과는 전체 지능 55로 정신지체의 범주였다. 학교 공부는 많이 뒤쳐져 국어 점수는 항상 30~40점 정도였으며 수학도 어려워해서 곱셈, 나눗셈을 겨우 하는 정도였다. 신체적으로도 건강하지 못하여 기관지가 약해서 감기에 자주 걸리고 손톱을 항상 물어뜯는 습관을 가지고 있었다.

9개월간의 한약치료로 전반적 주의집중이 향상되어 학습 태도가 훨씬 좋아지기 시작했다. 성급하고 충동적인 성향이 있고 사회적 상황에 대한 대처능력이 떨어져 심리상담을 통한 학습치료를 병행하도록 했다. 게임이나 텔레비전 보는 시간을 혼자 스스로 조절할 수 있게 되었다. 이해력이 높아져 공부가 조금 수월해졌고 기억력이 좋아지기 시작하면서 무준이는 자신감이 부쩍 늘어 친구관계가 원만해지기 시작하였다. 막무가내로 장난감을 사달라고 하면서 떼를 쓰던 모습이 사라지고, 말로 설득하면 금새 타협을 하고 얌전해졌다. 또래관계에서도 차차 나아져 친구를 초대하거나 함께 놀이에 끼워달라고 부탁하는 것이 자연스럽게 이루어졌다.

치료 과정 전·후에 실시한 신경심리검사(NEPSY)에서는 전두엽과 실행기능이 지체수준에서 평균 수준으로 상승되었고 언어이해력은 지체 수준에서 평균하 범주로 발달하였다. 언어의 단기·장기 기억능력이 평균 수준으로 상당히 양호해졌고 일화기억도 향상되었다. 주의 문제와 행동, 생활태도 등이 나아지면서 중학교 입학을 앞두고 부모님이 나름대로 기대를 가지고 긍정적으로 아이를 대할 수 있게 되었다.

>> 주의력검사결과 <<

시각자극	치료 전 T점수	치료 후(7개월후) T점수
부　주　의	75 (이상범위)	65 (경계선)
충　동　성	80 (이상범위)	60 (정상범위)
반응시간표준편차	83 (이상범위)	51 (정상범위)
판　　　정	주의유지 및 반응억제를 통한 충동조절능력이 매우 저하됨.	부주의 한 편이며 주의집중력 문제 가능성이 있으나 정도가 나아지고 경계선 범위임.

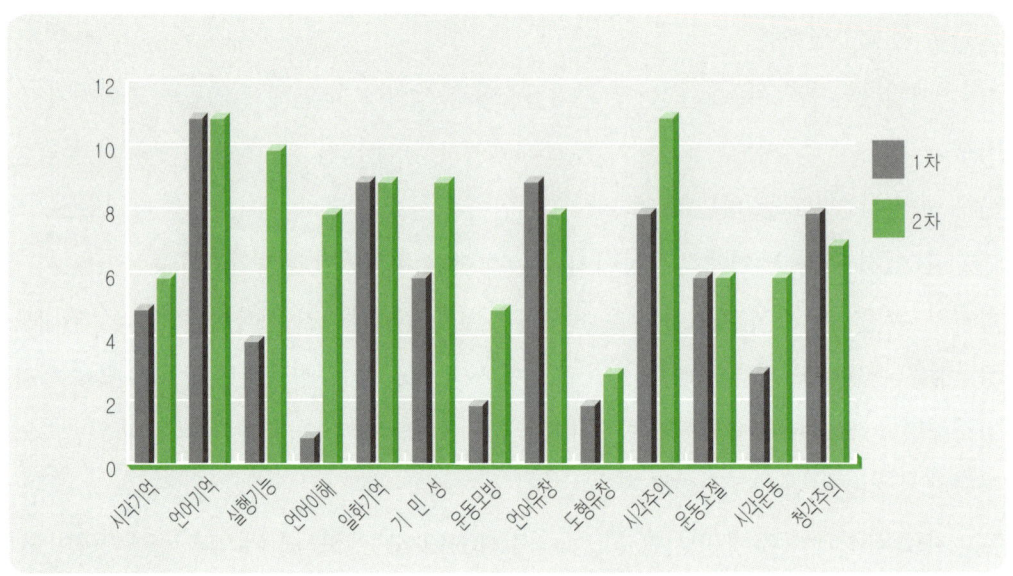

신경심리검사

무준이는 지능수준에 비해 언어기억력이 상당히 뛰어나 적응이나 기초적인 학습이 좀 더 원활한 아동이었다. 실행기능이나 언어이해력의 급진적인 상승이 학습과 적응에 긍정적인 영향을 준 것으로 보인다.

91. 비언어성 학습장애아동의 사회성 향상, 현준이

9세였던 초등학교 3학년인 현준이는 아빠와 할머니가 양육을 주로 담당했다. 다른 사람의 기분이나 감정에 둔감했고, 늘 웃는 얼굴로 무엇을 하여도 즐거워만 하였다. 친구들에게 엉뚱한 말과 행동을 하거나 눈치 없이 끼어들어 방해를 하곤 했다. 그 결과 또래들이 신발을 숨겨버리기도 하고 함께 놀아주지 않았다. 심리검사 결과, 전체지능은 77이었지만 언어성 지능은 91, 동작성 지능은 68로 23점의 차이가 있었다. 감정기복이 심하고, 사회적으로 미성숙한 행동도 많이 나타났다. 한의원에서도 아무나 등 뒤에서 껴안거나, 진료실 문을 벌컥 열고 들어왔다. 그러면서도 운동능력이 낮아서 행동이 민첩하지 못하고 둔했다.

우선은 학교생활 적응을 위해서 스스로의 감정을 조절할 수 있도록 하기 위한 한약치료와 더불어 심리치료를 시작하였다. 10개월 후 4학년이 되어서부터는 친구들이 신발을 숨기는 것과 같은 일들은 없어졌고, 학원에서 배우는 학습능력은 전반적으로 개선되었다. 그러나 아직까지 학습이 부진하고 산만하며 친구관계가 형성되지 않았다. 2학기가 되어서 학교 선생님과 통화를 하였는데, 과거에는 늘 산만한 행동으로 주변사람이 경계를 하였지만, 지금은 평소에는 차분하지만 간혹 갑작스런 행동 때문에 주변사람이 놀랜다고 하였다.

아직까지는 전반적인 민첩성과 운동능력이 떨어지는 편으로 지능검사상의 큰 변화는 없었지만 자발적으로 발표도 하며 수업태도가 좋아졌다. 또한 과거에 비하여 다른 사람의 기분을 이해하는 것이 어느 정도 늘었고, 자신의 감정을 조절하는 능력이 점차 향상되어 가고 있는 중이다. 특히 상담 이후 아빠가 방관자적인 태도에서 바뀌어 적극적으로 함께 놀아주고 운동회에도 참여한 것이 현준이의 변화에 좋은 영향을 주었던 것으로 보인다. 한약치료도 과거에는 감정조절위주에서 현재는 인지발달을 도모하는 방향으로 수정하여 앞으로 지적인 능력이 높아질 것으로 예상된다

92. 웃음이 많고 집중시간이 짧았던 자폐아동 은성이

11세인 은성이는 종합병원의 심리검사결과 자폐검사(CARS)에서 30점이 나와 경증자폐이면서 동시에 중증정신지체로 확인되었다.

또래들에 비해서 체격이 큰 편이었고, 얼굴도 잘 생겼고, 늘 싱글벙글 웃는 표정이

면서 남들을 방해하거나 힘들게 하는 행동문제가 없었다. 수업에 방해되는 일이 없어서 학교생활에 적응을 잘했다. 주된 문제점이라면 혼자 싱글 벙글 웃으면서 화장실 거울을 들여다본다는 점과 집중시간이 짧다는 것이었다. 그리고 편도선이 붓는 감기에 자주 걸려 고생했다

한약 치료 5-6개월이 지나면서 집중력이 많이 향상되었다고 치료실 선생님들이 하나같이 은성이를 칭찬하였다. 일상생활에서도 과거와는 달리 자신의 일을 스스로 하고, 다른 사람 말을 귀 기울여 듣기도 하는 등의 변화가 있었다. 그래서 전에는 어머니가 두세 번 설명할 것을 지금은 한 번만 말해도 알아듣는다고 하면서 집중력의 변화를 실감하셨다.

치료 경과 1년여쯤에는 반향어는 여전했으나 자발어가 늘고 행동이 많이 차분해졌다. 학교에서의 지시 따르기도 과거에 비하면 잘 되었고 집중력이 개선되어 혼자 공부를 할 수 있었다. 그래서 담임선생님이 학습시간 만큼은 은성이가 잘한다고 칭찬했다. 또한 다른 사람에게도 관심을 보이거나 부모님이 생각지도 못한 말을 자주 하고 있다. 끝말잇기 역시 20회까지 지속할 정도로 언어능력이 많이 개선되었다.

한약을 복용한지 12개월째와 18개월째 2회의 지능검사를 하였다. 두 지능검사 기간이 너무 짧아 연습효과로 높아질 수 있지만 전반적인 생활의 변화가 있었으므로 신뢰도는 실제적인 변화를 반영하였다고 보여진다.

검사당시 나이	12세 3개월	12세 9개월
검 사 도 구	K-ABC	K-ABC
인지처리척도	65	77
순차처리척도	56	58
동시처리척도	65	77

| 얼마나 치료해야 효과를 알 수 있습니까? |

임상경험을 통해서 볼 때 한약 치료 시 지능향상이 선형으로 발달되지 않는다. 즉 한약을 한 달간 복용했다고 해서 1개월분이 상승되지 않고, 몇 달간 치료 후에 일시

적으로 쑥 늘어나는 경우가 대부분이다. 그러므로 변화들이 언제 일어날지 예측하기는 어렵다. 그동안의 진료 경험을 통해서 볼 때 지능검사상의 지수로 측정될 정도의 변화는 보통 1년이 넘어야 된다. 지능이 매달 지속적으로 꾸준히 증가된다면 뇌발달로 인해 변화된 사항을 수시로 관찰할 수 있겠지만 임상에서 이런 경우는 드물다.

93. 동작성지능과 언어성지능의 차이가 60 이상인 자폐아동 남준이

남준이는 언어발달과 사회성발달은 5~6세 수준임에 비해 동작성 IQ는 130정도 되어 두 지능 간의 차이가 거의 70정도였던 초등학생 자폐아동이었다. 일상생활의 신변처리능력은 좋으며, 시각적 주의와 시각적 정보처리가 매우 뛰어났다. 말은 많이 하나 혼잣말이 무척 많았다. 학습에 대한 집착이 강해서 칠판에 필기된 내용을 다 써야 했으며, 시험 볼 때도 스스로 풀지 못하면 친구의 시험지를 보고서라도 다 써야 직성이 풀렸고 100점이 아니면 몹시 서운해 했다. 만화속의 사건에 대한 상상을 하거나 혼자만의 공상에 빠질 때가 많았다. 반에서는 주로 남자친구들은 적대시하고 태도가 온화한 여자친구와 친했지만 친구들이 자신을 어린이 돌보듯 하면 특별한 대우를 받는 것 같아 싫어하였다.

초등학교 때부터 중학교 1학년까지 3년 8개월간 침구치료와 한약치료를 지속했는데, 분노폭발로 인해 간혹 친구를 때리는 행동문제와 비만이 조절되고 생활에서의 적응능력은 지속해서 향상되었다. 다른 사람에 대한 관심은 적었지만 무안한 상황을 모면하기 위해 "과자나 드세요."라고 둘러대거나 " 먼저 가세요." "너 나 흉내내지마." 등 상황에 적절한 상호작용을 한다.

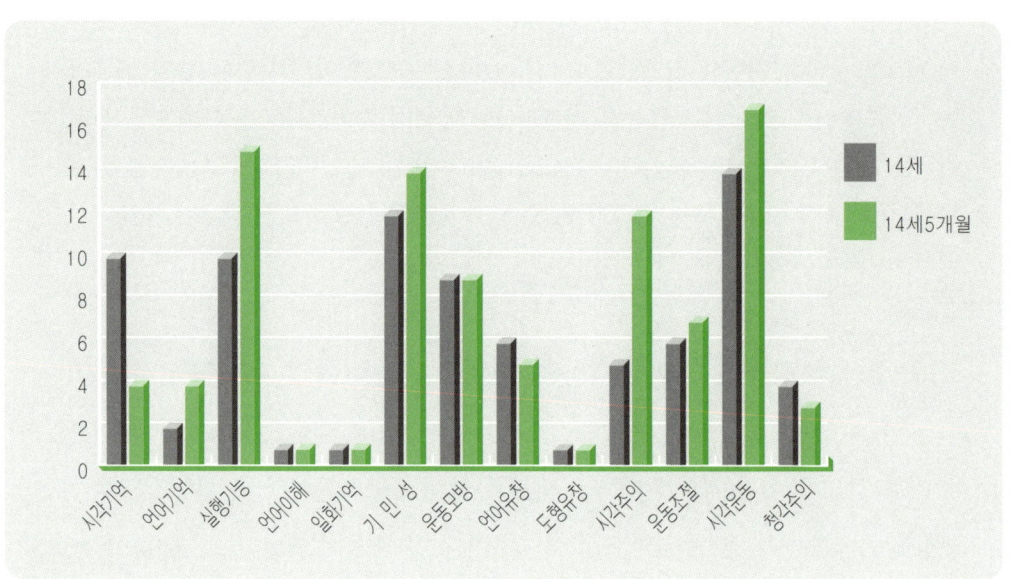

신경심리검사

상황의 추론이나 계획능력을 보여주는 실행기능이 최우수 수준으로 상승되며 비언어적 문제해결에서 강점을 보였다. 또한, 시각과제의 주의력이 상승된 반면 청각주의력은 여전히 부진해 과제의 유형에 따라 주의유지에 차이가 있을 것으로 보인다. 언어과제의 단기기억력은 다소 나아진 편이나 전반적인 언어이해력에는 사실상 별다른 변화를 보이지 않았다. 실제 적응상의 대처는 양호해진 것으로 기대되나 언어에 초점을 둔 치료는 앞으로 지속돼야 할 과제로 남아 있다.

| 자폐아동의 흔한 인지적 특성 |

자폐아동의 70-80%는 IQ 69 이하의 정신지체를 겸하고 있다. 때문에 자폐의 특성 외에 지적인 능력이 저하되는 데서 기인하는 여러 어려움이 있다. 한편 높은 수준의 지능을 가진 자폐아동에서 흔히 발견되는 특징은 눈으로 들어오는 시각정보의 처리에 비해 귀로 들어오는 청각정보의 처리가 심각하게 떨어지는 차이를 보인다는 것이다. 한의학에서는 총(귀밝을 총: 聰)과 명(밝을 명: 明)의 균형잡힌 뇌발달을 우선시한다. 때문에 자폐아동의 경우 어려서는 이 두 가지 정보처리의 균형을 맞추기 위해

> 부단히 노력해야겠고, 좀 더 자라서 사춘기 이후가 되면 아동의 기능 중 가장 나은 면을 가지고 직업재활과 진로문제를 고려하는 것이 바람직하다고 이해된다.

94. 자주 토했던 염색체이상 종훈이

만 10세였던 종훈이는 15번 염색체의 손상으로 출생시부터 발달이 느렸었다. 태어날 때 울지 않았고, 체중은 2.4kg 밖에 안되었고, 신생아 때 먹는 양과 활동량이 적고 잠을 많이 잤었다. 생후 백일부터 보이타 치료를 받았지만 5세 때 걷기 시작했고, 6세가 되어서야 말을 할 정도였다.

6세에 접어들면서 밥을 잘 먹기 시작했는데, 오히려 너무 과식해서 내원당시에는 심한 비만상태였다. 식욕이 너무 좋아서 남들이 먹는 음식을 뺏어 먹었다. 또한 정서적인 불안감이 심해서 낯선 곳에 가거나 행동을 제지당하면 소리를 지르면서 손가락을 넣어서 토해버리거나 대소변을 싸버리곤 했다. 구토 증상이 자주 있어 첫 진료시 진료실에서도 꽤 많은 양을 토했었다. 또한 음식을 조금씩 토해서 다시 씹어 삼키는 되새김질을 했다.

3년이 넘게 언어치료를 받았지만 언어이해력은 '불 끄고', '팔꿈치 어디야.' 같은 단순한 지시 따르기나 질문을 이해할 정도로 느렸다. 언어표현도 한 단어로만 말했고, 그나마 '안 먹어.', '안 마셔.', '아빠' 정도의 몇 마디만 사용할 정도였다. 평소 즐기는 놀이는 줄로 매듭을 묶거나, 나무에 관심을 두거나, 알고 있는 글자를 책에서 찾는 것이었다.

우선 구토를 치료하는 것이 급선무였다. 치료 3개월이 경과하면서 구토와 되새김질이 과거에 비하여 1/3로 줄었다. 식욕도 줄어서 남의 밥을 뺏어먹지는 않지만 여전히 잘 먹었다. 그리고 정서적으로 안정되면서 짜증내는 시간이 줄어들었다. 과거에 비하여 말을 더 많이 하려 했고 두 단어 문장을 말할 수 있게 되었다. 그리고 자기주장을 더 뚜렷하게 하고 고집을 피우기도 했다.

치료 6개월이 경과하면서부터 얼굴표정이 많이 좋아졌으며, 구토 횟수가 현저하게 줄어들어 과식만 하지 않으면 괜찮았다. 특히 언어 능력이 개선되어서 주로 2단어 문장을 많이 했고 간혹 3단어 문장이 나오기도 했다. 학교에서도 산만함이 감소하여 어머니가 교실에 들어가지 않아도 될 정도로 착석이 되었다.

한 학년 진급하여 새학기가 시작된 초기에 구토, 소리 지르기, 발로 차는 행동문제가 일시적으로 조금 더 나타났었다. 하지만 시간이 경과하면서 적응이 되었고, 교실에서 착석이 잘 유지되었다.

| 자녀의 식습관 바로잡아주기 |

식습관과 관련한 행동문제는 과식, 지나친 소식, 식사 중에 보이는 불만행동, 편식이 심한 것, 급히 먹는 것 등이 있다. 30% 정도의 아동들이 섭식문제가 있을 정도로 흔한 일이다. 하지만, 이는 저체중, 구토, 음식거부, 설사, 비만과 같은 증세를 동반하기도 한다. 동반 증상이 있을 경우 성장장애와 만성적인 섭식장애로 이어질 수 있기 때문에 방치하면 안 된다.

● 섭식문제의 요인들

섭식문제가 일어나는 요인들로는 먼저 환경적인 문제가 있다. 아동의 요구보다는 부모의 계획에 맞춰 음식을 먹이는 것, 불규칙한 식사시간, 복잡하고 주의가 산만한 환경, 음식 먹는데 불필요한 보조기구가 많은 경우가 그것이다. 또한 기질적으로 삼키는 운동 기능의 손상, 위장병, 식욕부진 등의 원인이 있는 경우도 있고 발달지연으로 인해 연령에 맞는 섭식행동이 이뤄지지 못하는 경우도 있다. 2세가 되면, 아이들 성장에 변화가 생겨 몸무게보다 키의 성장속도가 빨라지고, 몸 안에 지방이 없어지기 시작한다. 그래서 전보다 배가 고프지 않아 부모가 요구하는 대로 다 먹지 못할 수 있다. 또한, 자율성이 증가하면서 먹는 것과 관련해 식습관에 고집스런 행동이나 변덕이 나오기 시작한다.

● 식습관 지도는 처음이 중요하다

2세 정도부터 관심을 기울여 식습관을 지도해야 한다. 아동의 식사량을 부모의 요구에 맞추어 강요하지 않는다. 이 시기에 아동들의 식사량은 보통 성인의 3분의 1이나 4분의 1을 주며, 좀 더 적게 주는 것이 좋다. 강제로 먹이기 보다는 새로운 음식을 자주 접하게 하면서 식구들이 맛있게 먹는 모습을 보여주면 먹어본 적 없는 음식에도 쉽게 적응한다.

2세 유아의 편식은 자연스런 것이므로 민감하게 받아들이기보다는 규칙을 정해서 타협하는 자세가 필요하다. 또한, 자녀에게 좋아하든 싫어하든 관계없이 새로운 음식을 맛보게 하면서 스스로 선택하도록 한다. 안 먹는 음식을 먹게 하기 위해 "콩을 먹으면 사탕 줄께."라는 조건을 거는 방법은 바람직하지 않다. 아이에게 사탕이 더 좋은 것이라는 인식을 심어줄 수 있으며, 자발적으로 콩을 좋아하게 만들어주지는 못하기 때문이다.

올바른 식습관 형성을 위해 좀더 절제된 방법이 필요하기도 하다. 아이가 식사를 거부하면 먹지 않아도 된다고 말하며 식탁을 치우고 간식을 줄인다. 이런 경험은 아동에게 제 시간에 밥을 먹지 않으면 배고픈 경험을 하게 하고, 놀이시간과 식사시간을 분리해서 생각토록 하게 한다.

● 문제유형별 식사습관 대처법

첫째, 밥을 잘 먹지 않으며 편식이 심한 아이 – 마시는 것을 줄이고 처음에는 소량의 음식만을 주면서 점차 양을 늘린다. 무엇보다, 규칙적인 식습관을 부모가 보여줘야 한다. 단맛 나는 음식만을 선호하는 경우 집에 그런 음식을 두지 말고, 주식과 후식을 구별해서 먹도록 가르친다. 엄마가 떠 먹여줘서 많이 먹게 하는 것보다 스스로 골고루 먹도록 하는 것이 좋다. 즐거운 식사시간을 만들어 식사 전에 규칙적인 운동을 하거나 아이와 함께 상차리기를 하는 것도 효과적이다. 아이가 좋아하는 예쁜 그릇으로 식욕을 돋우는 것도 좋다. 음식을 더 많이 먹으면 부모가 기뻐하는 모습을 보여주는 것도 잊지 말자!

둘째, 너무 과식하는 아이 – 신체적인 이상이 있을 수 있으므로 병원에서 진찰을 받도록 한다. 별 이상이 없을 경우, 가족들의 비만을 고려하여 칼로리 낮은 음식을 주고 간식과 식사시간을 정해둔다. 부모의 관심을 사기 위하여 과식할 수 있으므로 아동의 욕구불만, 좌절 같은 정서적 어려움이 있는지 최근 유치원이나 학교생활 또는 가정생활에 대해서 검토해 본다.

> **셋째, 놀면서 밥을 먹는 아이** – 시간이 흐르면서 자연히 고쳐지는 것이므로 주의를 많이 줄 필요는 없다. 식사에 관심이 없는 아이 중에는 부모의 주의나 강제 등으로 식사시간을 즐거워하지 않을 수 있다. 칭찬으로도 행동이 개선되지 않는 경우 정해진 시간이 지나면 상을 치우거나 맛있는 간식을 제한할 수도 있다.
> **넷째, 꾸물거리며 오랫동안 식사하는 아이** – 시간개념이 적거나 운동 부족으로 활력이 없어 생활이 무기력할 수 있으므로 생활전반의 리듬을 확인해본다. 식사시 꾸물거리면 강요하기보다는 식사를 즉시 그만두게 하고 활동적인 놀이를 하여 공복감을 느끼게 하는 것이 도움이 된다.

95. 동생과의 경쟁 때문에 틱이 생겼던 지호

몸을 흔들고 눈을 깜박이는 틱 증상으로 내원한 초등학교 4학년 지호는 지능이 아주 우수한 아이였다. 초등학교 1학년 때부터 눈 깜박임이 시작되어 3학년 때는 어깨를 들썩거리고 손을 흔드는 증상이 심해졌다. 4학년 초에는 심리 상담과 놀이치료를 받았으나 별 진전이 없어 한의원에 내원하였다. 진료실에서도 눈 깜박임과 어깨, 손, 얼굴을 흔드는 운동 틱이 있었고 쿵쿵거리는 소리를 내는 음성 틱도 간헐적으로 나타났다.

4학년 때 실시한 KEDI-WISC 검사에서 전체 지능이 130으로 최우수 수준이었고 언어성지능과 동작성지능이 고른 발달을 보였다. 주의력은 양호한 편이었으나 쉽게 주의가 흐트러졌다. 주의력 자체의 문제라기보다는 긴장감이나 감정을 조절하지 못해서 생기는 것으로 생각되었다. 부모의 애정과 관심을 얻기 위해 동생과 과도한 경쟁의식이 있었던 게 틱 증상유발과 관련이 있을 것으로 이해되었다.

치료를 시작한지 2달째에 들어서자 점차 음성 틱과 운동 틱이 줄어들기 시작하고 학습에 대한 태도와 집중력도 나아졌다. 3개월여 치료로 틱 증상이 거의 나타나지 않아서 치료를 종결하였다. 이후에도 틱 증상은 재발되지 않았고 성격이 밝아지고 주위 사람과도 잘 지낸다고 한다.

| 이목구비의 오감기능을 집중시키자! |

● 바르게 보고, 바르게 듣고, 바르게 느낄 때 집중력은 향상된다

정신집중이란 뇌의 여러 기능을 한 가지 일에 몰입시키는 것이다. 일이나 과제를 처리할 때 집중력에 따라 결과에 차이가 많다. 공부나 시험에 있어서 지능도 중요하지만 집중력이 떨어지면 좋은 결과를 얻을 수 없다. 반대로 집중력이 좋을 경우에 자신의 능력보다도 더 좋은 결과를 얻을 수 있다. 한의학에서 집중력을 어떻게 보고 있는지 알아보자.

정신집중에 대해서 결론부터 말하자면 여러 가지 감각기능을 한 곳에 모으는 것이라 할 수 있다. 우리의 감각기능이란 크게 시각·청각·후각·미각·촉각 등으로 나누어 볼 수 있다. 이러한 감각기능은 주로 이목구비와 피부를 통하여 나타난다. 결국 집중력이란 이목구비와 피부의 오감기능을 한 가지 과제나 대상에 집중하는 것이라 할 수 있다.

정신작용은 뇌에서 정보를 받아들여 생각하고, 판단하여, 결정을 내리고, 실행에 옮기는 것이다. 여기서 가장 중요한 역할을 하는 것은 대뇌피질인데, 다른 동물에 비하여 인간 뇌에서 특히 발달되어 있다. 오감기능은 대뇌피질에 골고루 분포되어 있다. 측두엽에 후각과 청각영역이, 후두엽에 시각영역이 그리고 두정엽에 촉각과 운동기능을 담당하는 영역이 자리잡고 있다. 이처럼 오감기능은 대뇌피질의 상당 부분을 차지하고 있어서 정신작용에 영향을 주고, 정신집중에도 많은 영향을 미친다.

오감기능과 머리와의 관련성을 동의보감에서는 "머리에 구궁(九宮)이 있다. 정중앙을 이환(泥丸)이라고 하는데 구궁(九宮)이 나열하고 칠규(七竅 : 눈·코·귀·입의 일곱 개의 구멍)가 서로 상응하여 소통한다."라고 표현하였다. 얼굴의 눈·코·귀·입의 일곱 구멍이 뇌와 기능적으로 상호 연관성이 있다고 보았다. 머리가 좋다는 뜻을 가진 총명(聰明)이라는 단어의 글자 뜻을 풀어보면, 귀 밝을 총(聰), 밝을 명(明)이라고 한다. 이처럼 한의학에서는 생각하는 대뇌 기능에 이목구비의 오감기능이 일정 역할을 한다고 보았다.

대뇌는 여러 가지의 정보를 받아들여 판단하고 표현한다. 일상생활에서 정보의 소통이 일시적으로 방해받을 때가 있다. 코감기가 걸려서 머리가 멍할 때, 비행기나 엘리베이터에서 기압의 차이로 귀가 멍멍할 때, 아침에 막 일어나 눈이 침침할때면 머리도 함께 흐릿해짐을 느낀다. 만약 우리에게 이목구비와 피부의 오감기능이 없다고 한다면, 무엇을 통해 대뇌가 느끼고 생각하고 표현하겠는가?

이목구비는 정보가 흐르는 통로이므로 올바른 기능을 발달시키고 조절하는 것이 중요하다. 너무 시끄럽거나 특이한 소리만을 듣고 자란 아이는 커서도 소리에 대하여 민감하게 반응하거나 반대로 둔감하게 될 수도 있다. 자극적인 TV 광고를 많이 보고 자랐다면 시지각의 불균형이 올 수도 있을 것이다. 바르게 보고, 바르게 느끼고, 바르게 냄새 맡고, 바르게 들을 수 있을 때 뇌에서 판단력과 집중력이 자연스럽게 생겨날 것이다.

시계 째깍거리는 소리에 신경이 쓰여서 공부를 못하겠다는 경우도 있다. 강의하는 선생님의 옷 색깔이 눈에 거슬려서 집중이 안 될 수도 있을 것이다. 귀가 소리에 대하여 필요 이상으로 예민하거나 둔감하다면 집중하는데 방해가 될 것이다. 물건을 보는 눈이 색이나 특정 형태에 대해서 너무 민감하게 반응을 한다면 역시 집중력을 유지하기 어려울 것이다.

뇌기능 자체를 스스로 조절하기는 쉽지 않다. 그러나 어릴 때부터 보는 것, 듣는 것, 냄새 맡는 것, 맛 보는 것, 피부로 느끼는 것은 환경의 변화나 연습을 통하여 어느 정도 조절이 가능하다. 그래서 아동기에 오감기능을 바르게 발달시키는 것이 중요하다. 그러기 위해서는 바른 자극을 느끼게 해주어야 한다. 눈에는 균형감 있는 형태와 색을 보여주면 된다. 코에는 악취보다는 좋은 향기를 맡게 해주고, 입에는 달콤한 과자보다 자연의 맛을 맛 보게 해주고, 리듬과 음색이 균형을 이루는 소리로 귀의 청각을 발달시켜야 한다. 일곱 구멍이 자극을 바르게 받아들일 수 있을 때 비로소 돋보기로 햇빛을 모으듯이 대뇌의 여러 기능을 한 곳에 집중시킬 수 있다.

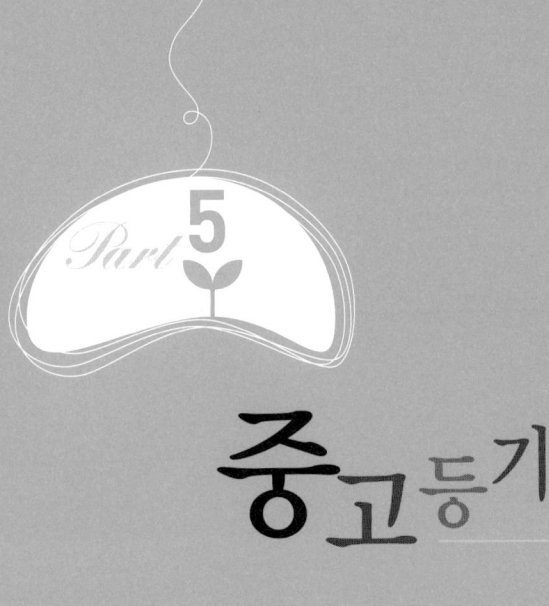

Part 5
중고등기

96. 근심과 걱정이 많았던 자폐아동 정수 | 97. 조기발견과 조기치료가 필요했었던 정신지체아동 태림이
98. 틱 장애와 ADHD 증상을 가진 중학생 주성이 | 99. 몸이 튼튼해지고, 운동신경이 좋아진 중학생 창민이
100. 아침에 못 일어나고 학교 가기 싫어했던 고등학생 연재 | 101. 기억력이 좋아진 ADHD 중학생 수환이
102. 짜증이 많고 수면문제가 있었던 정신지체2급 고등학생 서준이 | 103. 틱 증상이 개선되고 성적이 올라간 중학생 지훈이
104. 정서불안과 틱 증상을 가진 중학생 현승이 | 105. 지능이 올라간 중학생 시현이

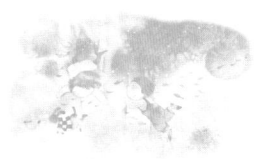

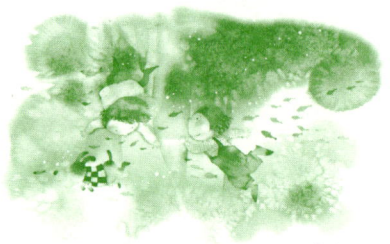

머리가 좋아진 100명의 아이들

5 중고등기

96. 근심과 걱정이 많았던 자폐아동 정수

자폐아동 정수는 정신과의원에서 지능검사 결과 정신지체3급 수준이었고, 초등학교 6학년 때 한의원에 내원했었다. 언어발달이 늦어서 '엄마', '아빠' 말을 4세 6개월에 했을 정도였다. 내원 당시 진찰할 때에도 대화에 여러 가지 어려움이 있었다. 심하지 않지만 반복적으로 묻거나 말하는 것이 있고, 상황에 맞지 않은 말을 하기도 하고, 순서대로 조리 있게 설명하지 못하거나, 존댓말 사용이 미숙했다.

겁이 많아서 초등학교 1학년 때 교실에서 울기도 했었고, 친구와 어울리지 못했다. 현재도 중학교 진학 후의 어려움이나 아빠가 늦게 들어오는 것 같은 소소한 일들에 대해서 막연한 걱정을 많이 한다고 했다.

치료 3개월 후부터 불안감이 감소하면서 전에 비하여 같은 질문이나 말을 반복하는 것이 많이 줄었고 묻는 말에 대한 적절한 답변이 늘었다. 치료가 점차 진행되면서 질문의 종류가 다양해졌고 본인이 모르는 것에 대해서 이유를 자주 묻곤 했다. 친구들과 함께 피시방도 다니고 걱정이 줄었으며, 문제집을 사달라고 한 후 혼자 풀기도 했다. 또한 친구들과 싸우기도 하여 선생님께 벌을 받을 정도로 대담해졌다.

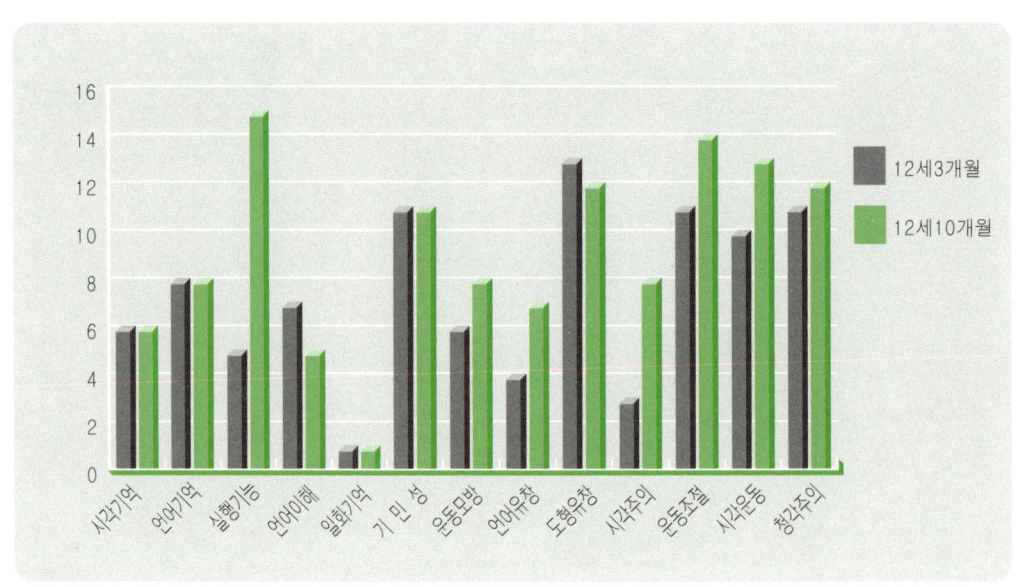

> **신경**심리검사
>
> 실행능력에서 상당한 진전을 보이며 실제 상황파악이나 추론적인 문제해결력과 한 번 더 생각한 뒤 반응하는 반응억제가 가능해졌다. 그러나 단순한 언어지시를 통한 기억이나 이해력에 비해 줄거리나 대화의 맥락을 충분히 이해하고 반응하기가 여전히 어려운 것으로 보인다.

치료 1년 반이 지나면서는 일반 중학교에 무리 없이 적응하면서 잘 다니고 있다. 성적은 지난 번보다 약간 올라가서 200명 중 160등 정도 했고, 한자의 경우 90점을 맞았다고 한다. 아직도 이런저런 걱정을 하는 편이며 부모님이 늦게 귀가할 때면 언제 오시는지 전화로 확인하곤 한다.

97. 조기발견과 조기치료가 필요했었던 정신지체아동 태림이

태림이는 어릴 때 말이 늦었지만 신체적으로 별다른 이상이 없었고, 대소변도 제 때에 잘 가렸기 때문에 부모님들은 크면서 점차 개선될 것으로 생각했었다. 그러나 누나들은 공부를 잘한 반면 태림이는 초등학교 때 공부하기를 싫어하였고 성적도 그리 높지 않았다. 학년이 올라갈수록 공부하기를 더욱 싫어하여, 초등학교 6학년이 되어서야 종합병원 소아정신과에서 지능검사를 하였다. 부모님은 많은 충격과 함께 한의원에 내원하였다.

처음 내원했을 당시 목소리가 작았고, 묻는 말에 헛기침을 하며 더듬거리면서 답변을 했었다. 피아노도 배웠고, 수영도 늦기는 하지만 평영까지 했었고, 태권도 1단을 딸 정도로 운동발달에는 별다른 문제가 없었다.

검사나이	11세 5개월	13세 1개월
검 사 도 구	K-WISC-III	K-WISC-III
전 체 지 능	51	56
언어성지능	45	61
동작성지능	68	63

2년간의 치료로 전체지능은 약 5정도 약간만 상승했지만, 언어성지능은 45에서 61로 개선되었다. 좀 더 일찍 발견해서 치료를 시작했으면 더 경과가 좋았을 것으로 생각된다. 또한 치료중간에 틱 증세가 심하여 정서적 안정을 꾀하느라 시간을 낭비했던 것이 아쉽다.

치료이후 언어 이해가 좋아졌고 말을 듣고 반응하는 속도가 과거에 비하여 많이 빨라졌다. 다만 복잡한 언어 이해에는 어려움이 있다. 표정이 많이 밝아졌고, 자신감이 더 생겼다. 틱 현상은 감소하여 거의 나타나지 않고 긴장 시 헛기침을 약간 하는 정도다. 현재도 계속 치료중이며, 나이가 많지만 생활의 변화를 볼 때 지능의 상승이 있을 것으로 기대된다.

| 나이에 따라서 정신지체인의 지능 변화는 어떻게 나타나는가? |

심리학자들의 연구에 따르면 지능지수의 변화는 그리 많지 않다고 한다. 6세 때의

지능이 10세, 또는 18세 때 지능과 일치될 가능성이 높고 나이가 들수록 일치도가 더 높아진다는 연구 결과가 있다. 그러나 정상인을 대상으로 한 연구 결과를 장애아동에게 그대로 적용하기에는 무리가 있다. 실제 임상경험을 통해서 볼 때 정신지체 진단을 받은 경우 나이가 들면서 지능이 낮아지는 사례가 자주 발견되었다.

최근에 내원한 중학교 2학년 학생은 초등학교 1학년 때 IQ가 70정도 되었다고 했다. 이후로 한 번도 검사한 적이 없었고 한의원에 내원하여 7년 만에 지능검사를 다시 했는데, 그 결과 지능지수가 약 45로 초등학교 때보다 무려 25 정도 낮아졌다. 부모님이 그동안 인지치료, 학습치료 등 많은 노력을 기울였지만 결과는 지능향상과 정반대로 나타났다.

해마한의원에 내원한 정신지체 아동 중 한약치료를 시작하기 전에 지능검사를 적게는 1년 이상의 간격을 두고 2회 이상 실시한 사례를 살펴보면, 상승되는 경우는 거의 드물고, 1/3은 유사한 범위, 그리고 2/3 정도는 점진적으로 낮아지는 경향을 보였다. 이런 결과를 보인 아동들 역시 언어, 인지, 학습 및 기타 교육적 치료를 받은 경우가 대부분이다. 따라서 정신지체 및 경계지능에 속하는 그룹의 지능지수 변화에 대한 연구가 필요할 것으로 보인다.

정신지체나 경계선지능의 아동은 고학년으로 갈수록 학습이나 생활능력에서 그 차이가 벌어지는 경향을 보인다. 내원한 부모님들 중에는 작년에 비해 학습수준이 나아지고 발달을 보이는데도 또래들과의 상대적인 격차는 더욱 커졌다고 보고하는 경우가 많다.

98. 틱 장애와 ADHD 증상을 가진 중학생 주성이

틱 장애와 과잉행동 때문에 내원한 주성이는 중학교 1학년으로 키가 크고 호리호리하게 생긴 학생이었다. 초등학교 4학년 때부터 갑자기 눈을 깜박이고 고개를 흔들기 시작하였다. 원인을 알기 위해 뇌 MRI 촬영까지 해보았으나 전혀 이상이 없었고 지능검사에서도 상위 10%내에 들 정도로 우수했다. 틱 증상이 나타난 후 주의가 산만해지기 시작해서 학교에서는 선생님의 말을 끝까지 듣지 못한 결과 시험 범위를 잘못 알아듣고 시험을 망치는 경우가 많았다. 물건을 잃어버리는 경우도 종종 있었고 다른 사람이 알아볼 수 없을 정도로 글씨를 날려 썼다. 공부에 집중하기까지 시간이 너무 오래 걸렸을 뿐만 아니라 10분도 못 견디고 물 마시러 나오고, 화장실 가려고 자리에서 일어나는 바람에 성적도 신통치 않았다. 자주 소변을 보는 증상은 불안하거나 낯선 환경에서 더욱 심해져 해외여행지에서 5분마다 화장실을 가야했을 정도였다.

이 외에도 알레르기성 비염이 있어서 자주 코가 막히고 재채기를 하고, 아토피성 피부염이 심했다. 수면도 문제였다. 잠드는데 시간이 너무 오래 걸릴 뿐만 아니라 조금만 소리가 나도 쉽게 잠이 깨서 아침에 상쾌하게 일어난 적이 없었다. 또한 자는 도중에 깜짝 놀란 것처럼 몸을 떠는 증상도 있었다.

이 모든 증상은 혈허(血虛)로 인한 경계정충(驚悸怔忡)이 원인이었으므로 한약치료를 시작했다. 가장 먼저 개선된 것은 수면 상태였다. 잠드는데 시간이 짧아졌을 뿐만 아니라 중간에 깨는 일이 줄었고 몸을 떠는 증상이 없어져서 아침에 상쾌한 기분으로 일어날 수 있게 되었다. 불안도 줄어서 화장실 자주 가던 증상이 없어졌으며 틱 증상이 차차 줄기 시작하였다. 치료를 시작한지 6개월이 경과하였을 때는 주의력도 상당히 개선되었다. 책상에 앉아서 공부에 집중하는 시간이 길어지고 무엇보다 스스로 하려고 하는 의욕이 많이 생겨서 부모님과 아이 모두 만족한 상태에서 치료를 종료하였다.

99. 몸이 튼튼해지고, 운동신경이 좋아진 중학생 창민이

중학교 1학년 때 내원한 창민이는 발음이 정확하지 못하고 학교 성적도 신통치 않았으며 친구들과 어울리지 못했다. 생후 17개월이 되어서야 첫 걸음마를 시작하였고 소근육의 운동발달이 느려 손동작이 무척이나 둔하였다. 별다른 검사나 치료를 하지 않은 채로 중학교에 진학하였으나 또래와 잘 어울리지 못하고 행동이 느리고, 학교 수업을 거의 이해하지 못하여 초등학교 저학년 학습 수준을 반복하고 있었다. 지능검사 결과 정신지체 범주에 속하여 한의원에 내원하게 되었다.

내원 당시 신체적으로도 허약해서 감기에 자주 걸리고 운동신경이 둔해서 배드민턴, 자전거 타기가 아직 미숙한 상태였다. 인지는 더욱 지체되어 있었는데 덧셈, 뺄셈도 힘들 정도였고, 읽고 쓰기는 가능하였으나 이해는 거의 하지 못했다.

뇌발달을 돕는 동시에 건강해지도록 보약으로 치료를 시작하였다. 1년여 동안 치료를 하면서 안색이 좋아지고 키가 크고 몸무게가 늘었다. 미세 근육운동 및 균형 감각 등이 훨씬 좋아져서 인라인, 자전거를 쉽게 배울 수 있었다. 학습이해나 기억력이 나아지기 시작했고 재차 실시한 지능 검사에서는 기본적인 언어의 이해 및 표현과제와 관련된 수행이 양호해지고 시각적인 분석력이 안정범주로 향상되었다.

중학생이면 뇌발달이 거의 진행된 나이였음에도 신체적 성장 발달이 나아지면서, 동작성지능 지수가 57에서 69로 상승되었다. 또한 일상생활에서도 운동신경이 좋아지고, 눈치가 생기고 자기 의사 표현이 명확해지는 변화가 있었다.

	13세 6개월	15세
지능검사도구	K-WISC-III	K-WISC-III
전체지능지수	57	64
언어성지능	59	64
동작성지능	57	69

| 감기증세를 보일 때 감별해야 할 것들 |

감기를 만병의 근원이라 하는데, 이는 가벼운 증세를 잘못 치료하여 병이 커질 수 있다는 뜻도 되지만 감기증상과 비슷한 다른 질환인 경우가 있기 때문이다. 일반적인 감기는 열이 나고, 오슬오슬 춥고, 재채기가 나오고, 몸이 찌뿌둥하고, 기침을 하고, 콧물이 흐르고, 머리가 아픈 것 등이 주된 증상이다. 가벼운 경우 하루나 이틀정도 쉬면 풀리기도 하지만 일부는 지속되거나 악화되기도 한다. 약을 복용하면 잘 낫기도 하지만 어떤 경우 2주 이상 증세가 개선되지 않기도 한다. 만약 증상이 보름 이상 지속된다면 감기가 아닌 다른 질환일 수 있다. 감기로 진단되어 치료받았으나 잘 낫지 않아서 한의원에 내원한 경우에 감기와 유사한 다른 질환인 경우가 있다.

감기를 한의학에서는 감모(感冒) 또는 상한(傷寒)이라고 표현한다. 감기와 유사한 증상을 보이는 질환으로는 담음증(痰飮證), 식적발열(食積發熱), 허로증(虛勞症), 각기(脚氣) 그리고 옹저(癰疽)가 있다. 체내의 비정상적인 물질인 담음이 증가하였을 경우에 구역질을 동반하면서 감기증세를 보이며, 식적발열은 과식이 주된 원인으로 밤에 열이 심해지는 것이 특징이다. 허로는 과로로 인하여 가벼운 몸살감기증상을 보이며, 각기는 관절염이 발생되기 직전에 감기 증상이 나타나는 것이고, 옹저는 몸에 종기가 발생되면서 오한 발열이 동반된다. 이중 발생 빈도가 높은 담음증, 식적발열, 허로증의 원인, 증상, 감별법 및 간단한 대처법을 요약해본다.

감모나 상한은 일반적으로 주야의 기온차가 크거나, 땀 흘린 후에 찬바람을 쏘이거나, 새벽 찬 공기에 노출되었거나 하는 등의 원인이 있을 수 있으므로 최근 3~4일간 생활을 어찌 하였는지 되돌아보면 쉽게 알 수 있다. 파악된 주된 원인을 피하도록 생활습관을 조절하면서 과로와 과식, 음주 등을 피하기만 하여도 쉽게 개선된다. 뜨거운 물에 몸을 담가 땀을 내는 것도 좋고, 심할 경우라면 적절한 약물을 처방받아 증상을 완화시키는 것도 좋은 방법이다. 한의원에서는 한약재로 만들어진 가루약이 있는데 보험이 적용되므로 부담 없이 쉽게 처방받을 수 있다.

담음증은 서양의학에 없는 개념으로 체내의 비정상적인 물질이 증가되어 나타나는 제반 증상을 말한다. 담음이 증가되면 구역질과 두통 또는 어지럼증이 주로 나타나며 동시에 다크서클(눈밑이 검어지는 현상)이 심해지는 것이 핵심적인 특징이다. 사람에 따라서 가벼운 오한이 동반되기도 하고, 몸이 달아오르는 열감을 느끼기도 하며, 온몸이 쑤시고 아파서 꼭 몸살감기와 유사하다. 치료는 생강차를 달여 마시면 도움이 되지만 증세가 심할 경우 침을 맞거나 한약을 복용하는 것이 효과적이다.

식적발열은 평소 폭식을 하거나 씹지 않고 급하게 먹는 아이들에게서 흔하게 발생된다. 그 원인이 과식이므로 발병 당일에 식사량이 많았거나 평소 먹지 않는 특이한 음식을 먹었는지 알아보아야 한다. 또한 최근 수일 동안 연속적으로 과식을 했었는지도 확인해야 한다. 감기는 밤낮 구분 없이 열이 나지만, 식적발열의 경우 주로 야간에 열이 심해지는 것이 특징이다. 다른 증상으로는 몸이 축 늘어지면서 꼼짝도 하기 싫어하고, 식욕이 없고, 기침하다가 토하기도 하며, 손발이 차갑고 배에서만 열이 나기도 한다. 이때는 해열제나 항생제 등을 복용하지 않는 것이 좋은데 이는 위 기능을 더욱 떨어뜨려 회복을 방해할 수 있기 때문이다. 낮에 대변을 보지 않았다면 좌약을 사용하여 관장을 통해 해열시키면 회복을 빠르게 할 수 있다. 음식량을 평소의 2/3로 줄이고, 소화가 잘 되는 죽을 먹도록 하며 소화제를 복용하는 것이 좋다. 적절한 한약 처방을 복용할 경우 3일 이내에 대부분은 회복된다.

> 허로증은 과로로 인하여 체력이 소진된 것을 말한다. 젊을 때는 과로가 주된 원인이지만 아동이나 노인의 경우 원기가 약해지기 쉬워서 특별한 원인 없이도 발생된다. 원기가 약해지면 약간의 과로 또는 가벼운 기후변화에도 감기 증세를 쉽게 보인다. 오한과 발열이 있어도 증세가 심하지 않은 경우가 대부분이다. 온몸이 쑤시고 아프지만 역시 증상이 가볍다. 기침을 하기도 하며 가래도 생긴다. 아주 가벼운 감기증세가 2주 이상 지속되거나, 회복과 재발이 잦다면 허로증일 가능성이 높다. 치료는 젊을 경우 푹 쉬기만 하여도 된다. 그러나 소아나 노인의 경우 원기가 약해서 나타나는 경우라면 한의원에서 체질에 맞게 한약을 복용하는 것이 좋다.

100. 아침에 못 일어나고 학교 가기 싫어했던 고등학생 연재

만 15세 때 한의원에 내원했던 연재는 현재 일반 고등학교에 재학 중이다. 이번 학기 초까지도 위궤양으로 복통과 두통이 있어서 치료를 받았다. 초진당시 무기력감이 심해서 아침에 못 일어나 지각하는 경우가 많았고, 집에서 자주 누우려고 하였고, 말수가 적으면서 머리가 자주 아프다고 호소했다. 이런 문제로 인하여 우울증 치료를 받던 중 한의원에 내원하였다.

돌 전부터 자주 토했고 초등학교 저학년 때까지 잘 안 먹었다고 한다. 지금처럼 살이 찐 것은 초등학교 고학년 들어서 식사량이 늘면서부터였고, 1년 전 위궤양 치료를 받고 나서 살이 더 찌기 시작했다고 한다.

과거 12세 때 병원의 지능검사 결과 전체지능은 52로 경증정신지체 범위에 속하였지만, 언어성지능에 비하여 동작성지능이 21정도 낮게 나왔다. 내원당시 만 15세 때 다시 지능검사를 하였는데, 전체지능은 49 이하였고, 두 지능 간 차이는 과거처럼 크지 않았지만 하향평준화 되었다.

치료 3개월 후부터는 아침에 잘 일어나고, 복통호소가 없었고, 두통도 거의 나타나지 않았다. 스스로도 살찐 것을 창피해 하면서 체중을 줄이려고 계획을 세우고 걷기 운동을 시작했다. 그 이후로부터 사춘기적인 특성을 보이면서 고집도 피우고, 과감하게 행동을 하기도 하고, 전에 다니던 학교의 옛날 친구들을 만나러 혼자 버스를 타고 멀리 다녀오기도 했으며, 아빠에게 대들기도 했었다. 하지만 과거에 비하여 부모님과의 대화가 더 원활해졌다고 하였다.

10개월째 접어들면서부터는 남의 말을 집중해서 듣기도 하고 반박도 하였다. 또한 생소한 단어에 대해서 묻기도 하고, 화를 덜 낸다. 나이가 많았고 치료 기간이 충분하지 않아 학습과 인지적인 부분의 변화는 없었지만 생활 전반에 걸쳐 개선이 이루어져 많이 활발해졌다.

101. 기억력이 좋아진 ADHD 중학생 수환이

중학교 3학년인 수환이는 진료실에 들어올 때부터 표정이 밝지 못했다. 공부에 전혀 관심이 없고 산만한 편이었으며 불량한 친구들과 어울리는 문제로 부모님과 함께 내원하게 되었다. 심리적으로 많이 위축된 상태로 보였는데 어려서부터 부모님의 잔소리와 야단이 심했다고 한다. 초등학교 때 전학을 하고 난 이후부터 또래와 어울리지 못하고 공부를 부담스러워 해서 숙제를 거의 하지 않을 뿐만 아니라 학원도 마음대로 결석했다. 점점 자신감을 잃어가는 모습에 부모님이 아이와 함께 내원하게 된 것이었다.

내원 1년 전에 실시한 지능검사에서는 전체지능은 95로 평균범위였으나 언어성지능이 104, 동작성지능이 86으로 두 영역간의 차이가 심하였다. ADS(주의력검사)로 측정한 주의력에서는 청각, 시각 자극 모두에서 정상범위를 벗어나고 있었다.

수환이는 불안이나 겁이 많음, 의지가 약함의 원인을 신기(腎氣) 허약으로 진단하여 보신익정(補腎益精)하는 한약으로 정서를 안정시키고 인지를 돕도록 하였다.

치료가 지속되면서 안색이 좋아지고 표정이 밝아지기 시작했다. 부모님께서도 수환이가 짜증을 덜 내고 편안해지고, 대화가 조금씩 늘어가고 있다고 보고했다. 1년여 치료를 하면서 몸도 건강해지고 정서적으로도 편안해졌다. 또래와 부딪히는 일도 점차 줄었고, 학습시 기억력과 주의력이 나아져 학교 성적이 조금씩 오르게 되었다. 재검한 ADS에서 주의집중은 정상범위로 회복되었다. 다만 가족관계의 개선을 위해 가족 상담과 심리치료를 하기로 했고 한약 치료는 종결하였다.

ADHD로 진단받았던 학생이지만 실생활에서 주의력 문제는 심하지는 않았다. 오히려 가족관계의 어려움과 정서적인 문제가 심했다. 치료이후 신경심리검사 상 시각적 변별능력이 양호해졌고 전반적인 기억과제 수행이 안정되었으며, 자신감회복으로 인해 과제를 처리 하는 수행태도가 안정되었다.

신경심리검사영역	1차 검사	2차 검사
주의력/실행기능	110	110
지 각 운 동	124	124
시 공 간	106	118
기 억	81	101

>> 신경심리검사 소검사별 척도점수 <<

검사명	시공간구성		기억			
	시각운동협응	시각예민성	시각기억	이름기억	언어기억	일화기억
1차결과	14	8	6	8	7	8
2차결과	14	12	12	10	11	8

신경심리검사

1차 검사에서 기억력을 제외하고는 인지적인 기능이 비교적 양호한 편이었지만, 기억력이 부진했던 것은 정서적인 불안정으로 동기수준의 저하 및 주의부진과 관련이 있다. 치료를 진행하면서 정서가 안정되어 주의력이 향상되면서 2차 결과에서처럼 기억력도 안정되게 발휘되었다.

102. 짜증이 많고 수면문제가 있었던 정신지체2급 고등학생 서준이

고등학생인 서준이는 체격이 매우 컸고 얼굴에 여드름이 한창이었으나, 하는 행동은 어린아이처럼 서툴고 간혹 공격적인 행동을 보였다. 사춘기가 되면서부터 성격이 난

폭해지고 불만 섞인 행동을 하면서 학교 선생님에게 꾸중을 자주 듣게 되어 자신감이 많이 떨어진 상태였다. 내원 당시 진단 결과 인지 수준이 상당히 낮았고, 문자에 대한 이해력이 저하되어 있었으며 발음도 어눌했다. 나이에 맞지 않게 장난감을 사달라고 떼를 쓰는 경우도 있었고 이유 없이 화를 내고 짜증을 부리며 잠을 깊이 자지 못해 한의원에 내원하였다.

어려서부터 걸음마와 언어가 늦었고 대소변 가리기도 또래보다 많이 늦었다. 잠을 깊이 자지 못해 중간 중간 잘 깨서 키우기가 까다로운 아이였다고 한다. 지능검사 결과 전체 지능이 45로 정신지체2급 판정을 받은 상태였다.

감정을 조절하여 정서적인 안정을 돕고 수면문제를 개선하여 뇌발달을 촉진하는 방향으로 한약을 처방하였다. 잠을 푹 자게 되면서 서준이의 기분이 전반적으로 편안해지고 정서가 안정되어 또래에게 대하는 태도가 부드럽게 변하기 시작했다. 자기 방식만 고집했는데 차츰 양보를 하게 되었을 뿐만 아니라 가만히 앉아 음악을 듣기도 하는 등 많은 변화가 있었다. 언어의 발전도 두드러져서 표현력이 늘어 이전에는 하지 못했던 "왜?"와 같은 질문을 했다. 3개월여의 치료를 통해서 수면문제와 정서 불안, 과잉행동 등의 문제가 크게 개선되어 특수반 선생님의 지시를 훨씬 수월하게 따랐고, 일반반 수업 시간에도 차분히 앉아 있을 수 있게 되었다.

103. 틱 증상이 개선되고 성적이 올라간 중학생 지훈이

13세 때 내원했던 중학생 남자아이 지훈이는 틱 증상이 있었다. 눈을 자주 깜박이고, 헛기침과 코를 벌름거리는 증상이 초등학교 때부터 나타났다. 그러면서도 행동이 충동적이어서 주의력검사(ADS)를 실시했는데, 주의력 자체는 별다른 문제가 없지만 정보처리에 있어서 일관성이 부족하고 오랜 시간동안 집중 시 어려움이 있는 것으로 나타났다. 치료 3개월 후 틱 현상이 대부분 사라졌고, 책상에 앉아서 공부하는 시간이 길어졌다.

치료 종결 후 2년이 경과하여 고등학교에 진학하였고, 공부에 대한 긴장감이 높아지면서 틱이 재발되어 다시 내원하였다. 증상은 지난 번과 비슷했지만 코를 킁킁거리는 것이 추가되었다. 과거의 경과를 물었더니 한약 복용 이후 중간고사 성적이 올랐다고 했다. 이후 3개월간을 치료하였고 틱 증세는 대부분 감소하였다.

104. 정서불안과 틱 증상을 가진 중학생 현승이

내성적인 성격에 겁이 유난히 많은 중학교 2학년 현승이는 눈을 한 번씩 양 옆으로 돌리거나 깜빡거리고, '음, 음' 소리를 내고, 코를 '킁킁' 거리며, 가끔 어깨를 으쓱거렸다. 어머니가 임신 중 스트레스를 받은 것이 틱의 원인이 아닐까 하면서 항상 아이에게 미안해했다.

초등학교 1학년 때부터 목에서 '켁, 켁' 거리는 틱 증상이 있었는데, 3학년부터 신경정신과에서 3년 정도 약을 먹고 괜찮았다가 중학교에 와서 다시 음성 틱과 운동 틱이 복합적으로 나타났다. 평소 겁이 많고 위축되어 정서적으로 불안정했다. 집에 손님이 오면 방으로 숨기도 하고, 학교 친구들이나 처음 보는 사람들에게 부끄럼을 타는 반면, 가족들에게는 툭하면 화를 내고 짜증을 부렸다. 실내화를 잘 잊어버리고, 글씨를 못 알아볼 정도로 흘려 쓰며, 실수를 자주 했다. 다른 아이 물건을 갑자기 뺏거나, 별일 아닌 것에 짜증을 내고, 심한 욕을 해서 주위에 친구들이 없었다. 지능은 평균범위였으나 학습의욕이 없어서 노트정리도 전혀 안 하고 학교성적은 하위권이었다. 편식이 있으면서 식욕이 적어 마른 체형이었으며 3일에 한 번 대변을 봤다.

혈허유화(血虛有火)로 인한 경계증(驚悸)으로 보고 치료하였다. 치료 후 식욕이 늘어서 전에는 먹지 않았던 음식도 먹고 혈색이 좋아지기 시작했다. 한방치료 1-2개월 무렵부터 화내는 것이 줄고 짜증을 덜 부렸다. 틱 증상도 줄어서 어깨를 으쓱거리거나, 눈을 깜빡이는 증상이 사라졌다. 표정이 밝아지면서 집에 손님이 오면 나와서 인사를 하게 되었다. 학교생활에서도 변화가 있었다. 낙서 수준이지만 조금씩 노트필기도 하고 전에는 전혀 관심이 없었던 리코더 시험도 조금씩 따라하기 시작했다. 음성 틱만 조금 남아서 목에서 간간히 '음, 음' 소리를 내고 숨을 훅훅 들이마시는 증세가 있는 정도로 줄었다.

6개월여 집중치료로 눈이나 어깨의 운동 틱은 거의 사라졌고, 간혹 미세하게 음성 틱이 남아 있는 정도여서 틱 증상을 주변에서 거의 못 느끼게 되었다. 불안이 줄면서, 자신감이 생겨 가족들한테 화내거나, 떼쓰기, 욕하는 것이 줄고 충동적인 행동도 줄어들었다. 준비물을 스스로 챙기는 등 일상생활에서의 주의력도 조금씩 나아졌고, 학습시간이 30-40분 정도로 늘어났으며, 글씨체가 반듯해져 부모님이 안심하게 되었다. 3학년으로 올라가서도 틱 증상이 거의 재발하지 않았고, 학교생활과 친구관계도 꾸준히 나아졌다.

105. 지능이 올라간 중학생 시현이

공부할 때마다 땀이 나고 열이 많았던 시현이는 6학년 여름에 내원했다. 친구가 별로 없었고 혼잣말을 했다. 미술과제와 응용문제를 특히 어려워했다.

어려서부터 언어치료와 인지치료를 받았으며 내원당시에도 학습치료를 받고 있었다. 전체지능은 40이었고, 사회성숙도는 74였다.

한약을 복용한 후로 말을 이전보다 잘하게 되었으며 학교에서 발표도 했다. 호기심이 늘어서 전보다 활발해졌다. 친척들도 시현이가 더 의젓해졌다고들 했다. 축구를 같이 한 아빠의 견해로는 시현이가 운동신경이 전보다 나아진 것으로 느껴진다고 했다. 차츰 혼잣말이 줄어 수개월 후에는 거의 대부분 없어졌고 반면 자기주장이 조금 더 강해졌다. 손을 사용한 과제활동을 전보다 잘하게 되었고 그림 내용도 전보다 구성이 좋고 덜 산만하며, 정교해졌다. 아침이면 신문을 읽고, 자기의견도 좀 더 말하게 되었다. 치료한 지 1년 4개월이 지났을 때 다시 지능검사를 실시한 결과 12정도 향상되었음을 확인할 수 있었다. 시현이는 지능지수와는 별도로 일상생활의 적응능력이 양호하며 학습도 지속해서 향상중에 있다.

검사당시 나이	11세 10개월	13세 2개월
전체지능지수	40	52
동작성지능지수	33	39
언어성지능지수	63	66

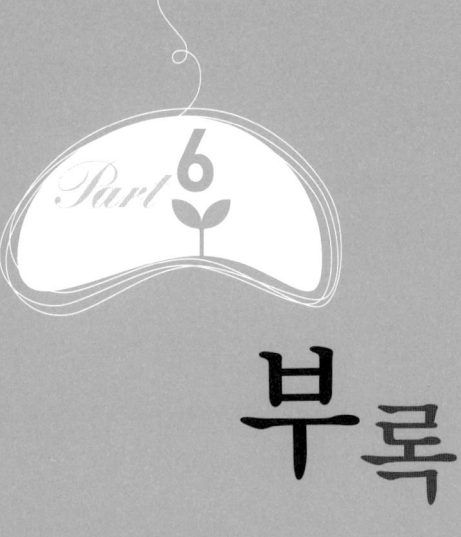

부록

1. 마무리 | 2. 한약으로 뇌발달이 가능하다는 배경 | 3. 색인 | 4. 칼럼

마무리

아이들과의 동행(同行)

10년 전 우연히 세 명의 장애아동을 진료하기 시작했습니다. 봉사활동의 일환으로 뇌성마비아동 1명, 자폐아동 1명, 정신지체아동 1명의 치료를 맡게 되었습니다. 뇌성마비아동은 주로 앉아서 지냈고 간혹 벽을 짚고 걸었는데, 일어서면 척추가 90도로 굽었습니다. 가족의 소원은 아이가 등을 펴고 혼자 걸을 수 있게 되는 것이었지요. 자폐아동은 영화 '레인맨'에서 나오는 주인공처럼 달력을 주욱 한 번 훑어보자마자 몇 년 몇 월 몇 일이 무슨 요일인지 단번에 알아 맞추는 아동이었습니다. 정면에서 한 번도 사진을 찍을 수가 없었지만 글자는 세 살 때부터 읽을 줄 알아 천재인줄 알았답니다. 대학병원에서 자폐장애로 진단을 받았을 때 차마 믿기지 않아 몇 군데 소아정신과를 더 다녀왔다고 했습니다. 정신지체아동은 여덟 살이었는데 아직 엄마 아빠를 말하지 못해서 평생 말을 못 할까 그게 가장 큰 걱정이라고 했습니다. 부모와 할머니의 소원은 엄마를 "엄마"라고 말해주고, 아빠와 할머니를 "아빠", "할머니"라고 말해주는 것이었지요. 아동을 둘러싼 가족들의 눈에는 걱정과 두려움, 허탈감이 보였습니다. 아무도 웃지 않는 분위기는 첫 진료시간 후 3개월 동안 지속되었습니다.

뇌성마비아동이던 HY가 석 달 후 등이 60도로 펴졌고, 전에 비해 벽을 덜 짚고 걸었습니다. 그러나 여전히 음악이 나오면 춤을 출 수가 없었죠. 앉아서 몸만 들썩였습니다. 다시 석 달이 지나자 이번에는 완전히 손을 떼고 걸었고, 등은 거의 수직에 가깝게 세워서 다니게 되었습니다. 아직 허리 이하의 힘이 약해서 뛰지는 못했죠. 치료를 시작한지 1년이 되어갈 무렵, 저희는 반가운 전화를 한 통 받게 되었습니다. HY가 음악이 나오니까 서서 뛰면서 춤을 췄다는 겁니다!! 저희 눈으로도 여러 번 확인했습니다. 아마 그 때의 감격 때문에 오늘이 있게 됐는지도 모르겠습니다.

그런데 혼자 가방을 메고 걸어서 학교를 다닐 정도로 나아진 HY에게 뜻하지 않는 사고가 발생했습니다. 방학이라 놀러온 사촌형과 누나가 수영장에 데리고 갔는데, 물에 젖어 미끄러워진 타일을 밟고 균형을 잃어 뒤로 넘어진 것입니다. 병원으로 옮겨 검사를 해보니 다섯 개의 척추가 골절되어 급히 수술을 받았습니다. 그런데, 수술이 HY에게는 너무 힘들었던 것일까요? HY는 수술 후 퇴원을 하지 못한 채 하늘나라로 갔습니다.

정신지체아동이던 CY는 한약복용 후 3개월 만에 생애 처음으로 말을 시작했습니다. "엄마"라는 첫 단어의 감격이 어찌나 컸던지 알콜 중독으로 간이 나빴던 CY아빠는 술을 끊겠다고 선언했고, 저희는 아동의 집으로 초대받아서 삼겹살을 가족과 함께 먹었습니다. 말하는 단어가 늘면서 문장이 나왔고, 치료한지 2년이 지나자 저희 차에 관심을 가지면서 "이 차 선생님 꺼야?" 묻기도 했지요. 말을 아주 늦게 시작했기 때문에 발음이 다소 부정확합니다. 한약은 3년 내내 복용했었습니다. 지금은 고등학생이고, 안산에서 서울까지 혼자 지하철을 타고 다닙니다.

자폐아동이던 JY는 한 달에 한 번씩 원인불명의 고열이 나서 그때마다 학교를 결석하고 병원에 갔습니다. 또 다른 특징 하나는 새벽에 잠이 깨어 집을 돌아다니다가 대문을 열고 밖으로 나가 동네를 돌아다니는 것이었습니다. 그러다 부모가 잠든 새벽에 도로에서 트럭에 치어 대퇴골이 세 조각으로 부러지기도 했죠. 이 때문에 아이의 방을 자물쇠로 잠그고서야 가족이 안심하고 잠을 잘 수 있었습니다. 수면장애가 있는 자폐아동은 흔하지요. 이 두 가지 증상은 한약을 복용한지 3개월 만에 사라졌고, 그 뒤로 재발한 적이 없었습니다. 아이의 자발어와 눈맞춤은 서서히 개선되었고, 이모에게 자기

의사를 표현할 정도로 언어가 늘어났습니다. 3년간 하루 세 번 한약을 시간 맞춰 복용시키느라 점심시간이면 약을 들고 학교에 갔었던 JY어머니는 아들의 문제행동이 줄고 언어로 의사표현이 어느 정도 되자 직장에 복귀했습니다. 청년이 된 JY는 정면에서 사진기를 잘 응시하고 자연스러운 표정으로 사진을 찍습니다. 감상문도 잘 쓰고 읽기도 자연스럽게 잘 읽죠. 인지와 언어수준이 좋아서 직업재활프로그램을 거쳐 직장생활을 잘하고 있습니다.

저희가 발달이 늦는 아동의 진료에 집중한 것은 불과 5년이지만, 뇌에 관련된 연구를 시작한지는 8년이며, 첫 진료의 시작은 11년이 더 되었습니다. 그동안 치료하는 과정에서 다양한 아이들과 다양한 경과를 경험했습니다. 치료에는 어쩔 수 없는 한계와 예상보다 좋은 가능성이 공존하지만 아동의 증상이 개선됨에 따라 가족의 얼굴이 밝아지는 것을 보았습니다. 다른 질환에 비하여 치료의 과정이 어렵고 길어도 오늘 이 순간이, 여러분과 저희가 최선을 다하는 행복한 동행의 시간이기를 바랍니다. 감사합니다.

해마한의원 일동

한약으로 뇌발달이 가능하다는 배경

1. 1400년의 역사적 근거

한의학에서 소아의 발달지연의 개념으로 오연증(五軟症)과 오지증(五遲症)이 있다. 오연(五軟)은 두항연(頭項軟), 수연(手軟), 각연(脚軟), 신연(身軟), 구연(口軟)으로 분류되고, 오지증(五遲症)은 치지(齒遲), 입지(立遲), 행지(行遲), 어지(語遲), 발지(髮遲)의 다섯 가지로 분류한다.

오연의 개념 중 두항연(頭項軟)은 힘이 없어 목을 가누지 못하고 머리를 제대로 들지 못하는 것을 의미하며, 수연(手軟)은 손이 아래로 쳐지거나 힘이 없어 물건을 잡거나 들지 못하는 증상이다. 족연(足軟)은 다리가 허약하고 무력한 증상으로 걸음이 늦은 행지증(行遲症)과 같다. 신연(身軟)은 몸이 여위고 살이 늘어지며 먹어도 살이 찌지 않는 증상이다. 구연(口軟)은 입을 꼭 다물지 못하여 침이 흐르며 입술이 늘어지고 씹는 힘이 약한 증상으로 말이 늦는 것을 포함한다.

오지증은 어린이의 발육이 늦어지는 다섯 가지 병증을 통틀어 이르는 말로 입지, 행지, 발지, 치지, 어지가 있다.

610년에 제병원후론(諸病源候論)에서는 오지 및 치지, 행지, 입지, 발지, 어지라는 용어가 등장하지 않지만 이와 유사한 개념인 치불생후(齒不生候:치지) 수세불능행후(數歲不能行候:행지) 두발황후 두발불생후(頭髮黃候 頭髮不生候:발지)와 신연에 해당하는 리수후(羸瘦候)가 기록되어 있다. 실제 후대의 많은 의서에서 제병원후론을 인용하여 오지의 개념을 설명하고 있다.

1114년에 소아과 전문 서적의 효시인 소아약증직결(小兒藥證直訣)에서는 치지 행지 발지 어지의 용어가 최초로 사용되었다. 이후 1132년에 유유신서(幼幼新書)에서는 행지와 어지의 용어가 사용되었고 유사한 개념으로는 치불생(齒不生), 발불생(髮不生) 발황(髮黃)의 용어가 사용되었다. 이후에 의학입문 및 동의보감 등 수많은 의서에 치료기록이 나와 있다.

>> 오연 오지 용어의 시대적 고찰 <<

연도	서적	비고	근거 표현들
610	諸病源候論		贏瘦候, 齒不生候, 數歲不能行候, 頭髮黃候, 頭髮不生候, 四五歲不能語候
652	備急千金要方		四五歲不能行, 齒落久不生, 四五歲不語, 數歲不能行
992	太平聖惠方		髮不生, 齒不生
1114	小兒藥證直訣		長大不行, 齒久不生, 髮久不生
1132	幼幼新書		語吃, 齒不生, 髮不生, 髮黃
1158	小兒衛生總微論方	心虛-語晚, 髮久不生 肝虛-行遲 脾虛-肉瘦 腎虛-解顱 牙久不生	語晚 遲語, 髮久不生, 長不能行, 肉瘦, 牙久不生
1294	活幼心書		天柱倒
1345	世醫得效方		髮不生, 齒不生
15c	嬰童百問	五軟-頭/項/手/足/肌/(口) 口軟-虛舌出口 肌肉軟(身軟)	虛贏
1549	幼科發揮		毛髮不生, 肌肉不生, 兒坐遲, 齒生遲, 骨軟
1549	片玉心書		髮長久不生, 齒久不生, 髮齒生遲
1555	保嬰撮要	五軟-頭項/手/足/肉/口 口軟-舌不能長而舒出	
1556	古今醫統大全	五軟-頭/項/手/足/身體	
1565	醫學綱目	遲言	
1575	醫學入門	五軟-頭項/手/脚/身/口 頭軟-頭不正 項軟-天柱倒 口軟-語遲, 脚軟-行遲	
1587	萬病回春 壽世保元 小兒推拿方脈		諸遲

연도	서적	비고	근거 표현들
1587	活嬰秘旨全書 古今醫鑑		
1590	本草綱目		
1602	六科準繩	五軟-頭/項/手/脚/肌肉/口 脚軟-五歲兒不能行 口軟-虛舌出口	髮黃, 天柱倒, 項頸軟
1611	東醫寶鑑	脚軟-行遲 口軟-語遲	齒不生, 髮不生
17c	幼科折衷	脚弱 口軟-心神不足 不能言語	
1695	張氏醫通	五遲의 정의	
1695	幼科鐵鏡		乾瘦, 天柱倒
1706	幼科金鍼	五軟-頭/項/手/足/肌/(口) 足軟-五歲不能行 口軟-虛舌出口	
1742	醫宗金鑒	五軟-頭/項/手/足/口/肌肉 口軟-脣薄無力 五遲-筋骨軟弱步難移 /牙齒不生/ 髮疏薄/身坐不穩/語言遲	
1749	及幼方	五軟-頭/項/身/手/脚/(口) 脚軟-行遲 口軟-語遲	
1750	幼幼集成	五軟-頭項/身體/口/肌肉/手足 身體軟-偏身羸弱 口軟-虛舌出口 懶語言	
1909	保幼新編		齒久不生

2. 언어지연과 걸음마지연이 지능과 관련 있음을 보여주는 연구

이상의 문헌을 근거로 하여 아동의 첫 발화시기, 걸음마 시기와 지능의 관련성에 관한 연구를 하였다. 그 결과 지능이 낮을수록 말과 걸음마 시기가 늦은 것으로 나타났다. 또한 학습장애아동을 조기에 발견할 수 있는 가장 좋은 지표가 언어발달지연이라고 밝힌 여러 연구들이 있다.

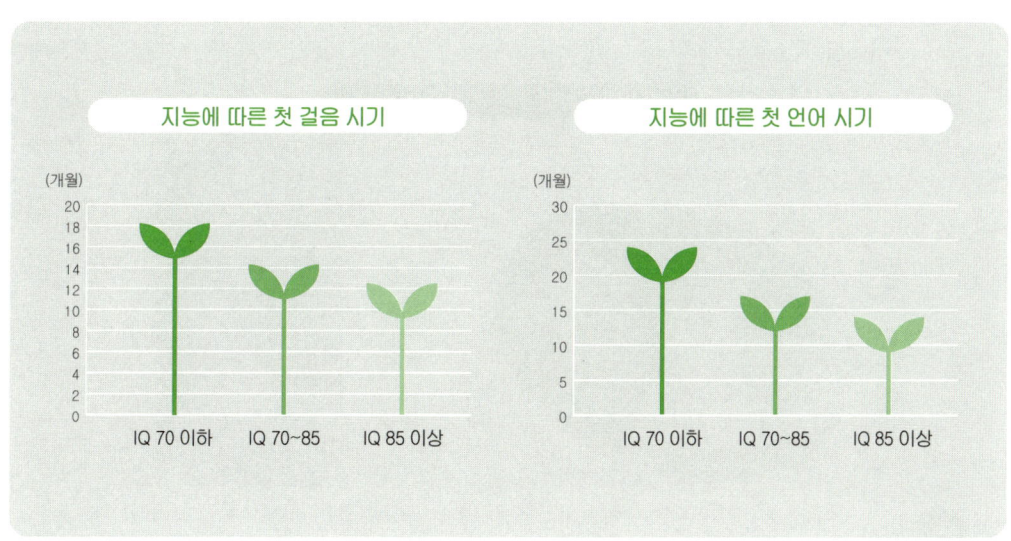

참고 논문

"자폐장애와 오지(五遲) 오연(五軟)과의 상관성에 관한 임상연구" ICOM 임상연구논문 포스터 발표 및 동의신경정신과학회지 Vol.16 No.2

"정신지체장애와 어지(語遲), 행지(行遲)와의 상관성에 대한 임상적 연구" 대한스트레스학회지 제14권 제4호

3. 현대 과학의 실험적 근거

아동의 걸음마와 언어지연에 사용되는 한약에 대한 연구로 뇌세포 보호효과, 뇌세포 생성 효과, 쥐의 학습능력 증진효과를 보여주는 실험연구가 있다.

참고 논문

"Shenqui-wan Increases Cell Proliferation of Cultured Hippocampal Cell line HiB5 and Dentate Gyrus of Young Sprague-Dawley Rats" 대한경락경혈학회지 Vol.19 No.1

"Protective Effect of Shenqi-wan Against H_2O_2-induced Apoptosis in Hippocampal Neuronal Cells" The American Journal of Chinese Medicine(SCI) 게재

"Liuweidihuang-tang suppresses ischemia-induced apoptosis and cell proliferation in hippocampal dentate gyrus of gerbils" - 2005년 석사학위논문. 박재형

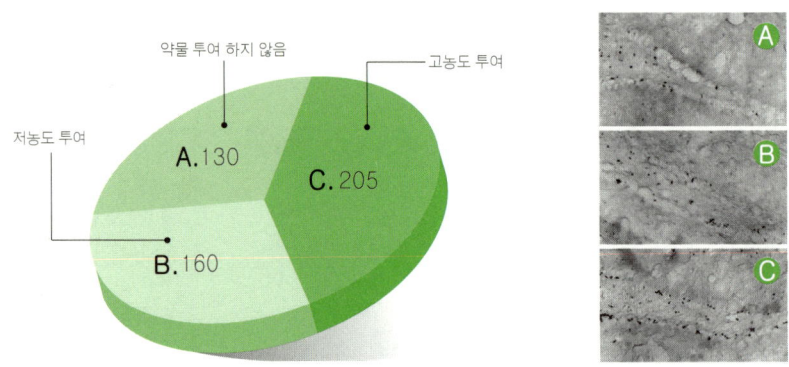

어지 치료 한약의 뇌세포 생성 효과

(새로 생겨난 뇌세포 개체수)　　(검정색 점들이 새로 생성된 신경세포들임)

연구 방법

쥐에게 어지증 치료 한약을 투여한 후 뇌의 해마부위를 현미경으로 관찰하였다. 한약을 투여하지 않은 쥐의 해마에 비해 한약을 투여한 쥐의 해마에서 새로운 신경세포가 더 많이 생성되었다. 또한 약물 농도가 높을수록 기억세포 생성이 많았다. 이런 실험 결과로 보아 어지증 치료 한약이 뇌에 직접 생물학적인 영향을 주는 것으로 이해된다.

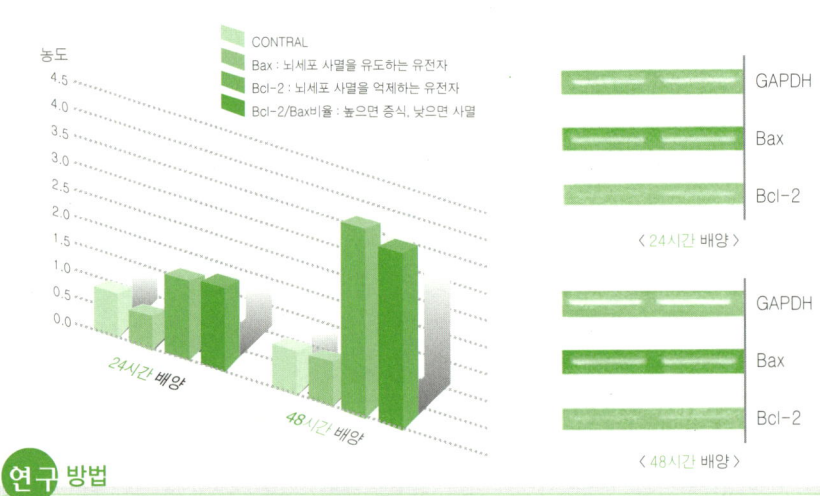

연구 방법

어지증 치료 한약으로 뇌세포가 증가한 이유를 밝히기 위해 뇌세포 사멸을 유도하는 유전자와 뇌세포 사멸을 억제하는 유전자의 증식 비율을 비교하였다. 그 결과 한약 투여시 뇌세포 사멸을 유도하는 Bax유전자보다 뇌세포 사멸을 억제하는 유전자 Bcl-2가 더 많이 활성화되었다. 이로써 어지증 치료 한약의 뇌세포 생성 및 보호효과가 유전자 수준에서 작용함을 알 수 있다.

| 학습능력 |

실험 몇 시간 전에 물을 마시지 못하도록 한 뒤, 미로 끝에 있는 8개의 물을 모두 찾아 마시도록 하는 단기기억력을 보는 미로실험이다. 이 작업을 완수하기 위해서 쥐는 자신이 들어갔던 통로와 들어가지 않은 통로를 기억하고 있어야 한다. 따라서 매 시행에서 자신이 들어간 통로와 관련된 정보를 기억하는 작업기억이 요구된다. 8개의 모든 물통에 다다르는데 소요된 시간(초)과 한 번 들어가 물을 마신 통로에 다시 들어가는 오류횟수를 측정한다.

참고 논문

"Liuweidihuang-tang improves spatial memory function and increases neurogenesis in the dentate gyrus in rats" Fitoterapia (SCI) 76(2005) 514-519 게재

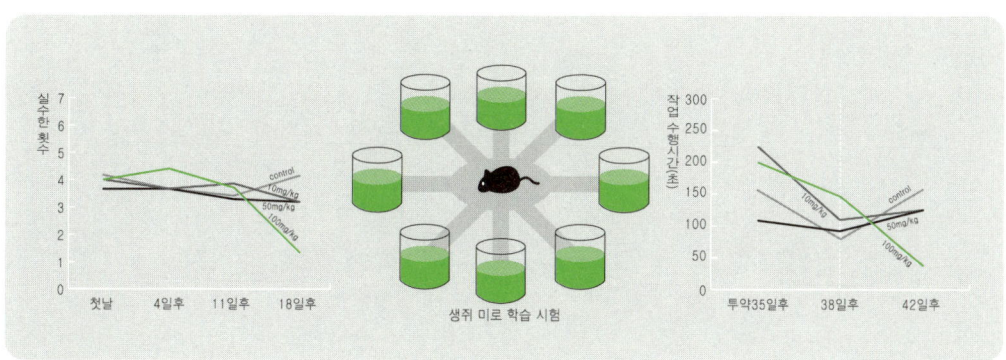

생쥐 미로 학습 시험

어지증 치료 한약 100mg/kg의 양을 투여한 쥐 그룹에서 18일째부터 실수가 현저하게 줄어든 것을 알 수 있다.

먹이를 찾는데 걸리는 시간에서도 어지증 치료 한약 100mg/kg을 투여한 그룹에서 42일째에서 현저하게 감소한 것을 알 수 있다.

이상으로 보아 어지증 치료 한약은 쥐의 작업기억을 증진하여 학습효과를 높인다는 것을 알 수 있다.

4. 임상시험의 결과

참고논문

"A Pilot Study to Assess the Effect of Gami-jiwhang-tang on Cognitive Effects in Healthy Children"
대한한의학회지 Vol.25 No.4 129-138

"A Pilot Study for developing an Assessment Scale for the Effect of Herbal Medicine in Healthy Children ; Open-Label Study with Gami-jiwhang-tang" 대한한의학회지 Vol.25 No.4 139-146

약물 복용기간은 총 4주였으며, 약물 복용 아동군 25명과 비복용군 아동 17명이 연구에 참여했다. 약물 복용군이 비복용군에 비해 문장모방, 단어유창성, 문장완성에서 통계적으로 의미 있게 점수가 상승하였다. 지능검사에서는 한약복용군이 복용 전에 비해 동작성 지능이 유의하게 상승했다.

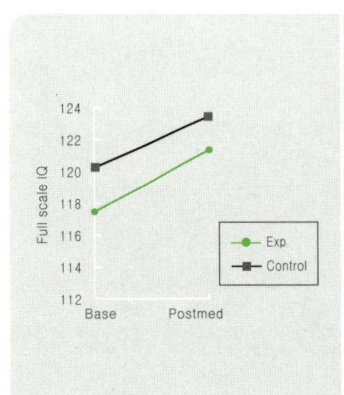

전체지능변화추이
한약복용그룹이 비복용그룹에 비해 지능상승의 폭이 컸다.

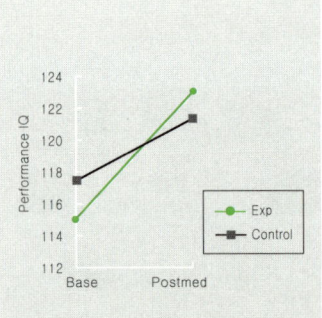

동작성지능변화
한약복용 전에는 비복용그룹에서 동작성지능이 더 높았으나 한약복용 후 복용그룹이 비복용그룹의 2배가량 상승폭을 보여 결과적으로 한약복용그룹에서 동작성지능이 더 높아졌다.

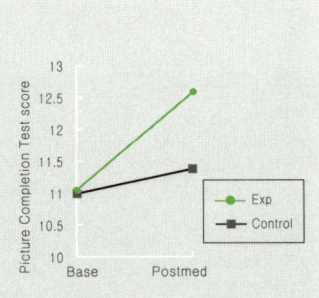

그림이해력검사
한약복용 전에는 두 그룹 간 이해력차이가 없었으나 한약복용 후 복용그룹이 뚜렷하게 상승하여 더 우수해졌다.

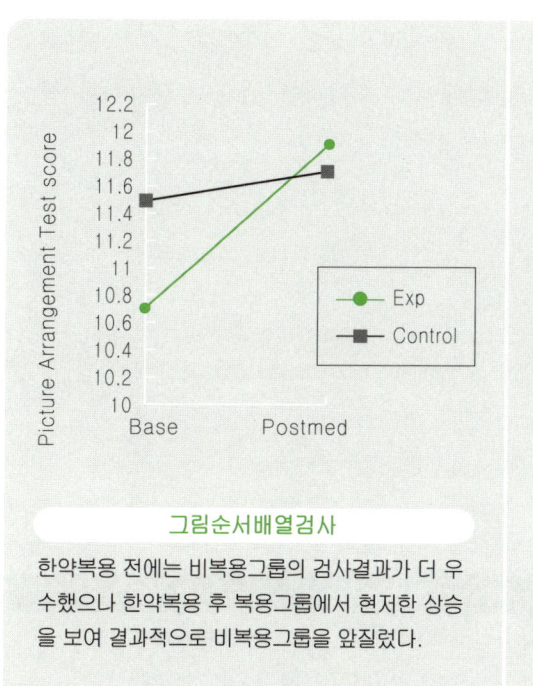

그림순서배열검사

한약복용 전에는 비복용그룹의 검사결과가 더 우수했으나 한약복용 후 복용그룹에서 현저한 상승을 보여 결과적으로 비복용그룹을 앞질렀다.

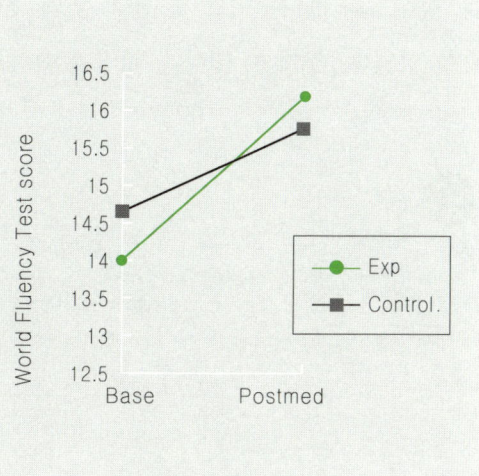

단어유창성 및 발음검사

한약복용그룹이 비복용그룹에 비해 2배가량 향상되어 단어유창성과 발음검사결과에서 더 우수한 점수를 받았다.

5. 실제 임상 사례

동의생리병리학회지에 증례보고를 하였으며 본문에도 여러 사례들이 소개되어 있다.

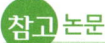 논문

"Prospect of Treatment with Herb Medicine for Developmental Delay of Language and Intelligence Quotient" 동의생리병리학회지 제21권 4호

6. 뇌발달을 돕는 치료의 안전성

한약복용기간은 최소 3개월~최대 5년 이상이었고, 한약복용 전과 한약복용 도중에 재채혈하여 간기능검사와 콩팥기능검사를 실시하였다. 한약복용 전에 간수치 이상을 보인 아동은 페니토인 등의 항경련제 복용, 항생제 복용, 윌슨병, 바이러스성간염, 기타 유전질환이 있는 경우들이었다. 한약복용으로 인해 간손상이 야기된 사례는 없었

다. 항생제와 메타데이트 및 한약 등 세 종류를 동시에 복용한 아동 1명에게서 경도 상승이 있었다. 후에 이 아동은 한약만 복용한 상태에서 재검사를 했으며 간수치는 정상 범위 내였다.

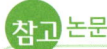

"Influence of Taking Medicine for a Period of Time on the Liver function and Improvement of the Developmental Disordered Children" 동의생리병리학회지 제20권 2호
"Medication including herbs and Liver Function change in children with intellectual disabilities" 기고 예정

>> 한약복용전후 간기능검사 결과 <<

n=499	Before Mean(SD)	After Mean(SD)	정상범위
Direct bilirubin	0.09 ± 0.05	0.09 ± 0.05	0-0.4(mg/dℓ)
Total bilirubin	0.40 ± 0.16	0.42 ± 0.16	0.2-1.2(mg/dℓ)
AST	32.74 ± 12.14	31.66 ± 11.40	8세 아동까지 15-55(U/L)
ALT	18.10 ± 19.88	17.34 ± 12.18	8세 아동까지 35까지(U/L)
GGT	10.57 ± 12.31	10.48 ± 10.30	7-32(U/L)
ALP	217.23 ± 63.56	222.94 ±194.34	남자 4-10세 149-435 11-15세 138-587 여자 4-6세 162-372 7-14세 120-526

한약재에 대한 환경호르몬, 잔류농약, 중금속 분석은 30종에서 60여종까지 6년간 검사를 지속했으며 안전성이 확립되어 있다.

7. 뇌발달 한약의 건강증진효과

한약을 복용하고 있는 아동의 부모를 통해 2001년과 2005년, 2007년에 각각 설문을 실시하여 건강상태의 변화를 조사했다. 그 결과 한약을 복용한 이후에 정서적 안정, 혈색이 좋아짐, 체력 향상, 감기 덜 걸림, 숙면, 식욕과 대변의 개선이 돋보여 건강증진의 부수적인 효과가 있음을 확인하였다.

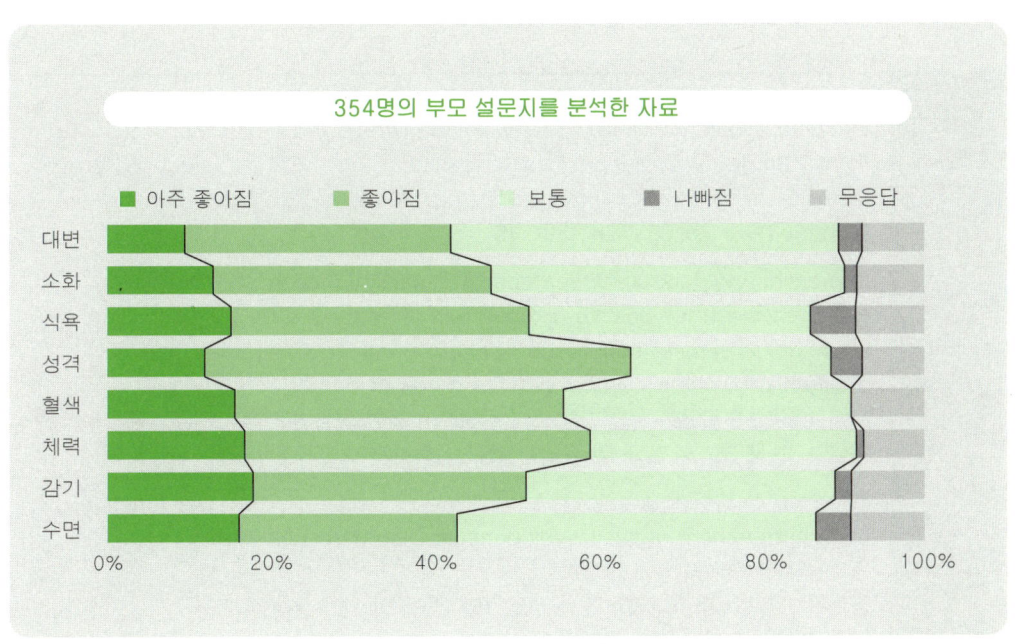

》》 연구일지 《《

2000년	경희대학교 의과대학과 공동연구 시작
2001년	"Effect of Liuweidihuang-tang on growth of central nervous system" 미국소아청소년학회 및 세계중의학회 포스터 발표
2002년	"Effect of Liuweidihuang-tang on Alcohol-induced Decrease in New cell formation in Rat Dentate Gyrus" 동의생리병리학회지 제16권 5호 / NCCAM(미국보완대체의학연구소) 논문발표 대한신경정신과학회로부터 연구비 지원 받음. "Influence of Kamijihwang-hwan on the Hypoxic Damage of Cultured Cerebral Neurons from mouse and SK-N-MC cells" 박사학위논문 "Shenqui-wan Increases Cell Proliferation of Cultured Hippocampal Cell line HiB5 and Dentate Gyrus of Young Sprague-Dawley Rats" 대한경락경혈학회지 Vol.19 No.1
2003년	AKAP(재미한국인 정신과의사협의회)으로부터 최우수논문상 수상 및 발표 "Protective Effect of Shenqi-wan Against H_2O_2-induced Apoptosis in Hippocampal Neuronal Cells" The American Journal of Chinese Medicine(SCI) 게재

2004년	"A Pilot Study to Assess the Effect of Gami-jiwhang-tang on Cognitive Effects in Healthy Children" 대한한의학회지 Vol.25 No.4 129-138 "A Pilot Study for developing an Assessment Scale for the Effect of Herbal Medicine in Healthy Children ; Open-Label Study with Gami-jiwhang-tang" 대한한의학회지 Vol.25 No.4 139-146
2005년	"Liuweidihuang-tang improves spatial memory function and increases neurogenesis in the dentate gyrus in rats" Fitoterapia (SCI) 76(2005) 514-519 "Liuweidihuang-tang suppresses ischemia-induced apoptosis and cell proliferation in hippocampal dentate gyrus of gerbils" 석사학위논문 "자폐장애와 오지(五遲) 오연(五軟)과의 상관성에 관한 임상연구" ICOM(국제동양의학회) 임상연구논문 포스터 발표 및 동의신경정신과학회지 Vol.16 No.2
2006년	"Influence of Taking Medicine for a Period of Time on the Liver function and Improvement of the Developmental Disordered Children" 동의생리병리학회지 제20권 2호 "정신지체장애와 어지(語遲), 행지(行遲)와의 상관성에 대한 임상적 연구" 대한스트레스학회지 제14권 제4호
2007년	"Prospect of Treatment with Herb Medicine for Developmental Delay of Language and Intelligence Quotient " 동의생리병리학회지 제21권 4호
2008년	"Medication including herbs and Liver Function change in children with intellectual disabilities" 기고 예정

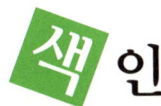

색인

내　용	페이지
- 뇌발달	11
- 오연, 오지	17
- 발달체크리스트	19
- 언어평가도구	21
- 디죠지증후군	33
- 영아연축	34
- PET검사	48
- 소뇌위축증	53
- 뇌결절성경화증	57
- 항경련제	191
- 지능	8, 10, 11
- 갑상선기능저하증	71
- 칠정	80, 81
- 신경심리검사(NEPSY)	52
- 아스퍼거증후군	84
- 자폐	202
- 자폐증의 언어특징	87
- 사회성숙도 검사(SMS)	90
- 교육진단 검사(PEP)	94
- 발달검사	103
- 지능검사의 방법	62, 67, 106, 116, 118
- 댄디워커 증후군	110
- 뇌병변(뇌성마비)	114
- 간기능	121
- 정신지체	127, 166, 213
- 사립체질환	129
- 윌리암스증후군	131
- 경계선지능	152
- 주의력	178
- CARS	171
- ADHD	139, 157, 181, 186
- 수면	182
- 복합투여	191
- 정서검사	195
- 감기	216
- 소아간질	23, 27

》칼　럼《

내　용	페이지
– 한의학에서 발달이란 무엇인가	30
– 총명의 시작, 호흡	44
– 배고픈 소크라테스는 배부른 돼지가 필요하다	49
– 아이가 아빠 닮아서 말이 늦는가?	54
– 칠정과 정서	80
– 말수가 많고 적은 것을 한의학에서 어떻게 보는가?	63
– 머리가 좋다는 것은 어떤 의미인가?	9
– 임신 중 엄마의 심리적 스트레스를 어떻게 봐야 하는가?	133
– ADHD 치료약 다시 한번 생각해보기	139
– 손톱을 물어뜯는 버릇, 어떻게 해야 할까요?	144
– 언어성지능과 동작성지능의 차이	149
– 한약치료로 인지발달에 효과가 좋은 경우는?	150
– 한의사는 어떤 진찰을 하는가?	165
– ADHD와 감별해야 하는 질환들	157
– 동작성지능(PIQ)과 언어성지능(VIQ)의 불균형	148
– 지능검사 믿을 만한가?	163
– 겁 많은 것도 체질이다	175
– 감정과 정서는 어디서 생기고 조절될까?	176
– 얼마나 치료해야 효과를 알 수 있습니까?	200
– 자녀의 식습관 바로잡아주기	204
– 이목구비의 오감기능을 집중시키자!	207